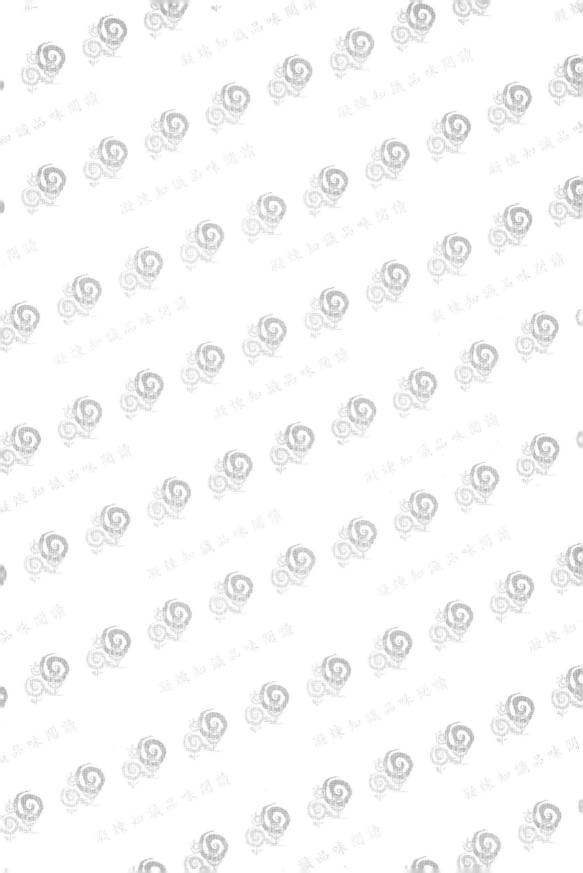

圖解

本書特色

- 涵蓋面廣泛，個案式與啟發式教學法兼備。
- 提高臨床觀察、分析、判斷和解決問題的能力。
- 圖文配合，輔助、補充以加強記憶。

兒科護理學

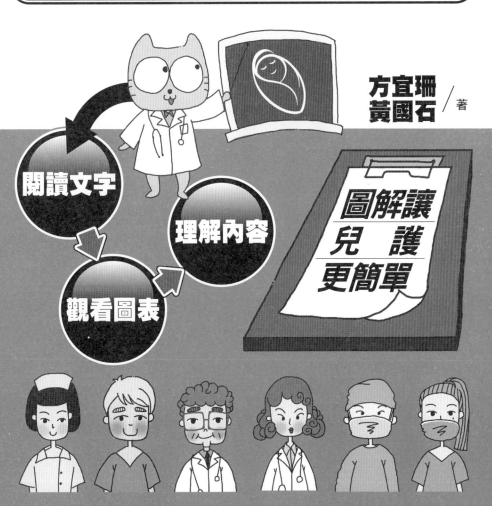

方宜珊
黃國石 / 著

閱讀文字

理解內容

觀看圖表

圖解讓
兒　護
更簡單

序

序

　　兒科護理學是護理專業的一門必修課程，也是重要的臨床課程。該課程建立在基礎醫學、臨床醫學和人文社會科學基礎之上，其知識系統具有跨科別的整體性，所涉及的臨床領域相當廣泛，是臨床護理學中的跨學門整合性學科。

　　其內容涵蓋了兒童保健、兒童生長發育、兒童基礎護理操作、新生兒疾病及護理，以及兒科各個系統疾病患兒的護理，屬於整合性課程。該門課程的目的是使學生在具有必備的兒科護理基礎理論知識和專業知識的基礎上，重點掌握從事本專業領域實際工作的基本能力和基本技能，能運用護理程序對患兒做整體性的護理，能對個人、家庭及社會做好健康諮詢與衛生宣導的工作，協助與促進小兒的身心健康成長；並使學生具有良好的職業素質和敬業精神，從而成為能夠適應最新護理發展需求的實用性高品質護理人才。

　　兒科護理學是臨床護理學中的重要學科，是有關認識疾病及其預防和治療、護理病人、促進康復、增進健康的科學。兒科護理學的內容涵蓋了呼吸、循環、消化、泌尿、血液、內分泌與代謝性疾病、風濕性疾病等各個系統疾病病人的護理，以及神經系統疾病病人的護理。本書針對每個系統均有入門的概論，簡潔扼要地闡述了該系統的結構功能及其與疾病的關係，再列出該系統帶有共通性的常見症狀徵象，並闡述其中數種症狀的護理方法。同時，列出實際的疾病，每個疾病的內容大致包括概論、病因與發病機制、臨床表現、實驗室檢查及其他檢查、診斷重點、治療重點、護理措施、護理診斷與評估和健康諮詢等。

　　本書突破了以往教材及專著中之插圖多為人工繪製的缺點，聚焦於護理學專業基礎及專科護理的客製化需求導向，精選了編著者專屬的版權而與本書密切配合的相關專業性圖表。圖表清晰，解說明確，完全切合臨床護理的實際需求，能給予護理專業人員相當程度的啟發和協助，既適用於護理學專業教學、實習及技術人員的訓練，也適用於護理學專業評量和專技高考護理師考試之用。

　　本書針對教學中的重點與內容的疑難之處，充分運用非線性互動式的呈現方式，以圖、文、表並茂的互動式空間，呈現出多樣化與生動活潑的嶄新教學方式，深刻地營造出更易被學生所接受的教學方式。由於本書的教學內容相當多，臨床操作流程富有真實的臨場感，圖表相當精美，呈現的方式生動活潑且相當輕鬆愉快、引人入勝，從而能夠有效提升學生的學習興趣、減輕學生的負擔、有效縮短學習的時間並強化教學效果。

　　本書參考了許多專業書籍，對其中的基本概念、基礎知識、重點、疑難之處做了深入淺出的歸納與推理，從而形成了若干的教學專題。整體性教學流程力求內容主軸清晰易懂，前後的連動關係密切整合，內容的層級分明，並特別突顯出重點與疑難之處。

　　鑑於編著者編寫的時間相當匆促，疏漏在所難免，尚望親愛的讀者群與海內外先進不吝指正。

本書特色

- 藉由生動活潑的圖解方式，使專業的知識的概念單元化，在每頁不到一千字的精簡與精鍊敘述中，附加上圖表的系統歸納，使讀者能夠輕鬆瞭解這些艱澀難懂的專業知識。
- 以深入淺出、循序漸進的方式與通俗易懂的語言，整體性而系統化地介紹了外科護理學的基本理論、方法與技術。
- 特別凸顯出關鍵性的重點，將理論與實務做有效地整合，內容精簡扼要。
- 適用於護理相關科系學生、研習護理學通識課程的學生、護理相關職場的從業人員、對外科護理學有興趣的社會大眾，與參加各種護理學認證與相關考試的應考者。
- 巧妙地將每一個單元分為兩頁，一頁文一頁圖，左頁為文，右頁為圖，左頁的文字內容部分整理成圖表呈現在右頁。右頁的圖表部分除了畫龍點睛地圖解左頁文字的論述之外，還增添相關的知識，以補充左頁文字內容的不足。左右兩頁互為參照化、互補化與系統化，將文字、圖表等生動活潑的視覺元素加以互動式地有效整合。
- 特別強調「文字敘述」與「圖表」兩部分內容的互補性。
- 將「小博士解說」補充在左頁文字頁，將「知識補充站」補充在右頁圖表頁，以作為延伸閱讀之用。
- 運用圖文並茂的形式，具有匠心獨運與扣人心弦的獨特性。
- 既適用於兒科護理學專業教學、實習及護理人員的訓練、專技高考護理師考試，也適用於護理學專業評量、和相關護理人員資格認證考試之用。

CONTENTS 目錄

第六章　新生兒與新生疾病兒的護理

第七章　營養障礙疾病患兒的護理

第八章　呼吸系統疾病患兒的護理

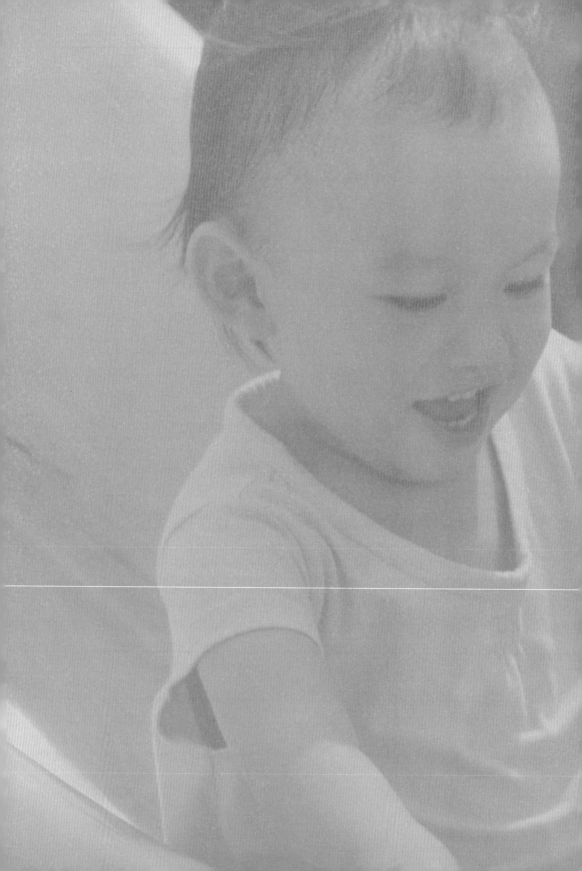

第一章
緒論

學習目標

1.說出兒科護理學的任務和範圍。

2.瞭解兒科特色及兒科護理的一般性原則。

3.掌握兒童年齡分期及各期特色。

4.討論兒科護理工作所面臨的問題和任務。

5.認識兒科護理人員與專科護理人員（CNS）的角色、素質要求。

6.瞭解國內兒科護理學的發展及展望。

1-1 兒科的特色及兒科護理

兒科護理學是研究不同於成人的特性及需求的兒童族群，學習運用相關知識，促進個人的生長發育，從而提升整個國家的素質。

（一）兒科護理學的任務和範圍

1. **概念**：兒科護理學是研究小兒生長發育規律及其影響因素、兒童保健、疾病預防和臨床護理，以促進兒童身心健康的一門學科。

2. **對象**：胎兒至青少年，臨床上以出生至 16 歲為範圍。16 歲以下占總人口的比例，先進國家為 21.1%，發展中國家為 36.4%，國內為 23.4%（2013）。

3. **任務**：改善小兒的體質、降低兒童的發病率和死亡率，與保障兒童的健康。1991 年之 5 歲以下兒童死亡，嬰兒占 80%，新生兒占嬰兒死亡 65%。死亡原因多為肺炎、新生兒窒息、難產、腹瀉。

4. **轉變**：(1) 研究純生物的醫學領域，會轉變至生物－心理－社會－環境醫學領域。(2) 純治療的領域會轉變至族群－保健－預防和主動參與的領域。

5. **範圍**：(1) 疾病：涉及兒童及家庭。(2) 病童：涉及所有的兒童。(3) 醫療機構：涉及全社會。

（二）兒科的特色及兒科護理的一般性原則

1. 兒科的特色：

(1) **生理特色**：包含解剖特色、生理特色、免疫特色。免疫特色部分，特異性和非特異性免疫功能均較差，免疫球蛋白 G（IgG）可以維持 6 個月；免疫球蛋白 M（IgM）不能通過胎盤；若分泌型免疫球蛋白 M（SIgM）缺乏，則易於罹患呼吸道、消化道感染。

(2) **兒科臨床特色**：[a] 病理的特色：身體對病原體（例如：鏈球菌感染、維生素 amin D 缺乏症）的反應因年齡而異。[b] 疾病特色：先天性、遺傳性和感染性疾病多。[c] 診治的特色：發病急、來勢猛，病情易反覆、波動，變化多端；不同年齡疾病的種類、表現不同。[d] 預後的特色：治療及時、預後較好、恢復較快、後遺症較少。[e] 防治的特色：兒童病症類似於成人病症。

(3) **心理社會特色**：受到家庭、環境和教育的影響，不同年齡階段有相應的心理發展特徵和心理需求，應採取不同的護理措施。

2. 一般性原則：

以兒童及家庭為導向，執行身心整體性護理，遵守法律和倫理道德規範。

兒科護理學的特點

項 目	說 明
解剖層面	1. 體格與成人完全不同。 2. 韌帶相對鬆弛，易於發生脫臼及損傷。
生理層面	1. 年齡越小，則生長越快，需求更多。 2. 消化能力低落，易於出現消化不良的症狀。
病理層面	1. 變化與年齡有關。 2. 維生素D缺乏，嬰兒易於罹患佝僂病，成人易於罹患軟骨病。
免疫層面	1. 母體特異性免疫球蛋白G（IgG）可以傳遞給胎兒，在半年之後會減弱，則易於罹患革蘭氏陰性細菌感染。 2. 若分泌型免疫球蛋白M（SIgM）缺乏，則易罹患呼吸道和胃腸道感染。
疾病特點	先天性疾病、遺傳性疾病和感染性疾病較為多見。
診斷	1. 年齡差別較大。 2. 小兒驚厥（新生兒期）：產傷、顱內出血。 3. 6個月左右：容易發生嬰兒手足搐搦症、中樞神經系統（central nervous system, CNS）感染。
預後	1. 發病較急、來勢較凶、變化較多，若及時診治，則恢復較快。後遺症一般較少。

兒童保健服務工作所面臨的問題

問 題	說 明
1. 服務重心的轉向問題	(1) 以疾病為導向的護理，多於以健康為導向的護理方式。忽略兒童潛在的健康問題，例如心理、行為、生活方式等。 (2) 國內兒童整體性健康素質，與先進國家兒童有相當程度的差距，兒童健康服務工作轉向以促進和保持全社會兒童健康的任務。
2. 兒童健康服務的需求問題	(1) 獨生子女的教育及行為問題：平均智商高於非獨生子女。 (2) 獨生子女的家庭行為、學校行為、廣泛性行為和總行為問題發生率，高於非獨生子女。 (3) 獨生子女的社會生活能力低於非獨生子女。所以，身為社會之中兒童主軸的獨生子女族群邁向高智商、低能力的方向發展。

1-2 兒童保健服務工作所面臨的問題和任務

（一）面臨的問題

1. **兒童的心理問題**：以學習困難、好動症最為突顯。這與家庭和學校教育方式等因素有關，需改善兒童的生長環境、改變教育方式，並開展兒童心理衛生知識的宣傳普及工作。因此，為家長和教師提供心理指導為刻不容緩的重點。

2. **兒童期意外損傷的問題**：死因依次為意外窒息、溺水、中毒、車禍、跌落。原因主要為照顧孩子不週、交通管理不嚴、室內布置不合理。要降低 5 歲以下兒童的死亡率，在綜合性措施中，健康教育是堅持不懈的基本措施。

3. **兒童的傷殘和康復問題**：某些疾患患有殘疾，例如腦癱、意外傷殘及先天性疾患，需要家庭、醫療保健機構及社會長久的健康保健和支持。高品質的衛生保健，不僅是生病和住院的兒童，而且要關心全社會的兒童，特別是傷殘兒童。

4. **兒科病房的管理問題**：市級以上醫院，大部分執行兒科探視定時定點，但是此種制度缺少對兒童心理、生理特色的考量，不利於住院兒童達到最大程度的生長發育。

（二）主要的任務

1. **知識的更新**：成為兒童健康保健的主要力量，教導兒童必要的自我保健知識和技能，改變兒童及家庭對健康的態度，幫助他們實行健康的生活方式和行為，對實務提出更高的要求。

2. **拓寬服務的範圍**：[a] 家庭護理：普及科學的育兒知識，為慢性病和殘疾兒童提供健康服務。[b] 社區護理：計畫免疫及嬰兒期的生長發育指導，逐步健全兒童意外傷害的救治系統。[c] 學校及托幼機構：加強兒童保健的強度，化解社會、文化、道德、意識的衝擊，能適時地提供給兒童特殊護理。

3. **改善兒科病房的管理工作**：適當調整探視制度，設立母子病房，病房環境注意兒童的心理特色。

（三）兒科護理人員的角色、素質要求與專科護理人員（CNS）

1. **專科護理人員 (clinical nurse specialist)**：專科護理人員（CNS）是護理專業化過程中，形成和發展起來的高階臨床護理工作人員。CNS 具備一定的執業資格，在某個專業的臨床領域為衛生保健的服務對象提供專業化的護理服務。這些專業化的服務是常規的醫療護理工作未能提供的，或未能整體性、系統性、持續性地提供。

（四）近代兒科學的發展

在 19 世紀下半葉，國內有了婦孺醫院。在 20 世紀初，綜合性醫院有了兒科。在 1943 年，「諸福棠實用兒科學」問世，兒科護理學隨著兒科醫療的發展而快速地發展。

（五）現代兒科學的發展

培養婦幼保健人員，推廣新法接生；採取綜合性措施，防治傳染病；防治地方性和先天性疾病；中西結合治療兒科常見的病症。

兒科特色及護理原則

項目	說 明	
1. 兒童生理機能的特色	(1) 解剖面	從出生到長大成人,是一個動態變化的成長過程。
	(2) 生理面	代謝旺盛,功能並不完備;不同年齡的生理生化值不同。
	(3) 免疫面	非特異性免疫功能較差,特異性免疫功能也不如成人健全。
2. 兒童心理社會特色	兒童時期是心理、行為形成的基礎階段,具有可塑性。	
3. 兒科護理原則	(1) 以兒童及其家庭為導向。 (2) 執行身心整體性護理。 (3) 遵守法律和倫理道德規範。	
4. 兒科護士的素質要求	(1) 道德素質。 (2) 科學文化素質。 (3) 專業素質。 (4) 身體心理素質。	

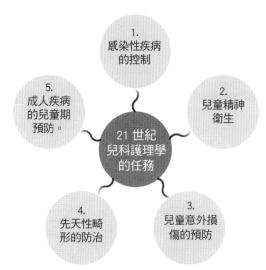

1-3 小兒各年齡的分期

（一）小兒各個年齡層的分期

1. **胎兒期**：從精子和卵子結合，直到小兒生出，統稱為胎兒期。在臨床上將整個妊娠過程分為三個時期：
   (1) 妊娠早期：從形成受精卵至 12 週大。
   (2) 妊娠中期：13 週至未滿 28 週。
   (3) 妊娠晚期：滿 28 週至嬰兒出生。
2. **新生兒期**：自出生後臍帶結紮起，到剛滿 28 天為止的 4 週，稱為新生兒期。
3. **嬰兒期**：從出生到滿 1 歲前為嬰兒期。在這個階段，小兒以乳汁為主要食品，故又稱為乳兒期。
4. **幼兒期**：1 歲以後到滿 3 歲之前，稱為幼兒期。
5. **學齡前期**：3 歲以後（第 4 年），到 6~7 歲入學，為學齡前期。
6. **學齡期**：從 6~7 歲入學起，到 12~14 歲進入青春期為止，稱為學齡期。
7. **青春期**：從第二性徵出現到生殖功能基本發育成熟、身高停止成長的時期，稱為青春期。女孩大約為 11~12 歲到 17~18 歲；男孩大約為 13~14 歲到 18~20 歲。

（二）臨床上將妊娠分為 3 個時期

1. **妊娠早期**：

   從卵受精至滿 12 週。在 4 週末，胎兒的心臟會開始跳動；至 8~10 週，胎兒在此期末基本形成，可以分辨出外生殖器，是小兒生長發育十分重要的時期；若受到內外不利因素的影響，會導致流產或各種先天畸形。

2. **妊娠中期**：

   自 13 週至未滿 28 週（共 16 週），胎兒各個器官迅速成長，功能也逐漸成熟。20 週前的體重小於 500g，肺部尚未發育完整，例如早產不能成活；胎齡在 28 週時，體重大約有 1000g，此時早產者大多可以存活。在臨床上，往往以妊娠 28 週定為胎兒娩出之後有無生存能力的界限，在此之後出生者存活率較高。

3. **妊娠晚期**：

   自滿 28 週至 42 週（共 12 週），此時期的胎兒以肌肉發育和脂肪累積為主，體重增加較快。

兒童年齡分期及各期特色

時期	定義	特色	保健重點
胎兒期 （fetal period）	從受精卵到出生，分為胚卵期、胚胎期、胎兒期。	胎兒完全依賴母體生長。	孕母保健、胎兒保健。
圍生期	胎齡滿 28 週（體重大於或等於 1000g）至出生之後 7 足天。	是生命遭到最大危險的時期，死亡率最高（包括死胎、死產，在 1 週之內死亡）。	重視優生優育，掌握圍生期保健。
新生兒期 （neonatal period）	從臍帶結紮到生後 28 天。	1. 小兒脫離母體開始獨立生活，內外部環境發生鉅大的變化，適應外界能力較差、免疫力較低、發病率較高、死亡率較高。 2. 尤以新生兒早期為甚。	特別強調護理，注重保暖、餵養、清潔衛生、消毒隔離。
嬰兒期 （infant period）	出生到 1 歲，又稱為乳兒期。	1. 為小兒出生後生長發育最迅速的時期。 2. 易導致營養缺乏，消化功能紊亂，易罹患傳染病及感染性疾病。	提倡母乳餵養，接受預防接種，完成基礎免疫程序，重視衛生習慣。
幼兒期 （toddler's age）	1~3 歲。	1. 生長發育速度減慢，接觸周圍事物及活動範圍增多。 2. 智慧發育較快，語言、思想、自主性獨立性能力增強。 3. 識別危險的能力不足。	仍然以預防意外及疾病為主，注意培養良好的道德品質和生活習慣。
學齡前期 （preschool age）	3 歲後（第 4 年）到入小學前（6-7 歲）。	體格的發育穩步成長，智慧發育更趨於完備，好奇心、模仿心較強，可塑性較高。	仍以早期教育、預防意外及增強免疫力為主，注意培養良好的道德品質和生活習慣。
學齡期 （school age）	6~7 歲到青春期（12~14 歲）。	體格發育穩步成長，器官發育（除了生殖系統之外）接近於成人，智力發育更為成熟。	1. 足夠營養和睡眠，防止近視和齲齒，注意坐、立、行姿勢。避免過度緊張，防止精神、情緒和行為的問題。 2. 教育的重要時期，心理發展為重要的轉捩點。
青春期 （adolescence）	1. 從第二性徵出現到生殖功能基本發育成熟、身高停止成長的時期。 2. 女孩為 11~12 歲至 17~18 歲。 3. 男孩為 13~14 歲至 18~20 歲。	1. 生殖系統迅速發育，體格生長隨之加快，神經內分泌調節不夠穩定，加上外界環境的影響較大，易引起心理、行為、精神不穩定。 2. 認知能力逐漸成熟，能夠建立自我認同感。	1. 保證足夠的營養，加強體格的鍛鍊，注意道德品質的培養與生理衛生教育的加強。 2. 強化心理、生理和性知識的教育。

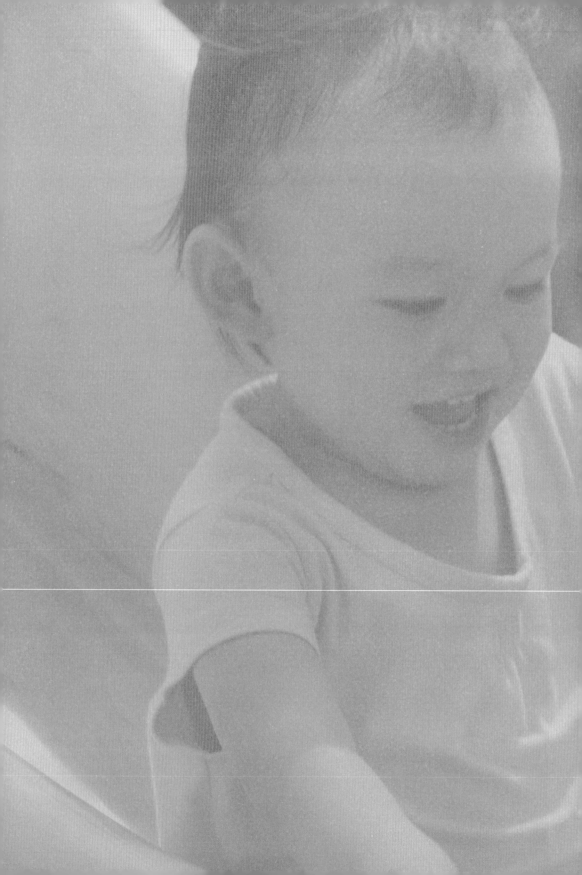

第二章
生長發育

學習目標

1.熟悉小兒生長發育的規律及影響小兒生長發育的因素。

2.掌握小兒體格生長發育，與其他發育常用指標及其臨床意義。

3.瞭解小兒神經心理發育及評估方法。

4.瞭解兒童發展理論。

5.熟悉小兒生長發育中的特殊問題及干預。

6.使用艾瑞克森的心理社會發展理論，干預小兒生長發育中的特殊問題。

2-1生長發育的規律及影響因素（一）

（一）概論

1. 生長發育是小兒不同於成人的基本特點。
2. 生長：小兒各個器官、各個系統和整個身體的長大，皆可以測量，是數量的增加。
3. 發育：細胞、組織、器官等功能的演進與成熟，是品質的改變。

（二）生長發育的規律及影響因素

1. **生長**：是指細胞、組織、器官功能上的分化與成熟，以及身體精神品質的變化（包括情感、心理的發育成熟過程）。而其中的精神品質並不能使用量化的指標來衡量。
2. **概念**：小兒身體最基本的特點。細胞、組織、器官的生長，為數量的增加；發育為品質的變化。
3. **生長發育規律**：(1) 生長發育具有持續性和階段性。(2) 各個系統器官發育具不平衡性。(3) 生長發育的順序性，由上而下、由近到遠、由粗而細、由簡單到複雜、由低級到高級。(4) 具有個別的差異性。
4. **影響因素**：(1) 遺傳因素：遺傳、性別、內分泌（生長激素、甲狀腺素、性激素）。(2) 環境因素：季節、生活環境、營養、孕母的狀況、家庭經濟、社會背景、教育狀況、疾病等。

（三）體格生長發育與評估

體格生長常用的指標為：體重、身高（長）、坐高（頂臀長）、頭圍、胸圍、上臂圍、皮下脂肪厚度等。

1. **體重**：測量體格生長的重要指標，器官、系統、體液的綜合重量，反映兒童生長與營養狀況的靈敏指標。(1) 標準體重推算：平均出生時體重為 3Kg。1~6 月，體重（kg）= 出生體重（kg）+ 月齡 ×0.7。7~12 月，體重（kg）=6 +（月齡 ×0.25）。2 歲後，平均每年增加 2 kg，2 歲時為出生時的 4 倍。2~12 歲，體重（kg）=（年齡－2）×2 + 12 =（年齡 ×2）+ 8。(2) 變異的範圍：正常會相差 10% 左右，小於 15% 以上可以視為營養不良，大於 20% 則可能為肥胖症、巨人症等。
2. **身高**：為指頭、脊柱、下肢長度的總和，即從頭頂至足底的垂直長度。(1) 標準體重身高：出生時平均 50cm，1 歲時 75cm，2 歲時 85cm。2~12 歲，身高（cm）= 年齡 ×7 + 70cm。(2) 分為上半部和下半部。上半部：頭頂至恥骨合併處上緣，與脊柱的成長有關。下半部：恥骨合併處上緣至足底，與下肢長骨的發育有關。(3) 正常會相差 30% 左右，低於正常 30% 以上則為異常。
3. **坐高（頂臀長）**：即頭頂至坐骨結節的長度；3 歲以下兒童取仰臥位測量，則稱為頂臀長。坐高占身高之比例，出生時為 67%，3 歲時為 60%，至 6 歲時為 55%，至 14 歲時為 53%，成人為 50%。坐高與身高比值的意義為，由於隨著年齡的增大，身高的成長主要來自於下肢的成長，所以坐高占身高的比例會隨著年齡而降低。

體重與年齡的關係

年齡	體重		
	實際體重（kg）	體重增加（kg）	與出生時比較（倍數）
出生	3		
3 個月大	6±	3	1
12 個月大	9±	3	2
24 個月大	12±	3	3
2 歲至青春期之前		2kg ／年	

體重

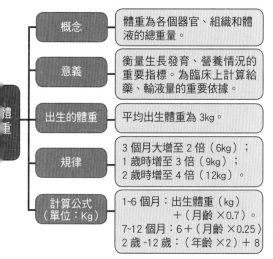

概念	體重為各個器官、組織和體液的總重量。
意義	衡量生長發育、營養情況的重要指標。為臨床上計算給藥、輸液量的重要依據。
出生的體重	平均出生體重為 3kg。
規律	3 個月大增至 2 倍（6kg）；1 歲時增至 3 倍（9kg）；2 歲時增至 4 倍（12kg）。
計算公式（單位：Kg）	1-6 個月：出生體重（kg）＋（月齡 ×0.7）。7-12 個月：6 ＋（月齡 ×0.25）2 歲 ~12 歲：（年齡 ×2）＋ 8

年齡與重量的關係：
0~12 週的男女嬰體重成長表

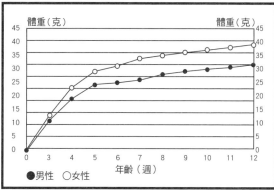

●男性　○女性

身高

概念	指從頭頂至足底的全身長度。3 歲以下的小兒應採取仰臥位測量，稱為身高。
出生的身高	新生兒出生時平均為 50cm。
規律	前 3 個月大約等於前 3 個月之後算起 9 個月的成長。前 3 個月成長大約為 11~12cm，在 1 歲時為 75cm，在 2 歲時為 85cm，2 歲以後平均每年成長 5~7.5 cm。
計算公式（單位：cm）	2-12 歲：（年齡－ 2）×7 ＋ 85 ＝年齡 ×7+70
比例的關係	1.上半部：從頭頂至恥骨合併處上緣。下半部：從恥骨合併處上緣至足底。2.新生兒之上半部：下半部為 60%：40%。2 歲時，中點在臍下；6 歲時，中點移至臍與恥骨合併處上緣之間；12 歲時，上半部、下半部相等，中點在恥骨合併處上緣。

2-2 生長發育的規律及影響因素（二）

（三）體格生長發育與評估（續）

4. **頭圍**（head circumference, H.C）：意指頭部的最大圍徑，經由眉弓上方、枕後結節繞頭一週的長度，反映腦和顱骨的發育情況。出生時，大約為 33~34cm；1 歲時，大約為 46cm；2 歲時，大約為 48cm；5 歲時，大約為 50cm。在 15 歲時，大約為 54~58cm，基本上與成人相同。若小於正常值，可能會有小頭畸形、大腦發育不全等狀況。若大於正常值，則可能有腦積水、佝僂病、腦腫瘤的症狀。

5. **胸圍**（chest circumference, C.C）：(1) 沿著乳頭下緣水平繞胸一週的長度，反映胸廓、胸背肌肉、皮下脂肪及肺部的發育。(2) 在測量時，3 歲以下採取臥位或立位，3 歲以上採取立位，上肢平放或下垂。(3) 在出生時，大約為 32cm；在 1 歲時，頭圍大約等於胸圍。1 歲以上，胸圍（cm）＝頭圍＋歲數－ 1。

6. **腹圍**（abdomen circumference, A.C）：嬰兒的腹圍，指肚臍與劍突連線中點繞腹一週的長度。1 歲以上兒童的腹圍是平肚臍繞腹一週的長度。

7. **上臂圍**：(1) 沿著肩峰與尺骨鷹嘴連線中點水平線（與肱骨成直角），繞上臂一週的長度，代表上臂骨骼肌肉、皮下脂肪和皮膚的發育。(2) 測量時，採取臥位、坐位或立位，兩手平放或下垂，軟尺 0 點固定於左上臂肩峰至尺骨鷹嘴連線中點，精確到 0.1cm。1~7 歲兒童的上臂圍，若大於 13.5cm 為營養良好，若為 12.5~13.5cm 為營養中等，若小於 12.5 cm 為營養不良。

（四）體格發育的評估

體格生長評估的基本要求為：測量的資料要可靠、定期垂直觀察並水平做比較、篩選參照族群值。

1. **參照族群值（參數）**：世界衛生組織（WHO）推薦美國國家衛生統計中心（NCHS）的測量資料作為國際的標準。

2. **常用的統計學方法**：平均數離差法（用於常態分配的資料）、中位數百分位法（用於常態分配或非常態分配的資料）、生長發育圖法（用於常態分配或非常態分配的資料）。

3. **現狀標準**：一個國家或地區普查資料為參考指標，作為該地區的小兒發育健康的標準。

4. **理想標準**：是指生長在最良好的狀態下，兒童的生長潛力充分地得到發揮，體格生長狀況達到理想狀態時的指標。

5. **發育水準**：將某一年齡時點所獲得的某一項體格生長測量值（橫斷面調查）與參考族群值比較，得到該兒童在同質的族群中（與年齡相同、與性別相同）所處的位置，即為此兒童該項體格生長指標在此年齡的發育水準。以等級來表示結果。

6. **身材的勻稱比**：使用坐高（頂臀長）與身高（長）的比值來反映發育的情況，比值正常稱之為身材勻稱，反之則為不勻稱（或幼稚）。身材勻稱比（坐高÷身高），在出生時大約為 0.67，2 歲時大約為 0.62，6 歲時大約為 0.56，青春期之後大約為 0.53。若身材不勻稱（幼稚），則可能會有先天性甲狀腺功能低落、軟骨發育不全、黏多醣症。

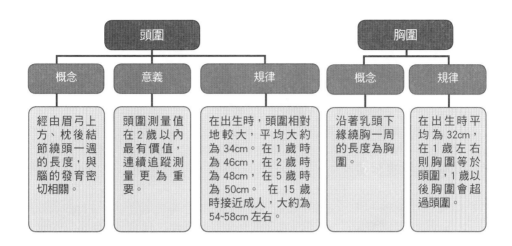

頭圍			胸圍	
概念	意義	規律	概念	規律
經由眉弓上方、枕後結節繞頭一週的長度,與腦的發育密切相關。	頭圍測量值在2歲以內最有價值,連續追蹤測量更為重要。	在出生時,頭圍相對地較大,平均大約為34cm。在1歲時為46cm,在2歲時為48cm,在5歲時為50cm。 在15歲時接近成人,大約為54~58cm左右。	沿著乳頭下緣繞胸一周的長度為胸圍。	在出生時平均為32cm,在1歲左右則胸圍等於頭圍,1歲以後胸圍會超過頭圍。

頭圍與年齡的關係

| 年 齡 | 頭 圍 | |
	實際的頭圍(cm)	成 長(cm)
出生	34	6
3 個月大	40	6
12 個月大	46	2
24 個月大	48	
2 歲至青春期之前	5 歲:50	2
	15 歲:53~54	3~4

囪門和骨縫大小及閉合時間

	出生(cm)	閉合年齡
前囪	1.5~2	1~1.5 歲
後囪	0.5	1~2 月(部分出生即閉)
骨縫	可及	3~4 月

脊柱的發育

年齡	動作	肌肉群	脊柱彎曲
3 個月	抬頭	頸後肌	頸前曲
6 個月	坐	腰肌	胸後曲
12 個月	走	下肢肌	腰前曲

2-3脂肪組織、肌肉、生殖系統與小兒神經心理發育

（一）脂肪組織與肌肉的發育

1. **脂肪組織的發育**：主要是細胞數目增加和體積增大。測量皮下脂肪厚度，可以反映全身脂肪量的多少、肥胖和營養不良的程度。
2. **肌肉組織的發育**：胎兒期肌肉組織發育較弱，在出生之後會逐漸發育，學齡前的兒童已具有相當程度的負重能力。肌肉的發育與營養、運動等密切相關。

（二）生殖系統發育

1. 至青春期前才開始發育。
2. 女孩在 8 歲前，男孩在 10 歲前，出現第二性徵，為性早熟（percocious puberty），即青春期提前出現。女孩在 14 歲後，男孩在 16 歲後，無第二性徵，為性發育延遲（delated peberty）。
3. 青春期大約持續 6~7 年，可以劃分為 3 個階段：(1) 青春前期：10~13 歲，女孩比男孩平均早 2 年開始，體格生長會明顯地加速，出現第二性徵。(2) 青春中期：14~16 歲，第二性徵全部出現，性器官在解剖和生理功能上均已相當成熟。(3) 青春後期：17~20 歲，體格生長停止，生殖系統發育完全成熟。

（三）小兒神經心理發育及評估

1. **腦發育**：
(1) 發育最早與最快。
(2) 從胎兒至嬰幼兒，新生兒大腦皮質下會有中樞調節系統。
(3) 動作多、慢、肌張力較高，在 4 歲前神經纖維髓鞘化並不完備。
(4) 神經衝動的傳導較慢，易於疲勞，新生兒腦細胞數目與成人相同，增重的是神經細胞體。
2. **脊髓**：包含神經元（神經細胞）、細胞體、細胞核、樹突、軸突、突觸、髓鞘。在出生時已經比較成熟。在 3 歲時，神經細胞分化完成。在 4 歲時，神經纖維完成髓鞘化。在胎兒時期為 S2 椎間，在 4 歲時為 S1 椎間。
3. **神經反射**：
(1) 先天性反射：[a] 原始的反射活動：對覓食、吸吮、吞嚥等食物性。[b] 防禦反射：對疼痛、寒冷和強光的反應。[c] 無條件反射：吸吮、握持、擁抱。[d] 提睪反射、腹壁反射：1 歲才穩定。[e] 克氏症：在 3~4 個月時會有陽性反應。[f] 巴氏症：2 歲內會有陽性反應。
(2) 條件反射：在 2 週左右形成第一個條件反射「吸吮反射」。在 3~4 個月時，會出現興奮性與抑制性條件反射。

神經系統的發育

1. 胚胎時期和兒童早期腦的發育最為迅速。
2. 在 3 歲時，神經細胞基本上分化完成，在 8 歲時接近成人。
3. 神經纖維到 4 歲時才完成髓鞘化，對外來的刺激反應經常較慢。
4. 生長時期的腦組織耗氧較大。
5. 脊髓的成長和運動功能的發育相互平行。在胎兒時，脊髓下端達第二腰椎下緣。在 4 歲時，下端上移至第一個腰椎。在做腰穿時應注意此特點。

小兒的體格生長偏離

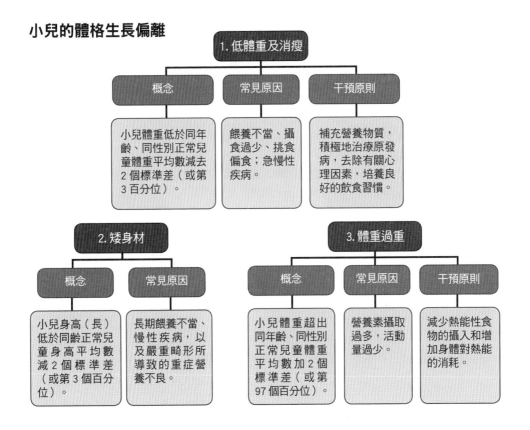

2-4小兒神經心理發育及評估

（三）小兒神經心理發育及評估 (續)

4. 感知覺的發展：

(1) **視覺**：新生兒，視線大約為 15~20cm，可以短暫注視。1 個月大時，頭眼協調會開始運作。在 4 個月大時，會有手眼協調的能力。在 6 個月大時，會有體眼協調的能力。在 8 個月大時，會有視深度感的狀態。

(2) **聽覺**：胎兒後期就有聽覺。在出生時，中耳內會有液體（羊水），聽力較差。在 2 週大時，會集中聽力，頭會轉向聲源的方向。在 3 個月大時，會有定位的反應（頭會轉向聲源）。在 6 個月大時，可以區別父母的聲音。在 7~9 個月大時，可以確定聲源與語言。在 1 歲時，可以聽懂自己名字。在 4 歲時，聽覺的發育會相當完備。

(3) **味覺**：胎齡 7~8 月即發育成熟。新生兒會區別味道，在 4~5 個月時對味覺相當敏感。

(4) **嗅覺**：新生兒之嗅覺相當成熟與聞得到乳味，在 3~4 個月大時，即會區別氣味。在 7~8 個月即會聞得到芳香的氣味。

(5) **皮膚的感覺**：使用觸唇來吸吮，使用觸掌來握持；新生兒之痛覺較為遲鈍，在 2 個月時，皮膚的感覺會相當完備。

(6) **溫度的感覺**：靈敏，受冷即會哭。2~3 歲時，知道軟、硬、冷、熱，新生兒有時會有撫觸與感覺統和失調症候群。

(7) **知覺**：是人對事物的整體性反映。在 1 歲開始有空間知覺與時間知覺。在 3 歲時，可以辨別上下的方向。在 4 歲時，會知道前後。在 5 歲時，會知道左右、早晚、今天、明天、昨天。在 5~6 歲時，會知道前天、後天、大後天。

5. 運動功能的發育：

(1) 平衡與大型動作：二抬四翻六會坐，七滾八爬週歲會走。

(2) 細部動作。

6. 語言的發育：

包括發音、瞭解語言、表達語言等三階段。

7. 心理活動的發展：

(1) 注意力：自嬰兒起應及時地培養注意力，加強注意力的目的性。

(2) 記憶力：小兒記憶力的永久性和準確性，隨著年齡而增長。

體格生長評估的內容

1. 發育的水準 （development level）	通常以等級表示，但是不能預示其生長的趨勢。
2. 生長的速度 （growth velocity）	比發育水準更能真實反映小兒生長情況。
3. 匀稱的程度 （proportion of body）	評估小兒體格發育各項指標之間的關係，能夠瞭解體型。

神經系統的發育	1. 在胚胎時期和兒童早期，腦部的發育最為迅速。
	2. 在 3 歲時，神經系統基本分化完成，在 8 歲時接近成人。
	3. 神經纖維到 4 歲時才完成髓鞘化，對外來的刺激反應常較慢，而易於一般化。
	4. 生長時期的腦組織耗氧較大。
	5. 脊髓的成長與運動功能的發育相平行。胎兒的脊髓下端達到第二腰椎下緣。在 4 歲時，下端會上移至第一腰椎，在做腰身運動時應注意此特點。

✚ 知識補充站

1. 青春期體格生長的特色：

受到性激素等因素的影響，體格生長出現第二個高峰，有明顯的性別差異；且青春期開始和持續的時間受到多種因素的影響，個別的差異較大。身高成長值大約為最終身高的 15%，女孩大約 9-11 歲，每年身高成長 8cm 左右；男孩大約為 11 至 13 歲，每年身高成長 9cm 左右。

2. 體格生長評估的注意事項：

(1) 採用規範的測量工具及正確的測量方法。(2) 根據不同的對象選用合適的標準參照值來做比較。(3) 定期連續地垂直式觀察。(4) 早產兒體格生長有一個允許的「落後」年齡範圍，對早產兒進行發育水準評估時，應矯正胎齡至 40 週（足月）之後再評估。(5) 體格測量的評估結果應與全面體格檢查、實驗室檢驗資料、生活現狀及疾病史整合起來綜合分析。

2-5運動發育、語言發育與心理活動

（一）運動發育（運動能）

1. **運動規律**：新生兒並無意識，不成熟。
2. **動作發育規律**
   (1) 頭尾規律：自上而下（先抬頭，後抬胸、坐、站、走，最後為手協調）。由近到遠（即先肩、後臂，最後為手），由一般化到集中、不協調到協調。由粗到細，即先抓後捏。
   (2) 先取後捨、先正後反、先抓後放、先進後退。
   (3) 大運動的發育過程：二抬、四翻、六會坐、七滾、八爬、週歲會走。
   (4) 細部動作發育過程（手指精細運動）：一握、二伸、三抓扒、六換、七捏、九食拇。

（二）語言發育（言語的能力）

1. **感知、發音的階段**：分辨聲音（在0~6個月大時）、簡單地發音（在0~3個月大時）、持續地發音（在4~7個月大時）。
2. **瞭解的階段**：嬰兒在 8 個月至 1 歲半可以做語言與動作的聯絡。
3. **言語表達階段**：1~3 歲的嬰兒言語表達的階段為依照單字、雙字、多字、簡單句、複雜句之順序來表達。

（三）適應周圍人物的能力

1. **適應事物的能力**：具有對周圍物品的反應能力（注意、抓握、傳遞、尋找、摘取、玩耍、排列、識別形狀、大小、質地、重量）。
2. **適應人的能力**：具有對人與周圍環境的反應能力（認知、情感、交往、生活能力與習慣）。

（四）心理活動

人的心理包括感覺、記憶、思想、想像、情緒等，性格條件反射形成顯示了心理活力的開始。

1. **注意力**：嬰兒無注意力，5~6 歲時能控制好自己的注意力
2. **記憶力**：包括感覺、短暫記憶和長久記憶。長久記憶為再認與重現；在 1 歲之以內只有再認，而無重現；而幼兒記憶力之階段為依照：機械記憶、瞭解能力增強、邏輯記憶之順序。

（五）早期的社會行為

- 新生兒：對聲音有反應。
- 3 個月大：頭隨著聲音轉動。
- 6 個月大：可以表現出認生的行為。
- 1 歲：可以表演拍手遊戲。
- 1 歲半：開始有自我控制能力。

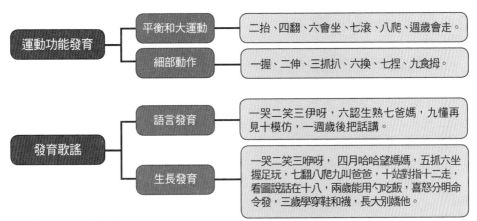

心理活動的發展

項目	說明
注意力	自嬰兒起應及時培養注意力，加強注意的目的性。
記憶力	小兒記憶的永久性和準確性隨著年齡而成長。
思想	思想是人運用瞭解、記憶和綜合分析能力，來認識事物的本質和掌握其發展規律的一種精神活動，是心理活動的高階型式。
想像力	想像也是一種思想活動，是在事物影響下，在大腦中創造出以往未遇到過的或將來可能實現的事物印象的思想活動，常常透過講述、畫圖、寫作、唱歌等表達出來。新生兒沒有想像能力。
情緒、情感	情緒是活動時的興奮心理狀態，是人們對事物情景或觀念所產生的主觀體驗和表達。情感則是在情緒的基礎上，產生的對人、物關係的體驗，屬於較高階而複雜的情緒。
意志	意志為自覺地、主動地調節自己的行為，克服困難以達到預期目標或完成任務的心理過程。新生兒並無意志力。
性格	性格為重要的個性心理特徵。每個人都有特定的生活環境和自己的心理特點，因此表現在興趣、能力、氣質等方面的個性各不相同。

小兒生長發育中的心理行為異常

1. 屏氣發作	大多見於 6-18 月的嬰幼兒。
2. 吮拇指癖、咬指甲癖	
3. 習慣性會陰部摩擦的動作	
4. 遺尿症	在 5 歲以後，仍然會有不自主排尿的現象。
5. 學習困難	亦稱為學習障礙。

2-6兒童發展理論

（一）神經心理發育評估

目前國內外採用的心理測驗方法主要包括：篩檢性測驗與診斷性測驗。篩檢性測驗是一種比較簡單的測驗，目前世界上有許許多多種測驗及量表；診斷性測驗用來測試脅迫生態系統的反應變數，以進一步判定系統病症及其發展趨勢。

（二）兒童發展理論

1. 佛洛依德的性心理發展理論

(1)口腔期（oral stage）：0~1 歲。(2)肛門期（anal stage）：1~3 歲。(3)性蕾期（phallic stage）：3~6 歲。(4)潛伏期（1atent stage）：6~12 歲。(5)生殖期（genital stage）：12 歲以後。

2. 艾瑞克森的心理社會發展理論

Erikson 為美國精神學家，著名的發展心理學家和精神分析學家。祖籍丹麥，1902 年生於德國法蘭克福。1939 年入美國籍。

(1) **信任―不信任期**（trust vs mistrust，**嬰兒期**）：[a] 核心問題：信任感是建立健全人格最初、最重要的因素，此期須建立與照顧者的信任感，學習愛與被愛。[b] 發展結果：樂觀，對環境和將來有信心。[c] 護理的重點：及時滿足嬰兒的各種需求，給予安全感和撫愛。

(2) **自主―羞愧或疑慮期**（autonomy vs shame or doubt，**幼兒期**）：[a] 核心問題：在運動能和智慧的基礎上，擴大對周圍的探索，有獨立性。[b] 發展結果：自我控制和自信感。[c] 護理的重點：給小兒自己做決定的機會並加以讚賞，治療或護理過程中，例如需要約束患兒，應做出解釋和撫慰，並盡量地縮短時間。

(3) **主動―內疚期**（initiative vs guilt，**學齡前期**）：[a] 核心問題：父母對孩子自創活動的反應。[b] 發展的結果：耐心對待，增強其主動感，指責、粗暴會產生內疚感。[c] 護理重點：對小兒有益的主動活動加以讚賞。對住院的患兒提供創造新活動的機會，接受合理的要求，及時地回答問題。

(4) **勤奮―自卑期**（industry vs inferiority，**學齡期**）：[a] 核心問題：父母、教師及其他成人有責任協助兒童發掘其自身的勤奮潛力。[b] 發展結果：學會與他人競爭，學會合作，學會遵守規則。[c] 護理重點：協助患兒在住院期間完成學業，鼓勵把休閒愛好帶到醫院以適應醫院的限制性環境，鼓勵患兒參與治療和護理過程。

(5) **自我認同―角色紊亂期**（identity vs confusion，**青春期**）：[a] 核心問題：思想、身體日趨成熟，極為關注別人對自己的看法，並與自我概念比較。[b] 發展結果：建立自我認同感，否則角色紊亂。[c] 護理重點：多創造機會參與討論所關心的問題，談論其感受。

(6) **第六階段**：20~40 歲，親密與孤立（Intimacy vs. Isolation）。

(7) **第七階段**：40 歲至 65 歲，創造生產與停滯（Generatiivity vs. Stagnation）。

(8) **第八階段**：老年期，自我統合與絕望（Ego Integrity vs. Despair）。

皮亞傑的認知發展理論

階 段	年 齡
感覺運動期（sensorimotor stage）	0~2 歲
前運思期（preoperational stage）	2~7 歲
具體運思期（concrete operational stage）	7~11 歲
形式運思期（formal operational stage）	12 歲以上

艾瑞克森的心理社會發展理論

階 段	年 齡	主要的心理社會發展問題
嬰兒期	0~1 歲	信任 vs. 不信任。
幼兒期	1~3 歲	自主 vs. 羞怯或懷疑。
學齡前期	3~6 歲	主動 vs. 內疚或罪惡感。
學齡期	6~12 歲	勤奮 vs. 自卑。
青春期	12~18 歲	角色認同 vs. 角色混淆。

十 知識補充站

重災後兒童的心理復健

1. 艾瑞克森理論 (1) 在每一個階段，個人都自然而然地需要面對某些「發展危機」（Developmental Crisis）。
   (2) 每個危機的解決方式，皆蘊涵了個人「自我認定」的過程。
   (3) 早期發展危機的圓滿解決，是之後能以健康的心態面對目前及未來發展危機的基礎。
2. 個案的狀況 大地震是一場突如其來、毫無預警的人生衝擊，原來並不在任何人的人生規劃當中。生離死別、生活型態的改變，其衝擊性不但超出任何年齡的人可以承擔的範圍，更可能打散了以往發展歷程中個人已經克服的「發展危機」與已經建立的「自我認定」。
3. 處理的方式 協助災民學會接納目前危機、重新審視自己的過去，反芻自己已經克服的發展危機，認定以往人生經歷的價值。
4. 心理復建重點 協助災民肯定自己的過去，進而更有勇氣去面對未來。

第三章
兒童保健

單元

學習目標

1.掌握小兒年齡期保健原則。

2.瞭解兒童保健的實施措施。

3.掌握兒童預防接種的程序與注意事項。

3-1不同年齡期的保健特色

　　每個兒童都應該有一個盡可能好的人生開端；每一個兒童都應該接受良好的基礎教育；每一個兒童都應該有機會充分發掘自身潛能，成長為一名有益於社會的人。

　　—安南（2001 年 9 月聯合國大會兒童特別會議前夕）—

（一）兒童保健重點

1. **概念**：它是研究從胎兒到青少年期的生長發育、營養保障、疾病防治、健康管理和生命統計等的一門綜合性學科。

2. **任務**：(1) 保障兒童生存（降低死亡率）。(2) 保護兒童健康（預防兒童時期的常見病）。(1) 促進兒童心理行為健康發展（早期教育）。

3. **內容**：(1) 生長發育。(2) 體質健康與健康促進。(3) 餵養與營養。(4) 危及生長發育和健康的危險因素識別與干預。(5) 個人與族群疾病的控制。(6) 意外傷害防治。(7) 人與環境和諧。

4. **兒童保健適宜技術（GOBI- FFF）**：由世界衛生組織、聯合國兒童基金會等宣導。(1) 生長發育監測（growth monitoring）。(2) 口服補液療法（oral rehydration therapy）。(3) 母乳餵養（breast feeding）。(4) 完成基礎免疫接種（immunization）。(5) 婦女教育（female education）。(6) 生育間隔（family spacing）。(7) 輔食添加（food supplements）。(8) 持續戶外活動。

（二）不同年齡期的保健特色

1. **胎兒期保健重點**：(1) 胎兒期的特色：[a] 致畸敏感期（Critical period）。[b] 胎兒早期（3~8 週）。(2) 胎兒的保健：[a] 預防遺傳性疾病與先天畸形；[b] 保證充足營養。[c] 預防產時感染。[d] 良好的生活環境。[e] 對急重症孕婦及新生兒的監護。(3) 日常的護理：重點是清潔衛生、衣著、睡眠、牙齒、戶外活動。(4) 早期的教育：其重點是大、小便；視、聽；動作的發展；語言的培養。

2. **預防遺傳性疾病與先天畸形**：(1) 預防遺傳性疾病 (2) 預防感染：TORCH 感染。(3) 避免化學毒物。(4) 避免接觸放射線。(5) 適度治療慢性疾病。(6) 謹慎用藥。

3. **預防感染 TORCH**：指可導致先天性宮內感染及圍產期感染，引起圍產兒畸形的病原體，它是一組病原微生物的英文名稱縮寫。其中 TO（Toxopasma）是弓形蟲，R（Rubella. Virus）是風疹病毒，C（Cytomegalo. Virus）是巨細胞，H（Herpes. Virus）即是單純皰疹 I、II 型。TORCH 感染，對優生優育與人口素質構成相當大的威脅，因此它的感染診治工作引起普遍的關注。

4. **新生兒期（病死率較高）保健重點**：(1) 新生兒疾病篩檢：遺傳代謝疾病篩檢、聽力篩檢、視力篩檢。(2) 新生兒訪視：[a] 訪視的目的：健康檢查，早期發現問題，及時指導處理的方式，同時做保健諮詢。[b] 訪視的次數：新生兒出生之後28天內，一般需要訪視 3~4 次，即初訪、週訪、半月訪、滿月訪。[c] 訪視的內容：一觀察、二詢問、三檢查、四宣導、五處置。[d] 定期檢查的頻率為「421」：出生後第一年檢查 4 次，每次間隔 2~3 個月，第二年、第三年每年 2 次（每次間隔 6 個月），三歲以後每年檢查 1 次。若發現異常應增加檢查的次數。

藥物對胎兒的影響

藥物	對胎兒的影響
腎上腺皮質激素	齶裂、無腦兒
安定	唇裂、畸形、核黃疸
苯妥英鈉	唇裂、齶裂、先天性心臟病
鏈黴素	失聰、小鼻、多發性骨畸形
維生素 A	畸形
四環素	牙釉質、骨骼發育不良、
I131	甲狀腺腫、甲狀腺功能低落、畸形
他巴唑	甲狀腺腫
胰島素	死亡、畸形、唇裂、齶裂、先天性心臟病
黃體酮	男性化
維生素 D	主動脈狹窄、高鈣血症
甲苯磺丁脲（D860）	畸形、唇裂、齶裂、先天性心臟病
環磷醯胺	畸形、死亡

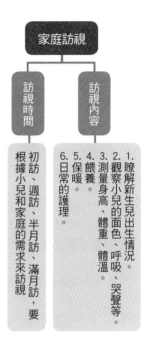

家庭訪視

訪視時間：根據小兒和家庭的需求來訪視——初訪、週訪、半月訪、滿月訪，要

訪視內容：
1. 瞭解新生兒出生情況。
2. 觀察小兒的面色、呼吸、哭聲等。
3. 測量身高、體重、體溫。
4. 餵養。
5. 保暖。
6. 日常的護理。

哺乳期母親服藥對新生兒的損害

藥物	有害的功能
異煙	肝損害
氯黴素	骨髓抑制
磺胺類	高膽紅素血症
放射性同位素	骨髓抑制
抗代謝藥物	抗 DNA 活性

對新生兒有害的藥物

藥物	有害的功能
氯黴素	灰嬰症候群
紅黴素	肝損害
新生黴素	高膽紅素血症
維生素 K	高膽紅素血症
苯巴比妥	新生兒出血、呼吸抑制
阿司匹靈	新生兒出血

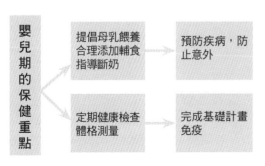

嬰兒期的保健重點：
提倡母乳餵養 合理添加輔食 指導斷奶 → 預防疾病，防止意外
定期健康檢查 體格測量 → 完成基礎計畫免疫

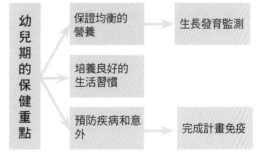

幼兒期的保健重點：
保證均衡的營養 → 生長發育監測
培養良好的生活習慣
預防疾病和意外 → 完成計畫免疫

3-2不同年齡期的保健特色與預防接種

（二）不同年齡期的保健特色（續）

5. **學齡前期保健**：(1) 特色：智慧發展快、性格形成的關鍵時期、免疫活躍。(2) 保健原則：加強入學前期教育、培養良好的習慣、保證充足營養、適度安排生活、預防意外、加強鍛鍊。(3) 體格檢查：每 6~12 個月檢查一次，做視力保健、口腔保健、疾病篩檢（缺鐵性貧血、尿液常規檢查、大便常規檢查）。

6. **學齡期保健**：保證營養充足，培養習慣加強體格鍛鍊，健全體格，預防近視、齲齒、貧血，重視生理心理衛生教育，提供適宜的學習條件、疾病篩檢（眼、口腔保健、骨骼畸形、性發育異常、單純肥胖症、脆性 X 症候群、學習困難等），正確的性生理知識教育。

7. **青春期保健**：性知識教育、心理教育、疾病篩檢（矮小、月經不調 、心理行為障礙等）。

8. **意外事故的預防**：窒息（被褥、母親身體、吐奶）、異物進入（鼻腔、外耳、呼吸道、消化道）、中毒（食物、藥物）、外傷、溺水與交通事故。

（三）預防接種

1. 人工獲得的免疫方式

(1) **主動免疫**：給易感者接種特異性抗原，以刺激身體產生特異性抗體，從而產生主動免疫力

(2) **被動免疫**：未接種疫苗的易感者在接觸傳染病之後，給予抗體，以獲得免疫力。

2. 常用的免疫製劑：人工獲得的免疫方式

(1) **主動免疫製劑抗毒素**：給易感者接種特異性抗原，刺激機體產生特異性免疫抗體，從而產生主動免疫力。

[a] 菌苗：由細菌菌體所製成。

[a-1] 死菌苗：穩定，安全，必須在冷暗處保存。進入身體後並不能繁殖，免疫力不高，維持時間較短。接種數量較大，次數較多。

[a-2] 活菌苗：有效期較短，必須冷藏。進入身體後能繁殖，免疫力高，維持時間長。接種的數量較小，次數較少。

[b] 疫苗：將病毒或立克次體接種於動物、雞胚或組織培養，再經過處理，包括滅活疫苗和減毒疫苗。

[c] 類毒素：用細菌所產生的外毒素加入甲醛，具有無毒性和免疫性。

各期兒童保健重點

年齡	年齡	生長特點	影響因素	保健重點	措施
胎兒期	胎兒期	依賴母體、器官成形、生長快	母親（健康、營養、疾病、毒物、射線、情緒）	預防先天畸形防早產、子宮內生長遲緩（intrauterine growth retardation, IUGR）	定期的產前檢查
嬰兒期	新生兒時期	生長快、免疫力弱、體溫中不成熟	營養、感染、環境溫度	系統化的餵養、保暖、皮膚清潔	新生兒篩檢、新生兒訪視、預防接種
	1~12個月	生長第一高峰、消化道不成熟、主動免疫不成熟、神經心理發育	營養、疾病、環境刺激	系統化餵養與消化道適應、早期教育（語言感知覺運動、獨立能力、體格訓練、生活能力）	定期體檢，6個月以下，每月1次。6個月以上，每2-3個月1次。預防接種
幼兒期	1~2歲	生長速度減慢、心理發育進入關鍵期	教育環境、營養、疾病	早期教育（生活習慣與能力、語言、性格、社交）、預防事故、營養適量	定期體檢，每3-6個月1次。
學前期	3-5歲	生長穩步成長、心理發育日益成熟、免疫活躍	教育環境、營養、免疫性疾病	心理發育、預防事故、適度安排生活、營養	定期體檢，每6-12個月1次。
學齡期	6-12歲	部分生長進入青春期、心理發育成熟、免疫活躍	教育環境、營養、免疫性疾病	心理教育、預防事故、適度安排生活（體格鍛鍊）、營養、性教育	定期體檢，每年1次。
青春期		生長第二高峰、性發育	教育環境、營養	心理教育、營養、性教育、體格鍛鍊	定期體檢，每年1次。

3-3預防接種的注意事項

（三）預防接種（續）

(2) **被動免疫製劑抗毒素**：未接受主動免疫的易感者，在接觸傳染病之後，給予相關的抗體，使其獲得免疫力。統稱為免疫血清，包括抗毒素、抗菌血清、抗病毒血清及 C 型球蛋白，來自於動物血清，在注射之後易引起過敏反應。

3. 預防接種的注意事項

(1) 接種的禁忌症：

[a] 一般的禁忌症：急性傳染病。活動性結核、風濕病、高血壓、腎病、肝病；哮喘、過敏史。嚴重的濕疹、皮膚感染；癲癇、驚厥史患兒。慢性疾病急性發作。孕婦及哺乳期婦女。

[b] 特殊的禁忌症：過敏史者禁止動物血清；體溫大於 37.5℃，或 1 週腹瀉 4 次，禁止脊髓灰質炎疫苗；接受免疫抑制，例如放射性治療、激素、抗代謝藥物和細胞毒藥物，均會降低對疫苗的免疫反應；在一個月之內注射 C 型球蛋白，則不能接種活疫苗。

(2) 操作的重點：

[a] 嚴格查對對象（姓名、年齡）、接種的劑量、接種的次數、間隔時間等。

[b] 生物製品的準備：檢查製品的標籤、並做好登記的工作。藥液有無發黴、異物、凝塊、變色或凍結等。按照規定的方法來稀釋、在溶搖勻之後使用。

[c] 嚴格做無菌操作。

[d] 局部消毒：一般使用 2% 碘酊和 75% 酒精（乙醇）來消毒皮膚。若是活疫苗的接種，只能使用 75% 的乙醇來消毒。

[e] 及時地登記及預約。

[f] 交代注意事項及處理的措施。

小博士 解說

　　免疫程序（program immunization）：根據兒童的免疫特點和傳染病發生的情況所制定的免疫程序，聚焦性地將生物製品接種到嬰幼兒體內，嚴格地執行基礎免疫及隨後適時的「加強免疫」，以確保兒童獲得可靠的免疫，達到預防、控制和消滅相關傳染病發生的目的。

預防接種注意事項

接種工作的準備	1. 場所光線明亮，空氣流通，冬季應溫暖。 2. 接種用品及急救用品擺放有序。 3. 嚴格遵守消毒隔離制度。
受種者的準備	1. 注射部位皮膚應清潔，防止感染。 2. 接種最好在飯後進行。
嚴格掌握禁忌症	在接種之前，要認真詢問病史及傳染病接觸史，在必要時先做體檢。
一般禁忌症	急性傳染病、活動性肺結核、風濕病、高血壓、肝腎疾病、哮喘等過敏史，以及孕婦及哺乳期婦女等。
特殊的禁忌症	1. 近一個月內注射過 C 型球蛋白者，不能接種或疫苗。 2. 有明確的過敏史者禁種白喉類毒素、破傷風類毒素、麻疹疫苗、脊灰糖丸疫苗、B 肝疫苗。 3. 患結核、急性傳染病、腎炎、心臟病及皮膚病者，不予以卡介苗接種。 4. 接受免疫抑制劑期間、發燒、腹瀉及急性傳染病，忌服脊髓灰質炎疫苗。 5. 癲癇、神經系統疾病患者或有家族史者，禁用百日咳。 6. 正在接受免疫抑制劑治療者，推遲一般性預防接種。

接種疫苗後的反應與處理方式

反應類型	反應類型	反應	處理
一般反應	局部反應	1. 接種 24 小時局部紅腫熱痛，接種範圍的反應直徑若小於 2.5cm 則為弱度反應，若 2.6~5cm 則為中度反應，若大於 5cm 則為強度反應。	熱敷
一般反	全身反應	發燒：37.5℃ 為弱度反應，37.5℃~38.5℃ 為中度反應，38.6℃ 為強度反應。	休息、喝水
異常反應	過敏性休克	數分鐘至 0.5~2 小時，出現煩躁不安、面色蒼白、青紫、四肢濕冷、呼吸困難、脈細速、驚厥、大小便失禁、昏迷。	採取平臥位、頭稍低、保暖、吸氧。注射 1:1000 腎上腺素 0.5~1ml。
異常反應	暈針	由於空腹、疲勞、悶熱、緊張、恐懼等因素，出現頭暈、心慌、面色蒼白、出冷汗、手足冰冷、心跳加快。	平臥、頭稍低、喝開水或糖水、針刺人中穴。注射 1:1000 之腎上腺素，劑量適度即可。
異常反應	過敏性皮疹	尋麻疹	組織胺
異常反應	繼發感染	免疫缺陷者	

3-4預防接種的進展

（一）預防接種的進展

　　預防接種是指聚焦性地將生物製品接種到人體中，提升易感者的特異免疫力，又稱為人工免疫，是預防、控制和消滅相應傳染病發生的關鍵性措施。

1. **基因重組 B 肝疫苗**：(1) 目的：預防 B 型肝炎。(2) 接種方法：肌肉注射。(3) 接種部位：上臂三角肌。(4) 初種年齡：0 個月大、1 個月大、6 個月大。(5) 復種：在 3~5 歲時要做復種的工作。(6) 反應：局部紅腫。

2. **攜帶 HBV 母親所生嬰兒的 B 型肝炎疫苗接種**：採用合併免疫，即出生 12 小時內注射 B 型肝炎免疫球蛋白，同時注射 B 型肝炎疫苗。

3. **早產兒的 B 型肝炎疫苗接種**：(1) 出生體重低於 2kg 早產兒，美國推薦推遲第一劑接種至體重達 2kg 或 2 個月齡時。(2) 國內屬於 B 肝高發區，因此要求出生時即接種 B 型肝炎疫苗，但是在完成全程免疫之後，應檢測抗體水準，對無反應或低反應者要及時地加強免疫。

4. **1995 年世界衛生組織針對卡介苗而決定停止復種的原因**：(1) 卡介苗的接種並不能控制結核病的流行。(2) 卡介苗復種的效果未被完全證實。(3) 以結核菌素實驗陰性反應來決定卡介苗復種的對象缺乏科學的根據。(4) 卡介苗復種時的副反應比初種時明顯地增加。

5. **基礎免疫（1 歲內的免疫接種口訣）**：出生 B 肝卡介苗，二月脊灰炎正好，三四五月百白破，八月麻疹歲 B 腦。

6. **卡介苗（失毒活結核菌）**：(1) 目的：預防結核病。(2) 接種方法：皮內注射。(3) 接種部位：左上臂三角肌上端。(4) 初種的年齡：生後 2~3 天到 2 個月內。(5) 反應：局部小潰瘍，全身會有播散性的卡介苗症卡疤。(6) 注意事項：2 個月以上的小兒，在呈現失毒活結核菌（結核菌素純蛋白衍化物實驗〔PPD〕陰性反應）之後接種；體重小於 2kg 的早產兒則不能接種。

7. **脊髓灰質炎減毒活疫苗**：(1) 目的：預防脊髓灰質炎。(2) 接種方法：口服。(3) 初種年齡：2 個月大、3 個月大、4 個月大。(4) 復種：4 歲。(5) 反應：低熱、輕瀉。(6) 注意事項：以適量的冷開水送服，服後 2 小時禁服開水。

8. **脊髓灰質炎強化免疫**：(1) 實施的範圍：在一般免疫工作較差的地區和流動人口等特殊族群中執行。(2) 強化免疫對象：不同年齡階段的兒童。(3) 強化免疫目的：徹底消滅脊髓灰質炎。

9. **百日咳菌液、白喉、破傷風類毒素**：(1) 目的：預防百日咳、白喉、破傷風。(2) 接種方法：皮下注射。(3) 接種的部位：上臂外側。(4) 初種年齡：3 個月大、4 個月大、5 個月大。(5) 復種：在 1.5~2 歲、7 歲要復種白破二聯類毒素。(6) 反應：低燒、局部紅腫。

10. **麻疹減毒活疫苗**：(1) 預防的疾病：麻疹。(2) 接種方法：皮下注射。(3) 接種部位：上臂外側。(4) 初種年齡：8 個月以上。(5) 復種：7 歲。(6) 反應：部分輕度發熱皮疹。(7) 注意事項：接種前 1 個月及接種後 2 週，不可用 C 型球蛋白及胎盤球蛋白。

計畫免疫程序表

預防疾病	疫苗	性質	初種的年齡與次數
結核病	卡介苗	減毒活結核菌	24 小時之內
脊髓灰質炎	三型混合糖丸	減毒活疫苗	2 個月或 3 個月或 4 個月大時
麻疹		減毒活疫苗	8 個月以上
百日咳		百日咳菌液	
白喉	三種混合製劑	類毒素	3 個月或 4 個月或 5 個月大時
破傷風		類毒素	
B 型肝炎	B 肝疫苗	主動免疫出生	1 個月或 6 個月大時

出生至 12 歲之接種疫苗

年齡	出生	1 個月	2 個月	3 個月	4 個月	5 個月	6 個月	8 個月	1.5~2 歲	4 歲	7 歲	12 歲
接種疫苗	卡介苗、B 肝疫苗	B 肝疫苗	脊髓灰質炎三價混合疫苗	脊髓灰質炎三價混合疫苗、百白破混合製劑	脊髓灰質炎三價混合疫苗、百白破混合製劑	百白破混合製劑	B 肝疫苗	麻疹疫苗	百白破混合製劑復種	麻疹疫苗復種、百白破混合製劑復種	脊髓灰質炎三價混合疫苗復種	B 肝疫苗復種

3-5兒童保健檢測及護理措施

（一）世界兒童的死亡狀況

嬰兒死亡率＝當年未滿 1 歲嬰兒的死亡總數／當年活產嬰兒的出生數 ×100%。

國外之嬰兒死亡率：美國為 10‰，亞太地區為 80‰，瑞典為 6‰，日本為 4‰。

（二）兒童保健檢測

1. 體格測量：包括體重、身高、頭圍、胸圍。2. 一般性體檢。3. 智力發育評估。4. 血液常規檢查、微量元素檢測（包括鋅、鐵、銅、鎂等）。

（三）有關兒童生長狀況的個案評估

為了要了解實際的兒童保健檢測，下面即為兒童保健檢測中的一個案例評估。

1. 兒童的生長狀況：

(1) 年齡 5 歲，體重 5.9kg，身長 63.3cm。

(2) 頭圍 41.0cm，胸圍 40.0cm。

(3) 前囟 2×2cm，乳牙尚未萌出，心肺聽診相當正常，腹平軟，並無包塊觸及，肝脾肋下未及，雙側睪丸已下降。(4) 會靠坐、翻身。

(4) 丹佛發育篩檢測驗（Denver Developmental Screening Test, DDST）檢查正常。聽力篩檢正常。

(6) 血紅蛋白 10^5g/L，紅血球數量 3.82 $\times 10^{12}$/L。

(7) 血鋅濃度偏低，其餘血液微量元素值在正常範圍值之內。

2. 評估：(1) 體格生長落後，有輕度營養不良。(2) 輕度貧血、缺鋅。(3) 智力發育屬於正常的水準。

3. 還需要獲得哪些病史資料來進一步分析其可能的原因？

(1) 出生史，包括出生體重、身高。

(2) 父母體型的資料。

(3) 疾病史、餵養史。

(4) 出生之後一年之內的體格生長資料。

4. 胎次 1，產次 1（G1P1），出生之體重為 3.5kg，出生之身高為 50cm，亞培格評分（apgar score）10 分，父親的體重為 70kg，身高 175cm；母親的體重為 55kg，身高 163cm。在出生之後，母乳餵養至 11 個月大，自 6 個月大之後開始添加各類輔食，但是孩子不喜歡，吃得少，特別不喜歡奶粉和肉類食品，曾經感冒過一次。現在每天三頓菜粥，少量魚蝦，牛奶 100ml，一個雞蛋，一個蘋果，魚肝油膠囊一粒，鈣粉一包。

(1) 可能的原因：斷乳期餵養不當，造成孩子目前的體格生長落後。

(2) 給家長的建議：[a] 改進目前孩子的飲食結構：例如每天增加牛奶量至 400~500ml，每天至少添加一次肉類食品等。[b] 適當地補充鐵劑和鋅劑。[c] 在一個月之後要做訪視。

生物製品特點

1. 麻疹減毒活疫苗	(1) 正常的疫苗：橘紅色透明液體或乾燥製劑。 (2) 性能：不耐熱，抽吸後放置時間小於 30 分鐘。 (3) 接種的對象：大於 8 個月的嬰兒。
2. 脊髓灰質炎減毒活疫苗糖丸	(1) 正常的疫苗：皆為白色，分為三型混合疫苗糖丸。 (2) 性能：耐寒不耐熱，要存放在 0℃以下。 (3) 方法：涼開水送服或直接含服。
3. 流行性 B 型腦炎疫苗	(1) 接種的對象：流行地區為 1~10 歲的兒童。 (2) 接種的時間：在流行季節之前 1 個月進行，初種 2 次，每年接種 1 次，分 2 年打。
5. 卡介苗	(1) 無毒無致病牛型結核菌懸液。 (2) 接種的時間：嬰兒出生 24 小時之後，2 個月以下的嬰兒。成人在接種之前要做結核菌素實驗，若為陰性反應即可以接種。
6.B 型肝炎疫苗	(1) 主動免疫生物製品 (2) 接種：分為 3 次做肌肉注射，分別是出生之後 24 小時之內、1 個月大、6 個月大時。

實際的護理措施

1. 居室	(1) 陽光充足、通風良好。 (2) 冬天：室內溫度 18-20℃。 (3) 足月新生兒：20-22℃。 (4) 早產新生兒：22-24℃。
2. 衣著	(1) 淺色、柔軟、純棉、寬鬆。 (2) 冬季衣物切忌過多、過厚。 (3) 繈褓忌過緊。 (4) 1 歲之後不宜穿開襠褲。
3. 培養良好的習慣	嬰幼兒要建立晝夜正常的生活規律及睡眠時間（新生兒 22~24 小時，嬰幼兒 12-13 小時，學齡前期 11-12 小時，學齡期 9-11 小時）。
4. 體格鍛鍊	(1) 戶外活動。 (2) 皮膚鍛鍊：嬰兒撫觸、水浴、空氣浴、日光浴。 (3) 體育運動。 以上項目的頻率及時間適量即可。
5. 嬰兒撫觸	從新生兒開始，在洗澡之後進行，於臉部、胸部、腹部、背部及四肢有規律的輕揉。持續 5~10 分鐘。
6. 水浴	可以適度地做溫水浴、擦浴、淋浴、游泳。
7. 體育運動	(1) 體操：被動操、部分的被動操、主動操。 (2) 遊戲。 上述項目的頻率及時間適量即可。

第四章
兒童營養

學習目標

1.瞭解小兒能量與營養素的需求。

2.比較小兒餵養各種方式的優缺點。

3.掌握輔食添加原則及添加順序。

4.社區見習：兒童營養需求、兒童營養狀況、影響兒童生長發育的營
　養因素。

4-1能量與營養素的需求

（一）能量的需求

能量的需求為：基礎代謝（50~60%）、食物的特殊動力功能（7~8%）、活動、生長發育（25~30%）、排泄（10%）。

1. **基礎代謝**：依據年齡的不同而發生變化，各個器官代謝在基礎代謝中所占比例也存在著差異。

2. **食物的特殊動力功能**：當人體進食之後，產生的熱量比進食之前有所增加，此種特殊的動力功能為透過食物刺激能量代謝的功能，其中以蛋白質最大。攝食之後的即刻影響是胃腸道消化、吸收、器官蠕動增強等活動所導致。食物代謝過程中，例如胺基酸的脫氨，以及轉化成高能磷酸鍵時所產生的熱，嬰兒大約占總能量的7~8%，年長兒採用混合膳食的則大約占 5%。

3. **活動**：重點是肌肉活動的能量、活動量的大小、活動的時間、個別的差異。活動與活動量、時間、類別有關，嬰兒每天大約需要 15~20kcal/kg 的能量，12~13 歲的兒童每天大約需要 30kcal/kg 的能量。

4. **排泄**：由食物的不完全消化所導致，排泄的時間大約占進食時間（半小時）的10%，嬰兒的排泄時間不會超過進食時間（半小時）的 10%。

5. **生長**：1 歲之內的體格發育速度最快，需要的能量相對地較多。在 1 歲以後，小兒的生長速度會趨於平穩，至青春期體格發育時會再次加快。6 個月以內的嬰兒，每天需要的能量，可以達到 40~50kcal/kg；6 個月至 1 歲時，大約需要 15~20kcal/kg，1 歲以後會減少到 5kcal/kg。

（二）產能營養素

1. **蛋白質**：是構成人體組織細胞的重要成分，主要用於組織成長、修復，能量不足時也可以供給能量。小兒由於生長發育迅速代謝旺盛，處於正氮的平衡，故對蛋白質的需要比成人相對較多。有關母乳餵養，每天需要蛋白質 2~2.5g/kg（蛋白質量／嬰兒的重量）；牛乳餵養，每天大約需要 3~4g/kg。蛋白質主要來源於動、植物食品，而奶、蛋、肉、魚和豆類中含有的必需胺基酸較高。

2. **脂肪**：脂肪是供給能量的重要營養素，人體組織和細胞的重要成分。具有提供必需的脂肪酸，協助脂溶性維生素的吸收，防止散熱，及保護內臟器官的功能。 脂肪所供的能量大約占每天總需要能量的 30~35%。其主要來源於乳類、肉類、植物油，或體內糖類和蛋白質轉化而來。

3. **碳水化合物**：供給身體能量的主要來源，主要來源於穀類、乳類、蔬菜、水果等。產生能量占總能量的 50~60%。嬰兒每天大約需要攝取 12g/kg。

小兒營養素需求

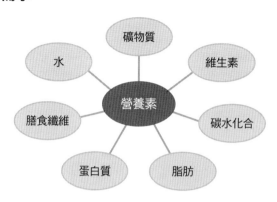

營養素類別

產能營養素	蛋白質、脂肪、碳水化合物
非產能營養素	維生素、元素、水、膳食纖維

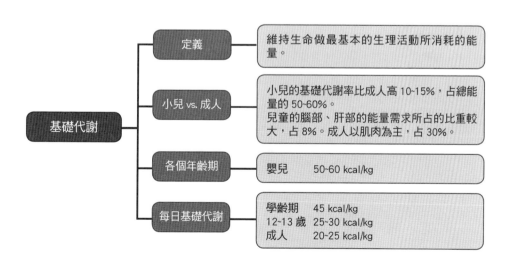

4-2營養素的需求

（三）非產能營養素

1. 維生素：

主要功能為調節人體的新陳代謝，必須由食物來供給。

(1) 脂溶性（A、D、E、K）：儲存於體內，無需每天供應，但是因為排泄較慢，缺乏時症狀出現較遲，過量易中毒。每日建議攝取量為：維生素 A 400 μg、維生素 D 10 μg、維生素 E 10 μg、維生素 K 50~100 μg。

(2) 水溶性（B 群和 C 群）：易溶於水，其多餘部分可以迅速地從尿中排泄，不易在體內儲存，必須每天供給。每日建議攝取量為：維生素 B1 0.5~1.5mg、維生素 B2 0.5~1.5mg、葉酸 50~400 μg。

2. 元素：

(1) 包括常量元素和微量元素，皆與小兒營養密切相關。

[a] 四種基本元素：氫、氧、氮、碳。

[b] 常量元素：鈣、磷、鎂、鈉、鉀、氯、硫。每日建議攝取量為：鈣 0.5~1g、磷 0.3~1g、鋅 60~400mg、鉀 1~2g、鈉 1~2g。

[c] 微量元素：鐵、銅、鋅、碘、氟。每日建議攝取量為：鐵 10~20mg、鋅 3~15mg、碘 35~150 μg、銅 0.6~2mg。

(2) 與小兒的營養密切相關。

3. 水：

參與體內所有的新陳代謝及體溫調節活動，是身體重要的一部分。小兒每天大約需要 150ml/kg，9 歲時每天大約需要 75ml/kg，成人每天需要 40~50ml/kg。

4. 膳食纖維：

(1) 纖維素：吸收水分，使糞便體積增加，促進排便。

(2) 半纖維素：結合鐵、鋅、鈣、磷。

(3) 果膠：吸水後形成凝膠，降低食物中糖的密度。

非產能營養素對人體的作用

水	1. 新陳代謝與體溫調節活動，都必須要有水的參與才能完成。 2. 水由飲料和食物中獲得。 3. 食物在體內氧化時，也可以產生一部分的水。每 100kcal 大約可以產生 12g 水。 4. 胎齡 3 個月的胎兒，體內含水量大約占其體重的 90%；新生兒占體重的 78%；在 1 歲時占體重的 65~70%；成人則為體重的 55-60%。	
膳食纖維	1. 主要來源於植物的細胞壁	人類的腸道不能消化膳食纖維，常以原形排出。
	2. 具有生理功能的膳食纖維	(1) 纖維素：能夠吸收水分，增加糞便的體積。 (2) 半纖維素：與鐵、鋅、鈣等陰離子，還有磷結合，而減少吸收的反應。 (3) 木質素：吸附膽酸，減少其重新吸收，降低血清膽固醇的濃度 (4) 果膠：在吸水之後會形成凝膠，降低食物中糖的密度，減輕食物性胰島素的分泌。
脂溶性維生素	1. 主要改變合成分子及細胞膜的構造，為高度分化組織的發育所必需。 2. 分子特異性不高，均有前體。 3. 由於易於溶於脂肪和脂肪溶劑之中，故可以儲存於體內，而不需要每天供應。 4. 脂溶性維生素排泄緩慢，缺乏時症狀出現較遲，但是過量還是易於導致中毒。	
水溶性維生素	1. 主要參與輔酶的形成。 2. 有高度的分子特異性，並沒有前體。 3. 化學組成除了碳、氫、氧外，還有常含有硫、鈷等元素。 4. 因為易溶於水，其多餘部分可以迅速地從尿液中排泄，不易於儲存，故需要每天供給。缺乏時，症狀會迅速出現，在過量時一般不易於發生中毒。	

4-3小兒餵養與飲食安排（一）

（一）嬰兒餵養

嬰兒餵養分為母乳餵養、部分母乳餵養（混合餵養）、人工餵養、輔助食品的添加。

1. 母乳餵養

母乳是嬰兒最理想的天然食品，是 6 個月內嬰兒最合理的餵養方法。

(1) 乳汁分期

[a] 初乳：產後 4 天以內的乳汁。[b] 過度乳：產後 5~10 天。[c] 成熟乳：產後 11 天~9 個月。[d] 晚乳：產後 10 個月後。[e] 泌乳總量會達到 700-1000ml。

(2) 乳汁的合成與分泌

垂體前葉會分泌催乳素，雌激素和孕酮能夠與催乳素競爭相關的受體，在競爭之時，乳腺極少泌乳。在哺乳期，增加哺乳次數並及時排空乳房，可以使催乳素維持在較高的水準。不哺乳的產婦血液中催乳素的濃度，常在分娩後一週降到妊娠早期的低水準。

(3) 影響乳汁分泌的因素

有情緒波動、哺乳方式、嬰兒吸吮力、哺乳婦的健康狀況等。泌乳是神經內分泌系統作用於乳腺的複雜過程，與泌乳有關的多種激素都直接或間接地受到下丘腦的調節。下丘腦功能與情緒有關，故泌乳受到情緒的影響很大，心情壓抑，例如惟恐泌乳量不足等可以刺激腎上腺素分泌，使乳腺血流量減少，阻礙營養物質和相關激素進入乳房，從而使乳汁分泌減少。刻板地規定哺乳時間也可能造成精神緊張，故應按照需求來哺乳，避免焦慮、緊張、過度疲勞等極為重要。

(4) 餵養的優點

[a] 母乳營養豐富，易於消化吸收。蛋白質、脂肪、糖的比例適當。[b] 蛋白質以乳清蛋白為主，凝塊較小，易於消化吸收。[c] 不飽和脂肪酸和解脂酶多。[c]B 型乳糖含量高，可促進乳酸桿菌生長，抑制大腸桿菌繁殖。[d] 礦物質含量較低，對腎臟負擔較小。[e] 飽含分泌型免疫球蛋白 A（SIgA）、乳鐵蛋白、溶菌酶、補體、雙歧因子等免疫成分，可以增強免疫力。[f] 可以降低死亡率、患病率、營養不良危險。[g] 因為親自餵養會具有母嬰之間的親密感，故對哺乳者有益。[h] 經濟方便、溫度適宜、污染的機會較少。

(5) 母乳各項的成分比例適當

[a] 含白蛋白和球蛋白較多，酪蛋白較少，含較多的必需胺基酸。[b] 脂肪顆粒較小，含脂肪酶，易於消化。[c] 對嬰兒的神經系統發育發揮功能。[d] 乳糖為 B 型，可以促進雙歧菌生長，抑制大腸桿菌繁殖。[e] 礦物質含量較低；鈣磷比例合適，為 2 比 1。[f] 鐵的吸收率較高，初乳含鋅量較高。[g] 含有較多的消化酶。[h] 初乳中含有分泌型免疫球蛋白 A（SIgA）、乳鐵蛋白等。

世界衛生組織（WHO）對母乳的分期

	時間	特色	分泌量
初乳	第 0-7 天	黃、略為稠密，飽含球蛋白、鋅、白血球（WBC）、免疫球蛋白A（IgA）、生長因素、牛磺酸。	每天的分泌量為 300ml。
過渡乳	第 7-30 天	含脂肪最高、蛋白會減少、礦物質會減少。	增加至每天的分泌量為 500ml
成熟乳	第 2-9 個月	蛋白、脂肪、糖的數量要適宜。	要達到每天的分泌量為 1000ml。
晚乳	第 10 個月以後	營養的成分會減少。	數量會減少。

母乳與牛乳的成分比較（100ml）

	母乳	牛乳
蛋白質 (g)	1.5	3.3
脂肪 (g)	1.5	4
糖 (g)	0.7	5
Ca(mg)	6.9	120
P (mg)	34	93
Fe (mg)	15	0.05
Cu (mg)	0.05	0.01
Zn (mg)	0.01	0.39
能量（kcal）	67	69

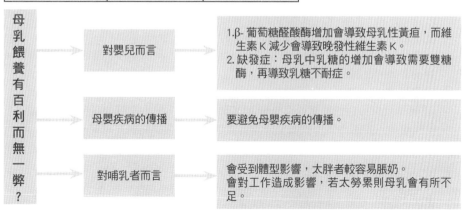

母乳餵養有百利而無一弊？

對嬰兒而言 → 1.β- 葡萄糖醛酸酶增加會導致母乳性黃疸，而維生素 K 減少會導致晚發性維生素 K。
2.缺發症：母乳中乳糖的增加會導致需要雙糖酶，再導致乳糖不耐症。

母嬰疾病的傳播 → 要避免母嬰疾病的傳播。

對哺乳者而言 → 會受到體型影響，太胖者較容易脹奶。
會對工作造成影響，若太勞累則母乳會有所不足。

✝ 知識補充站

嬰兒餵養分為母乳餵養、混合餵養、人工餵養三種。母乳是嬰兒（特別是 60 公分以下）的最佳食物，應大力提倡。

4-4小兒餵養與飲食安排（二）

（一）嬰兒餵養（續）

(6) 可以增進母嬰的情感

在餵奶時，嬰兒躺在母親的懷抱裡，能接觸到母親溫暖的肌膚，聞到母親身上親切的氣味，能夠再次聽到在子宮內時已熟悉的母親心跳的節律，再加上母親愛撫的動作和溫柔的言語，這一切都能使嬰兒感受到母愛，產生愉快的情緒，這對嬰兒的身心健康發育是很有好處的。因此，為了孩子，母親要堅定母乳餵養的信心，排除一切的干擾因素，給孩子做母乳餵養。

(7) 母乳餵養的方法

[a] 促使覓乳的反射：讓嬰兒舒服地躺在手臂上、撫摸他的臉頰，讓他面轉向你，準備吸奶。[b] 提供乳頭：用一隻空閒的手托起乳房，將乳頭湊近嬰兒的嘴邊。如果他沒有自動張開嘴，可以使用乳頭來刺激他的嘴唇和臉頰，直至他張嘴為止。

[c] 檢查、完全合住：應使嬰兒的嘴完全蓋住乳暈，以形成一個嚴密的封口。你會感到他的舌頭將乳頭壓向上顎。在嬰兒吮吸時，可以觀察嬰兒的頜骨的動作。

[d] 建立視線的接觸：在哺乳時應注視著嬰兒與他交談，對他微笑。可以任他在乳房上玩，這樣可以使嬰兒形成進食時的愉快感和感受到你皮膚的氣息。

[e] 抽出乳房：一旦感到乳房被排空，可以用小手指滑進嬰兒的嘴邊以打斷他的吮吸。 不要在嬰兒鬆開你的乳頭前強行抽出乳頭，這樣會弄痛自己。[f] 給予另一邊乳房：在將嬰兒從一邊乳房轉移到另一邊乳房之前，可以視需要來輕輕地拍打他的背部。將嬰兒舒適地兜在另一隻手中，給他另一邊乳房吮吸。

[g] 先換尿布，再洗手，接著將乳頭洗乾淨，再採取坐位。[h] 鮮牛乳配置的方法為：以 2 份奶、1 份水的比例先稀釋之後，再加糖，大約每 100ml 放 5~8 個小方糖，最後煮沸，從而達到滅菌的效果。

(8) 注意事項

[a] 嬰兒要保持含住乳房的姿勢。[b] 若做了外陰切開手術或發現坐起來很痛，不妨採用以下姿勢：使用枕頭充分地支撐起身體，讓嬰兒躺在臂彎裡，使他的嘴與乳頭齊平，將嬰兒帶到身邊，使用另一隻手來托起乳房哺乳。這個姿勢也適合於夜間哺乳。

[c] 乳汁排空，先吸空一側，再換對側，輪流淨空，按照需要來哺餵。[d] 以坐位最佳，在嬰兒吸奶之前乳房要保持清潔，在嬰兒吸奶之後要幫嬰兒拍背，而防止溢乳。

[e] 母體要注意營養，增加熱量，不能服藥。[f] 防止乳頭、乳房疾病、防止感染。

[g] 在必要時要催乳。[h] 嬰兒要採右側臥位，以防止因為嘔吐而導致窒息。

母乳與牛乳的比較

	蛋白	不飽和脂肪酸	乳糖	礦物質	免疫因子
母乳	白蛋白、球蛋白	8%	B型	少	較多
牛乳	酪蛋白	2%	A型	多	缺乏

對鮮牛乳的處理方式

鮮牛乳的特點	處理方式
酪蛋白	要加以稀釋
飽和脂肪酸過多	要加以稀釋
乳糖含量較少	要加糖
缺乏免疫因子	要滅菌

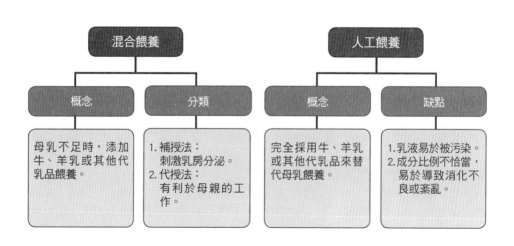

4-5小兒餵養與飲食安排（三）

（一）嬰兒餵養（續）

1. 母乳餵養（續）

(9) 母乳充足的表現

[a] 在每次哺乳時，會聽到吞嚥聲。[b] 嬰兒會安靜入睡。[c] 每天 1 次量多或少量多次的軟便，十餘次小便。[d] 體重的正常速度會增加。

(10) 哺餵禁忌

母體罹患急慢性傳染病、活動肺結核、消耗性疾病、重症心腎肝病時，不宜哺乳。

(11) 斷奶時間

[a] 一般應在出生之後 4~6 個月開始添加輔食。[b] 在 10~12 個月之間可以完全斷奶。

2. 混合餵養

分為補授法和代授法。(1) 補授法：母乳分泌量不足，先餵母乳，再補充代乳品。

(2) 代授法：乳汁充足，但是因為特殊的原因而不能完全承擔餵養。

3. 人工餵養的護理

是指對小於 6 個月的嬰兒採用各種代乳品來做餵養。(1) 鮮牛乳：適宜年長的兒童，不適宜嬰兒。(2) 全脂奶粉：適宜嬰兒。(3) 脫脂奶粉：適宜腹瀉嬰兒。(4) 優酪乳：有利於消化，不宜為主要代乳品。(5) 嬰兒配方奶粉：最適宜嬰兒。(6) 甜煉乳：不適宜嬰兒。(7) 羊馬乳及豆製品：不適宜嬰兒服用。

4. 人工餵養的嬰兒食品

(1) 乳類及乳製品：牛乳、羊乳等，優酪乳、嬰兒的配方奶粉等。

(2) 代乳品：豆漿或豆漿粉。

(3) 牛乳：來源充足，成分相類似；蛋白質比人乳為高，以酪蛋白為主，乳糖的含量較少，礦物質的含量較高。

(4) 羊乳：來源充足，成分相類似：蛋白質的凝固較快，脂肪球較小，易於消化吸收葉酸，維生素 B12 的含量較少。

(5) 乳製品：全脂奶粉的兩種配方為，全脂奶粉與水的重量之比為 1 比 8，或全脂奶粉與水的體積之比為 1 比 1。

5. 嬰兒人工餵養的注意事項

(1) 篩選適宜的奶瓶和乳頭，乳頭軟硬度與乳頭孔應適宜。(2) 要定時、定量的餵養嬰兒，3.5~4 小時餵養 1 次，每天餵養 6~7 次。(3) 調製乳的濃度和量要適當。(4) 重視消毒。(5) 剩餘乳汁不宜再餵養。(6) 調配乳量以超出計算為佳。

乳量的計算方法

| 嬰兒每天需要
能量：110kcal/kg（460kj/kg）
水分：150ml/kg | → | 8% 糖牛奶 100ml
（牛乳 100ml ＋糖 8g）
可以供給熱量 100kcal | → | 嬰兒每天大約需要
8% 糖牛奶
100~120ml/kg |

◎範例 3 個月嬰兒，體重 5kg，5% 糖牛奶的配製方式
　　每天的總能量：110×5=550kcal
　　100ml 牛奶加 5 克糖所得能量：66 ＋ 5×4 ＝ 86kcal
　　每天需要牛乳總量：100：86 ＝ X：550
　　每天牛奶之外所需要的水量：150×5 － 640 ＝ 110ml
　　奶量及水分做 5 次哺餵，在兩次餵奶之間加水。

人工餵養的健康諮詢

1. 乳品量和濃度適宜。
2. 使用玻璃大口直式奶瓶，乳頭軟硬，奶孔要大小適宜。
3. 餵食姿勢正確，餵前要測量乳溫，奶瓶斜位，哺乳之後要豎抱。
4. 禁止無人式授奶。
5. 隨著月齡的增加，要減少餵養的次數。

✚ 知識補充站
兒童飲食安排
　1. 分為幼兒飲食、學齡前小兒飲食學齡兒童飲食。
　2. 原則：滿足生理的需求、有利消化、增進食慾（多樣化、好習慣、不強迫、
　　　增加興趣）。
　3. 能量及營養需求：(1) 幼兒：能量 90~100Kcal/kg、蛋白 2~3g/kg、脂肪 35g/
　　　kg、糖 12g/kg。蛋白：脂肪：糖 =1:1.2:4。(2) 學齡前：4~7 歲與成人接近，
　　　蛋白：脂肪：糖 =1:1.1:6。(3) 學齡期：生長較快，蛋白每天需要 60~80g，
　　　其中優質的蛋白占 1/3 以上。

4-6小兒餵養與飲食安排（四）

（三）哺乳婦的生活起居

1. 營養攝取
1. 若攝取過多脂肪，會使乳量減少且變濃稠，易於引起嬰兒腹瀉。
2. 若青菜、肉、蛋的攝取量不足，會導致葉酸不足，維生素 B12 缺乏，易於引起營養性巨細胞貧血。
3. 喝咖啡、茶、酒精飲料，會減少乳汁分泌。

2. 個人衛生
1. 在餵哺之前，要更換嬰兒尿布，母親要洗手，清洗乳頭。
2. 平時使用棉質內衣，及時換洗。
3. 嬰兒餵哺後，再餵少量白開水，以減少齲齒的發生。

3. 禁忌症
1. 哺乳婦患急、慢性傳染病，例如活動性肺結核，或者患有嚴重心、肝、腎疾病則不宜或暫停哺乳。
2. 哺乳婦患有乳房疾病時，需暫停哺乳。
3. 半乳糖血症嬰兒禁忌母乳餵養

4. 餵養評估
(1) 評估的標準
　　[a] 瞭解哺餵的時間，次數，持續的時間等。
　　[b] 觀察哺餵時母嬰的體位是否舒適，正確。
　　[c] 指導斷奶：在 4~6 個月大時，做準備；在 10~12 個月大時，要斷奶。避免夏天或冬天斷奶。

(2) 評估的目的
　　[a] 瞭解哺乳婦的飲食安排及液體的攝取量。
　　[b] 瞭解嬰兒體重、睡眠及排泄情況。母乳充足的表現為在哺乳時會聽到咽乳聲，餵後會安靜入睡，排便相當正常，體重會增加。
　　[c] 瞭解乳房的健康情況。

小博士解說

產褥期的生活起居

1. 保持會陰部的清潔：產後擦洗會陰部，每天至少2次，大便後加洗1次。
2. 洗澡：在產後24小時即可以開始洗澡。
3. 刷牙：不但要刷牙，還要持續地早晚刷牙，且在飯後漱口以保護牙齒。
4. 做保健操：(1)呼吸運動，(2)舉腿運動，(3)挺腹運動，(4)縮肛運動。
5. 產後正常的性生活，應在分娩之後2個月以後進行。
6. 對飲食的要求是富於營養且容易消化。
7. 體形恢復：若要恢復原有體形而防止「發福」，應該從運動及飲食方面著手。(1)適當地運動且持續鍛鍊。(2)持續地以母乳餵養。(3)適量的飲食。
8. 哺乳期避孕：使用保險套是哺乳期婦女首選的避孕方法。

添加輔食的順序

月　齡	添 加 的 輔 食	供 給 的 營 養 素
1~3 個月	鮮果汁、青菜水、魚肝油製劑、菜湯、果汁	維生素A、D、C和礦物質。
4~6 個月	米湯、米糊、乳兒糕、寶寶樂、爛粥等、蛋黃、魚泥、豆腐、動物血、菜泥、水果泥	補充熱量、動、植物蛋白質，鐵、維生素A、B、C、纖維素、礦物質。
7~9 個月	煮爛的麵、碎菜、烤饅頭片、餅乾、魚、蛋、豬肝、肉片	增加熱能、訓練咀嚼。補充動物蛋白質、鐵、鋅、維生素A、B。
10~12 個月	稠粥、軟飯、湯麵、饅頭、麵包、碎菜、碎肉、油、豆製品	增加熱能、訓練咀嚼。補充維生素B、礦物質、蛋白質、維生素、纖維素。

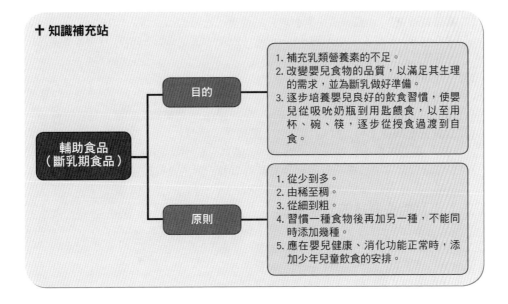

✚ 知識補充站

輔助食品（斷乳期食品）

目的
1. 補充乳類營養素的不足。
2. 改變嬰兒食物的品質，以滿足其生理的需求，並為斷乳做好準備。
3. 逐步培養嬰兒良好的飲食習慣，使嬰兒從吸吮奶瓶到用匙餵食，以至用杯、碗、筷，逐步從授食過渡到自食。

原則
1. 從少到多。
2. 由稀至稠。
3. 從細到粗。
4. 習慣一種食物後再加另一種，不能同時添加幾種。
5. 應在嬰兒健康、消化功能正常時，添加少年兒童飲食的安排。

4-7小兒營養狀況的評估

（一）小兒營養狀況評估

衡量小兒每天平均所攝取的營養素與其生理所需之間是否相稱。

1. 健康史
(1) 進食情況
(2) 人工餵養：種類、濃度、數量、次數
(3) 添加輔食的情況
(4) 有無營養缺乏症狀

2. 小兒營養狀況評估的要求
(1) 需要評估總能量供給、蛋白質的攝取量與動物性蛋白的攝取量。
(2) 需要評估總能量供給加上蛋白質的攝取量，要大於或等於攝取總量的 80%。
(3) 需要評估蛋白質為攝取總量的 10%~15%。
(4) 需要評估脂肪為攝取總量的 25%~30%
(5) 需要評估碳水化合物為攝取總量的 50~60%
(6) 需要評估動物性蛋白、豆類蛋白最好達到攝取總量的 50%

3. 小兒營養狀況評估的注意事項
(1) 準備：[a] 要準備食物的成分表；計數器及表格；餐具。[b] 與家長、保育人員、廚師要密切配合。
(2) 結果分析：考量影響的因素做綜合性的分析與判斷。

4. 體格生長指標的檢查
(1) **全面體檢**：發育狀況評估，包含體重、身高、頭圍、胸圍、皮下脂肪、上臂圍。
(2) **實驗室檢查**：[a] 血液之中營養成分的濃度：血液血清總蛋白（TP）、血清白蛋白（ALB）、鈣（Ca）、磷（P）、鋅（Zn）、維生素等。[b] 尿液中營養素的排泄量及代謝產物的含量。[c] 氮平衡。
(3) **生理功能檢查**：肌電圖、視力、適應功能。

5. 臨床檢查
(1) **病史**：進食量、病症的種類、次數、調奶的方法、營養缺乏症狀、是否腹瀉。
(2) **飲食營養調查**：可以採取詢問法、記帳法、秤量法。[a] 若能量小於總能量的 90%，與營養素小於總營養素的 80%，則為營養不足。[b] 比例的狀況：各種能量與營養素皆小於總能量與總營養素的 70%，則為營養不足。[c] 動物蛋白加上豆類（植物蛋白）大於總蛋白的 30~50%。

（二）小兒能量消耗的五大層面
1. 基礎代謝之所需：基礎代謝會有能量消耗。
2. 生長發育之所需：生長發育會有能量消耗。
3. 食物特殊的動力功能：食物會產生能量。
4. 活動之所需：活動會有能量的消耗。
5. 排泄損失的能量：排泄損失的能量會有能量消耗。

常用的評估方法

營養調查	飲食調查、體格檢查、體格發育評估、實驗室檢查。
健康諮詢	包括健康史諮詢與病史諮詢。

飲食調查

稱重法	做為研發之用。
記帳法	做為團體機構的調查之用。
詢問法	做為分散居住的兒童之用。
結果評估	做為績效評估之用。

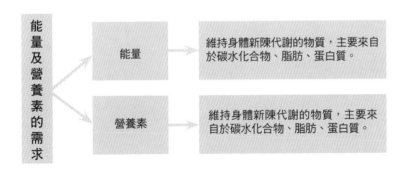

能量及營養素的需求	能量	維持身體新陳代謝的物質，主要來自於碳水化合物、脂肪、蛋白質。
	營養素	維持身體新陳代謝的物質，主要來自於碳水化合物、脂肪、蛋白質。

＋知識補充站

蛋白質為組織細胞成長、修復的重要物質，可以供給能量，其來源於動物的乳類、蛋類，其生物價值最高。植物、穀類等，其生物價值較低。長期攝食單一的各種穀類食物，易於發生蛋白質營養不良。

第五章
住院兒童的護理

學習目標

1. 瞭解兒科醫療機構的設置和管理要求。

2. 認識住院兒童對疾病的認識及壓力來源。

3. 討論各個年齡階段兒童對住院的反應及護理。

4. 掌握小兒健康評估。

5. 掌握小兒疼痛的管理。

6. 掌握小兒用藥的護理、液體療法。

7. 瞭解護理程序的概念及步驟、收集資料的途徑和方法、護理診斷的組成。

8. 熟悉護理程序的理論基礎、護理診斷的定義及分類、書寫護理診斷的注意事項。

9. 掌握收集、整理和分析資料的過程，根據所收集的資料做出正確的護理診斷。

10. 透過臨床見習，學生掌握護理程序此一科學的工作方法在臨床護理中的應用，鞏固學生的整體性護理理念。

11. 學生能夠完成一份完整的護理病歷。

12. 掌握更換尿布法、嬰兒盆浴法、約束法、頭皮靜脈輸液法、保溫箱使用法、光照療法操作。

13. 瞭解脫水的判斷（包括程度、性質）。

14. 瞭解幾種常見的張力液體；計算液體的張力。

15. 液體療法的內容包括哪幾個部分；每一部分的張力。

16. 對於脫水的患兒，制定第一天的補液方案。

5-1兒科護理程序

（一）理論基礎
1. 相關理論
有系統論、人的基本需要論、資訊交流論和解決問題論等。
- (1) **系統論**：組成了護理程序的工作架構。
- (2) **人的基本需要論**：為估計患者健康狀況、預見患者的需要提供了理論基礎。
- (3) **資訊交流論**：賦予護理人員與患者交流能力和技巧和知識，從而確保護理程序的最佳化執行。
- (4) **解決問題論**：為確認患者健康問題，尋求解決問題的最佳方案及評價效果奠定了方法論的基礎。

2. 基本內容
對病人的護理活動應是一個完整的流程，是一個整合性、動態性、具有決策和回饋功能的流程。

（二）定義
護理程序是以恢復或增進服務對象的健康為目標，根據病人的實際情況，提供全面、整體、連貫、系統的護理整體流程。

（三）結構
由五個步驟整合而成，即護理估計、護理診斷、護理計畫、執行計畫、效果評估。

1. **護理評估**：護理程序的第一階段，主要是收集病人的健康資料、家庭及社會情況，以瞭解病人的需求、問題、擔憂及個人反應。資料要以系統方式來收集，包括詢問病史、體格檢查及各種輔助檢查的結果。

2. **護理診斷**；將各種資料加以分析與解釋，由此得出有關病人需求的問題，關心及反應整合而產生的結論。護理診斷確定之後，各階段工作則以它為核心，做為制定計畫的依據。

3. **護理計畫**；這個階段的工作是採取各種措施，來預防、減輕或解決護理診斷中提出的各項問題。此計畫是行為的指南。

4. **執行計畫**；按計畫將各項措施落實於護理工作中。在執行的過程中，護理人員要繼續收集有關病人情況以及環境互動而產生變化的資料。記錄是用來說明計畫已經執行，並做為衡量其有效性的工具。

5. **效果評估**；護理程序中的最後一步，是考核病人的進步以及完成目標的程度，護理人員有時需要根據病人的進步情況重新收集資料，改進措施及修訂計畫。

    護理程序雖然分為五個明確的階段，但是在實際的工作中，是具有互動性、彼此互相依賴且不可分割的。它們皆有各自的功能又相互關聯，以求達到一個共同目標，即增進或恢復病人的健康。此種循環模式橫跨於從病人住院開始直至出院（或轉院、轉科或死亡）的整個療程中。

兒科護理程序的理論基礎

1. 綜合性	護理方式是整合多方面的相關知識,例如使用系統觀察與解決問題的方法,來處理病人的疾病和健康問題。
2. 動態性	護理工作是根據病人整個療程各個階段的不同護理流程而變動的。
3. 決策	護理措施是針對病人存在的護理問題而決定的。
4. 回饋	指採取護理措施後的結果,會反過來影響和決定下一步的決策措施。因此,護理程序不僅是一種有邏輯性、合乎科學原理的工作方法,而且還是一個思想的方法。

十 知識補充站

收集病例與護理計畫單範例

病例 1:

王大成,男,因為「臉及全身浮腫 1 週」而入院。檢查身體:體溫(T)為 36.4℃,脈搏(P)130 次/分鐘,呼吸(R)30 次/分鐘,血壓(BP)85/57mmHg。輕度貧血狀,臉及全身皮膚中度水腫;雙肺呼吸音清,心率 130 次/分鐘,心律平整,心音有力;腹部膨隆,無壓痛,肝脾不大,腹水症(陽性反應,+);雙下肢呈現凹陷性水腫;陰囊水腫相當明顯。

病例 2:

李大平,5 個月,男,因為「發燒症、痛風症 2 次」住院。住院檢查身體:體溫(T)為 38.7℃,脈搏(P)140 次/分鐘,呼吸(R)35 次/分鐘。精神萎靡,前囟 2×1.5cm,飽滿;頸部有抵抗感,心肺腹並無明顯的異常;雙側「巴賓斯基症狀」(Babinski's sign)呈現陽性反應。腦脊液檢查:壓力明顯地增高,稍微混濁,白血球 $1.1×10^9$/L,中性占 84%,淋巴占 13%,糖為強度陽性反應(+++),氯化物相當正常。

5-2兒童醫療機構及護理管理

（一）小兒門診的組織架構

小兒門診分為 1. 預診處，2. 門診部（體溫測量處、門診候診室、診察室、注射室、治療室、引水處、掛號、收費、廁所），3. 隔離室，4. 病房。

（二）門診管理

1. 保證就診的秩序有條不紊。
2. 密切觀察病情的變化。
3. 預防院內感染的發生。
4. 杜絕事故的差錯。
5. 宣導普及育兒知識。

（三）兒科急診護理管理

1. 急診單位責任制度。
2. 建立並執行各科常見急診的搶救護理常規管理。
3. 加強急診檔案管理。
4. 急診搶救的五大要素：人、醫療技術、藥品、儀器設備及時間。

（四）兒科病房

1. 病房：(1) 大病房（4~6 張床），(2) 小病房（1~2 張床），(3) 急重症病房，(4) 各種的搶救設備，(5) 窗外設有護欄。
2. 廁所與浴室。
3. 配膳（奶）室。
4. 遊戲室。
5. 治療室：其功能為 (1) 進行治療之前的準備工作，(2) 用於各種醫療護理操作。
6. 護理站與醫師辦公室：(1) 要設立在病房中間，(2) 要靠近急重症病房。
7. 病房需要設有庫房、值班室。

小博士解說

兒科護理技術操作，包含：1.更換尿布法、2.嬰兒盆浴法、3.約束法、4.頭皮靜脈輸液法、5.保溫箱使用法、6.光照療法。

兒童醫療機構

兒科位於樓層的一角,為單獨的出入口、鄰近掛號處、藥房與化驗室。

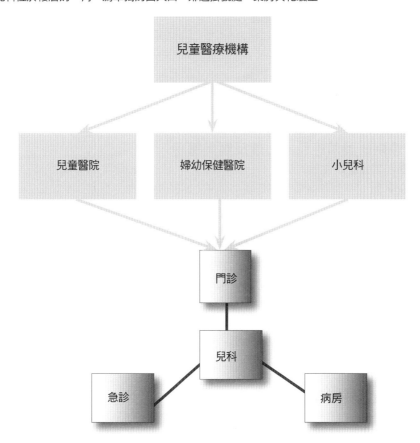

兒科病房護理管理

1. 環境管理	要適合兒童心理與生理特色。 (1) 新生兒適宜的室溫為 22~24℃。 (2) 嬰幼兒適宜的室溫為 20~22℃,相對濕度為 55~65%。 (3) 兒童病房適宜的室溫為 18~20℃,相對濕度為 50~60%。
2. 生活管理	要有效管理兒科病房病人護理的生活起居問題。
3. 安全管理	防止出現意外,防止跌傷、燙傷,防止誤飲誤服。
4. 預防感染管理	在住院期間發生傳染病,要與其他的患兒做隔離檢疫,預防性注射抗體或服藥做保護。

5-3住院小兒的心理反應與護理

（一）嬰兒期心理反應及護理

1. **5 個月以內**：(1) 生理需求。(2) 護理措施：滿足其生理的需求，耐心，細密。
2. **6 個月至 1 歲**：(1) 分離性焦慮：住院所帶來的應激或壓力，主要來自於與父母的分離。(2) 護理措施：關愛、撫摸、懷抱、微笑。
3. **幼兒的心理反應**：包括反抗、失望與退行性行為、否認，共有三個層面。
4. **護理的重點**：(1) 滿足愛好、減輕焦慮。(2) 運用非語言的溝通方式。(3) 允許適當的表現。(4) 滿足其願望。

（二）住院學齡前患兒的心理反應與護理

1. **學齡前期兒童對住院的反應**：(1) 分離性焦慮。(2) 懼怕陌生環境。(3) 懷疑被遺棄和受處罰。(4) 懼怕身體的完整性及器官功能被破壞。
2. **主要護理措施**：(1) 護理人員應盡可能相對固定。(2) 治療性遊戲：減輕心理的壓力、適度地表達自我、發洩情感。(3) 給患兒提供自我選擇的機會。

（三）住院學齡患兒的心理反應與護理

1. **學齡兒童對住院的反應**：(1) 擔心失去新近掌握的各種知識，與學校及同學分離。(2) 憂慮自己會變成殘廢或死亡。(3) 因怕羞而不能好好配合體格檢查。(4) 疑慮會受到懲罰。(5) 怕生疏環境、怕醫師、怕治療。
2. **主要的護理措施**：(1) 密切注意護理人員與患兒的關係，建立必要的規章制度。(2) 照顧到患兒的自尊心，簡要地講解疾病並加以治療。(3) 有效地帶領患兒做適當的活動，使患兒的家長能夠對患兒加以協助。(4) 鼓勵患兒適當從事自我護理。(5) 鼓勵患兒與同伴、同學做密切的聯絡。

（四）住院臨終患兒的心理反應及護理

1. **心理反應**：(1) 對待死亡的瞭解問題。(2) 疾病的痛苦。(3) 與親人分離。
2. **護理重點**：(1) 採取措施盡量減少臨終患兒的痛苦。(2) 及時滿足其心理、生理需要等。(3) 允許其家長守護在身邊，參與適當的照顧。(4) 以耐心、細緻的護理服務支援患兒。(5) 提供必要的支持與鼓勵。
3. **患兒過世後**：(1) 要瞭解、同情、關心家長的痛苦。(2) 在勸解、安慰家長的同時，盡量滿足他們的要求。

（五）對疾病的反應：皮亞傑（Piaget）的認知發展理論

　　皮亞傑的認知發展理論包括：運籌前期、具體運作期、形式運作期、主要的壓力來源、疾病本身、疾病之外的因素。

病例討論

病例摘要	李理名,女性,7 歲,小學一年級。診斷:先天性心臟病法洛氏四合症。
護理體檢	活動後心悸、氣短,喜歡蹲踞,耐力差。有缺氧發作史。觀察發紺相當明顯,杵狀趾(指),體溫(T)37℃,脈搏(P)90 次/分鐘,血壓(Bp)12/8Kpa,呼吸(R)22 次/分鐘。
入院評估的陽性反應資料	1. 發紺面容,易於激惹,會有焦慮感。 2. 治療方式:(1) 每天吸氧 20 分鐘,每天吸氧兩次,每次吸氧 10 分鐘。(2) 生理鹽水 100ml 加上 5% 碳酸氫鈉 50ml,每天靜滴注射 1 次。(3) 口服心得安 5mg,每天開兩次口服藥。(4) 做二級的護理,食用一般性飲食。
護理診斷	1. 活動耐力較差:氧供需失衡。 2. 自我料理的能力較差:體力不支,年齡較小。 3. 會有恐懼感:與親人分離時會有恐懼感,而且非常害怕疼痛。

各個年齡階段患兒對住院的反應

	主 要 反 應	主 要 護 理 措 施
嬰兒期	前半年:使嬰兒和母親建立信任感的過程被中斷,感覺、動作的發育受到相當程度的影響。	1. 盡量固定護理人員。 2. 要多給予患兒舒適的接觸。 3. 適當的環境刺激。
	後半年:分離性焦慮。	1. 在首次接觸時,要有一個熟悉適應的流程。 2. 護理人員要盡量固定,做持續性的護理。 3. 盡量保持住院前的習慣。 4. 保持與患兒父母的密切聯絡。
幼兒期	1. 對母親的依戀很強。 2. 對環境不熟悉,生活不習慣,缺乏安全感。 3. 住院之後語言溝通相當困難。 4. 2 歲之後的患兒在醫院受到束縛,可能形成羞怯、疑慮,甚至孤獨和反抗情緒。 5. 害怕打針、手術。 6. 分離性焦慮:患兒在抗議期、失望期、否認期時,會有分離性焦慮症。	1. 盡量固定護理人員,做整體性、持續性的護理。 2. 盡量滿足幼兒住院之前的愛好和生活習慣。 3. 醫護人員接受幼兒的慣用辭彙及表達需求和要求的特殊方式。 4. 使患兒有適當機會來表現自主性。 5. 及時地處理破損的皮膚。 6. 盡可能將被限制的活動加以解禁。
學齡前期	1. 分離性焦慮。 2. 懼怕陌生環境。 3. 懷疑被遺棄和受處罰。 4. 懼怕身體的完整性及器官功能被破壞。	1. 護理人員盡可能固定。 2. 護理人員使用患兒易於瞭解的語言來加以說明。 3. 給患兒自我選擇的機會。

5-4小兒健康評估的特色

（一）健康史的採集

1 採集目前一般性的健康情況。

2. 住院時的主要病史。

3. 以往的情況：(1) 出生的情況。(2) 生長發育情況。(3) 餵養情況。(4) 基本生活習慣：包括飲食、睡眠、排泄、清潔衛生習慣及自我料理的情況。(5) 患病的情況。(6) 預防接種情況。(7) 過敏情況，有無藥物、食物或對某種物質過敏的歷史。(8) 性格特徵。

4. 對住院的反應。

（二）採集健康史的注意事項

1. 護理人員採取兼顧耐心聽取與重點詢問之間相互整合的方法。

2. 六歲以上的年長患兒，要讓他做補充說明，但是要注意分辨其真偽性。

3. 避免使用醫學術語，態度和藹。

4. 危急的情況，邊詢問邊檢查和搶救。

（三）體格檢查

1. **一般性的測量**：體溫、呼吸、脈搏（股動脈、股靜脈或心臟）、血壓（收縮壓＝80 ＋〔年齡 ×2 〕，袖帶寬度應為上臂長度的三分之二）、身高、頭圍、胸圍。

2. **頭部**：(1) 頭顱的大小、形狀。(2) 囟門大小、緊張度及閉合時間。(3) 有無血腫、枕禿、顱骨軟化及缺損的症狀。

3. **口腔**：(1) 口腔的大小、形狀。(2) 有無血腫及缺損的症狀。

4. **肺部**：(1)對患兒的叩診比成人清晰一些，在叩診時用力要輕或直接使用叩診法。(2) 在聽診時，正常小兒呼吸音呈現支氣管肺泡呼吸音。(3) 注意聽診腋下、肩胛區及肩胛下區有無異常。(4) 心臟：小嬰兒的第一、第二心音響度幾乎相等。學齡前期及學齡期兒童會聽到生理性收縮期雜音或竇性心律不整。

5. **腹部**：(1) 正常嬰兒的肝臟可以在肋緣下 1~2 公分處碰到。(2) 有時可以聞及腸鳴音亢進聲。(3) 臍部有無分泌物、出血、紅腫、臍疝等。

6. **會陰、肛門和外生殖器**：要檢查有無異狀。

7. **神經系統**：(1) 要注意神經系統的吸吮反射、擁抱反射、握持反射。(2) 要注意新生兒的提睪反射、腹壁反射較弱或不能引出。(3) 跟腱反射亢進，會出現踝陣攣。(4)2 歲以下的巴賓斯基症症狀：若一側為陽性反應（異常），另一側為陰性反應（正常）則具有臨床的意義。(5) 腦膜刺激症：若是克尼格氏（Kernig）症和布魯辛斯基（Brudzinski）症則為陽性反應（異常）。

8. **體格檢查注意事項**：(1) 與患兒建立良好的關係，增加患兒的安全感。(2) 在安靜時先檢查心肺聽診、心率、呼吸的次數和腹部觸診。(3)容易觀察的部位隨時檢查，對患兒有刺激、不易接受的部位，最後檢查。(4) 防止交叉感染。

小兒健康評估的特色

健康史所收集的內容	1. 採集目前一般性的健康情況。 2. 主要的訴求。 3. 現病史。 4. 以往史：出生史、發育史、餵養史、生活習慣（飲食、睡眠、排泄、清潔衛生）、患病史、預防接種史、過敏史。 5. 對住院的反應。
注意事項	1. 護理人員採取兼顧耐心聽取與重點詢問之間相互整合的方法。 2. 避免使用醫學術語。 3. 在病情急重時，要一邊詢問，一邊做檢查和搶救。

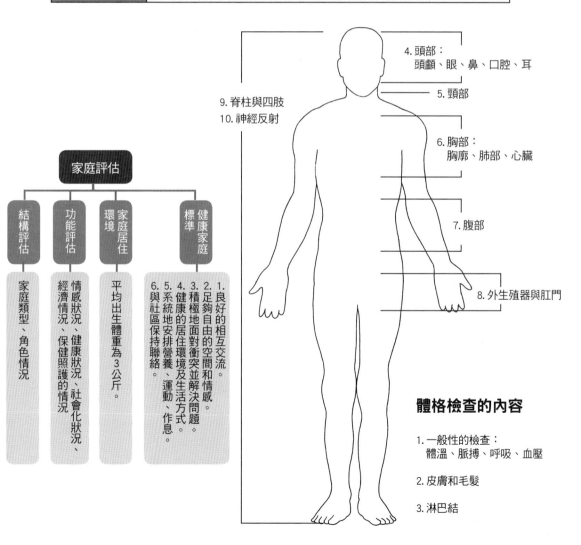

9. 脊柱與四肢
10. 神經反射

4. 頭部：
頭顱、眼、鼻、口腔、耳

5. 頸部

6. 胸部：
胸廓、肺部、心臟

7. 腹部

8. 外生殖器與肛門

家庭評估

結構評估
家庭類型、角色情況

功能評估
情感狀況、健康狀況、社會化狀況、經濟情況、保健照護的情況

家庭居住環境
平均出生體重為3公斤。

健康家庭標準
1. 良好的相互交流。
2. 足夠自由的空間和情感。
3. 積極地面對衝突並解決問題。
4. 健康的居住環境及生活方式。
5. 系統地安排營養、運動、作息。
6. 與社區保持聯絡。

體格檢查的內容

1. 一般性的檢查：
   體溫、脈搏、呼吸、血壓

2. 皮膚和毛髮

3. 淋巴結

5-5與患兒的溝通技巧、小兒的用藥特色

（一）小兒的溝通特色

1. 不能清楚地表達感情。
2. 缺乏認識與分析問題的能力。

（二）溝通的方法

溝通的方法共有：1. 語言溝通，2. 非語言溝通，3. 遊戲，4. 繪畫，5. 與患兒家長的溝通等五種。

（三）小兒用藥的特色及護理

1. 各個年齡期的小兒對藥物的反應皆不相同：(1) 胎兒：藥物透過胎盤來影響到胎兒，而使胎兒有所反應。(2) 新生兒：肝臟、酶系統的發育還不成熟，故對藥物尚無反應。(3) 嬰幼兒：神經系統發育尚未完備，故對藥物尚無反應。
2. 若肝腎的功能不足，則會增加藥物所引發的血液濃度改變和產生毒性。
3. 受孕母親、哺乳婦女的影響：對乳汁中的藥物濃度，以及會影響小兒生長發育的藥物，皆要高度地注意與慎用。

（四）藥物的選擇

可以選擇下列的六種藥物：1. 抗生素，2. 退燒藥，3. 鎮靜止驚藥，4. 止咳平喘藥，5. 瀉藥和止瀉藥，6. 腎上腺皮質激素。

（五）給藥方法

1. 口服法

最常用的給藥方法，通常選擇使用糖漿、水劑及沖劑。

注意事項：

(1) 藥片應研磨成粉狀。(2) 勿在患兒臥位時餵藥，應將患兒抱起或頭抬高。(3) 按時發藥，確認藥服入口。(4) 任何的藥物皆不要與乳汁或其他食物混合餵入。(6) 密切觀察藥物的反應。(7) 訓練和鼓勵年長兒自己服藥。

2. 注射法

(1) 肌注法：嬰幼兒採用「三快法」，即進針、注射、拔針均快。年長兒採用「兩快一慢」，即進針快、拔針快、注射慢。(2) 靜脈注射：針對靜脈來加以注射。

（六）小兒藥量計算法

1. **依據體重**：每天（次）需要使用的劑量＝患兒體重 × 每天（次）每千克體重所需要的藥量。
2. **依據體表面積**：(1)30kg 以下，體重（kg）×0.035 ＋ 0.1。(2)30kg 以上，（體重〔kg〕－ 30）×0.02 ＋ 1.05。
3. **依據成人的劑量來計算**：小兒劑量＝成人劑量 × 小兒體重（kg）÷50。

小兒用藥的重點

1. 用藥的特色	(1) 藥物用量與藥物在身體組織之內的分布有關。 (2) 對藥物的反應因年齡而異。 (3) 藥物用量與肝臟的解毒功能不足有關。 (4) 藥物用量與腎臟的排泄功能不足有關。 (5) 藥物用量與先天性遺傳因素：蠶豆病有關。 (6) 乳兒會受到母親用藥的影響。
2. 藥物的選擇	(1) 抗感染的藥物：具有抗感染的功能。 (2) 退燒藥：在滅燒息痛時，可以反覆地使用，但是劑量不宜過大。 (3) 可以服用鎮靜止驚藥、水化氯醛、苯巴比妥、安定、氯丙嗪、異丙嗪，而嬰幼兒一般禁止使用嗎啡。 (4) 任何病症的用藥都要具有祛痰、鎮咳、止喘的功能。 (5) 止瀉藥與瀉藥：不宜做為第一選擇。 (6) 腎上腺皮質激素：可以防止腎上腺疾病。
3. 給藥的方法	(1) 口服法：最常用，通常為糖漿、水劑、沖劑。 (2) 肌注法：年長兒採用「兩快一慢」。 (3) 靜脈滴注：與其他藥物的混合服用要有所禁忌，且保持靜脈的暢通，控制滴速。 (4) 可以採取外用法來給藥。 (5) 可以採取鼻飼、灌腸、霧化吸入的方式。
4. 藥物劑量的計算	(1) 依據體重來計算：每日（次）需用劑量＝患兒體重 × 每日（次）每千克體重所需藥量。 (2) 依據體表面積來計算：劑量＝體表面積 × 每平方公尺體表面積需要量：(1) 30kg 以下，體重（kg）×0.035 ＋ 0.1。(2)30kg 以上，（體重〔kg〕－30）×0.02 ＋ 1.05。 (3) 依據成人劑量來計算：小兒劑量＝成人劑量 × 小兒體重（kg）÷50。

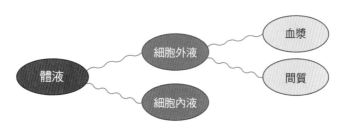

細胞外液與細胞內液的分布（單位為公克〔g〕）

年齡	全身細胞外液與細胞內液的總量	細胞外液		細胞內液
		血漿	間質液	
足月新生兒	78g	6g	37g	35g
1 歲	70g	5g	25g	40g
2~14 歲	65g	5g	20g	40g
成人	55~60g	5g	10~15g	40~45g

5-6小兒的水分代謝與液體療法（一）

（一）體液的總量與分布

體液分為體液細胞內液與細胞外液（間質與血漿）兩種，其中間質增多為體液增多的重要因素。若年齡越小，則體液總量越多。

1. 若小兒越小，則體液總量占體重的百分比越高。
2. 若小兒越小，則出入量相對越多，且易於發生脫水。
3. 若體液調節功能不成熟，則易於發生水與電解質的紊亂。

（二）體液電解質的組成

正常細胞外液中主要的陽離子是 Na+，細胞內液主要的陽離子是 K+，它們對維持細胞內、外液的滲透壓發揮了主導的功能。

（三）小兒的水分代謝

1. 水分的生理需求量

(1) 兒童的水分需求量較大，交換率較高。
(2) 活動量較大，身體的新陳代謝旺盛。
(3) 兒童的體表面積較大、呼吸頻率較快。
(4) 依據體重來計算，年齡越小，則每日的需水量越多。

2. 水分的排出

(1) 非顯性失水，主要用於調節體溫，為純水。小嬰兒，尤其是新生兒和早產兒，要特別重視非顯性的失水量。
(2) 小兒排泄水分的速度比成人快，若年齡越小，因為器官尚未生長健全，泌尿系統的功能不足，促使小兒排泄水分的速度比成人快，故水分的出入量相對地較多。
(3) 嬰兒每天水分的交換量為細胞外液量的 1/2，而成人僅為 1/7，故嬰兒體內水的交換率比成人快 3~4 倍。
(4) 嬰兒對缺水的耐受力較差，在病理的情況下，若進水不足又有水分繼續失漏時，由於腎臟的濃縮功能有限，將比成人更易於脫水。
(5) 小兒的體液調節功能相對地不成熟。
(6) 在正常的情況下，水分排出多少主要靠腎臟的濃縮和稀釋功能調節。若小兒年齡越小，因為器官尚未生長健全，則腎臟的濃縮和稀釋功能越不成熟。

小博士解說

各時期的體液占比

1. 胎兒期：25週的體液占體重的85%，其中細胞外液占60%；28週時占體重的80%。
2. 新生兒：足月新生兒的體液占體重的72~78%。新生兒早期，常有體液迅速地失漏，會高達體重的5%或更多，即所謂的生理性體重下降，此時嬰兒逐漸適應子宮外的生活。
3. 體液占體重的比例在嬰兒及兒童時期相對地保持固定。
4. 青春期之後：開始出現因為性別不同所導致的體內成分不同。正常成熟男性成人肌肉量較多而脂肪較少，女性成人肌肉量較少而脂肪較多，由於體內脂肪量的差異，體液總量在男性占60%，女性占55%，男性超過女性。

體液的總量與分布之百分比

年齡	占體液總量的百分比	細胞外液		細胞內液
		占血漿的百分比	間質液	
足月新生兒	78%	6%	37%	35%
1 歲	70%	5%	25%	40%
2~14 歲	65%	5%	20%	40%
成人	55~60%	5%	10~15%	40~45%

（註：總量＝細胞外液＋細胞內液）

小兒每天的需水量

年齡	需水量
1 歲以下	120~160ml × 體重（kg）
1~3 歲	100~140ml × 體重（kg）
4~9 歲	70~110ml × 體重（kg）
10~14 歲	50~90ml × 體重（kg）

小兒每天的非顯性失水量

體重別與年齡期	非顯性失水量
750~1000g	82 g
1001~1250g	56 g
1251~1500g	46 g
1500g 以上	26 g
嬰兒	19~24 g
幼兒	14~17 g
兒童	12~14 g

✚ 知識補充站

水的需求量與以下幾項有關：1. 新陳代謝，2. 攝取的熱量，3. 食物的性質，4. 經由腎排出的溶質量，5. 非顯性失水，6. 活動量，7. 環境等。

5-7小兒的水分代謝與液體療法（二）

（四）液體療法時常用的補液溶液

1. 溶液介紹

(1) **等張液**：意指所使用的液體與紅血球的張力相等。

(2) **等滲液**：意指與血漿滲透壓相類似。

(3) 在等張液中，紅血球既不會腫脹，也不會皺縮，會維持其原來形狀不變的狀態。從理化的概念而言，假設將某種等張溶液使用一個半透膜與血漿來隔開，若半透膜兩側的溶液滲透壓相等，則此種等張溶液便是等滲透液。

(4) **高張液**：無論是電解質或非電解質溶液，輸入人體之後，其藥物微粒不能進入或很少進入紅血球之內，引起紅血球內滲透壓相對降低，水分隨之外流，使細胞發生皺縮，此種溶液屬於高張液。

(5) **計算說明**：[a] 以 0.9% 氯化鈉（NaCl）、1.4%SB、1.87% 的乳酸鈉的張力計為 1（即為等張液）。[b]5% 葡萄糖溶液雖然是等滲液，但是在體內可以被分解為二氧化碳與水。[c] 為了方便大家瞭解，我們暫且把張力的計算公式計為：張力＝等張液之和／總液量之和。[d] 可以將等張液視為等滲透的含鈉液。

(6) **常見的溶液調法**：下列兩種溶液調法皆可採用 :[a] 將 10% 葡萄糖 500ml，10% 氯化鈉 50 ml，合併成 0.9% 氯化鈉 500ml。[b] 將 10% 葡萄糖 500ml，10% 氯化鈉 30ml，5% 碳酸氫鈉（NaHCO ）50 ml，合併成 2 比 1 的等張液 500ml。

(7) **補液的方法**：補充累積的損失量。[a] 輕度脫水：50ml/kg。[b] 中度脫水：50~100ml/kg。[c] 重度脫水：100~120ml/kg。

2. 口服補液鹽（ORS 液）

(1) **補液的調法**：其比例為氯化鈉 0.35g、碳酸氫鈉 0.25g、氯化鉀 0.15g、葡萄糖 2g、溫開水 100ml。

(2) **適應症**：預防脫水、輕中度脫水，並無周圍循環障礙。

(3) **用法**：[a] 調整補液 500ml，口服總補液數量的三分之二；輕度者，需要口服 50~80ml/kg；中度者，需要口服 80~100ml/kg。[b] 少量多次，每次 10~15ml，2~3 分鐘服用 1 次，持續 8~10 小時；在脫水糾正之後，要做與補液鹽（ORS 液）之等量水（補液鹽〔ORS 液〕與水的體積相等）的稀釋。

(4) **不適症**：嘔吐、腹脹、休克、心腎功能不全。

溶液與相對的血漿張力

溶 液	每100ml 含溶質或液量	Na+	相對血漿的張力
5% 或 10% 葡萄糖	5 或 10g		0
0.9% 氯化鈉	0.9g	154ml	等張
5% 碳酸氫鈉	5g	595ml	3.5 張
1.4% 碳酸氫鈉	1.4g	167ml	等張
10% 氯化鈉	10g	1709ml	11 張
0.9% 氯化氨	0.9g	167ml	等張

溶液與張力

溶液的張力之比	0.9 氯化鈉	5% 葡萄糖	1.4% 碳酸氫鈉	Na+	0.9 氯化鈉 的張力比
0.9 氯化鈉與 5% 葡萄糖的張力之比為 1:1	50ml	50ml		77	1/2
0.9 氯化鈉與 5% 葡萄糖的張力之比為 1:2	35ml	65ml		54	1/3
0.9 氯化鈉與 5% 葡萄糖的張力之比為 1:4	20ml	80ml		30	1/5
0.9 氯化鈉與 1.4% 碳酸氫鈉的張力之比為 2:1	65ml		35ml	158	2/3
0.9 氯化鈉、5% 葡萄糖、1.4% 碳酸氫鈉的張力之比為 2:3:1	33ml	50ml	17ml	79	1/3
0.9 氯化鈉、5% 葡萄糖、1.4% 碳酸氫鈉的張力之比為 4:3:2	45ml	33ml	22ml	106	9/20

5-8小兒的水分代謝與液體療法（三）

（四）液體療法時常用的補液溶液（續）

4. 補充的原則

三定：定量（數量固定）、定性（溶液固定）、定速（速度固定)。三先：先濃後淡、先快後慢、先鹽後糖。。三見：見到尿即要補鉀、見到驚嚇即要補鈣、見到酸即要補鹼。三個階段：共分為擴充容量階段、快速階段、維持階段三個階段。

  (1) **定量**：補液總量包括補充累積的損失量、持續的損失量及供給生理需求量三個方面。

    [a] 補充累積損失量：是指補充發病之後至補液時所損失的水和電解量。

    [b] 補充持續損失量：是指在補液開始之後，因為嘔吐、腹瀉等所持續損失的液體量。

    [c] 供給生理的需求量。

  (2) **定性**：若臨床判斷脫水性質有困難，可以先按照等滲透性脫水來處理。

    [a] 有條件者最好測量血鈉的含量，以確定脫水的性質。同時補充鉀，再根據治療的反應，隨時做適當的調整。

    [b] 低滲透性脫水之補液張力為 2/3 張，等滲透性脫水之補液張力為 1/2 張，高滲透性脫水之補液張力為 1/3 張。

  (3) **定速**：主要取決於脫水程度和小便量。

    [a] 擴充容量的階段：重度脫水、有循環障礙者先使用 2:1 等張含鈉液（需要 20ml/kg），於 30~60 分鐘內靜脈推注或快速滴注。

    [b] 以補充累積損失為主的階段：8~12 小時，一般為 8~10ml/kg/h。補液張力為 2/3~1/2。

    [c] 維持補液的階段：補充生理需求量和異常的持續損失量，一般為 5ml/kg/h，會於 12~16 小時滴完。補液張力為 1/3~1/5。

（五）脫水病例與治療方式

1. 病例說明

  (1) 患兒 1 歲，於 2013 年 11 月 20 日住院 。

  (2) 住院前 3 天出現發燒（38℃），嘔吐每天 3~4 次，大便為黃色水狀便，每天 8~10 次。

  (3) 住院檢查身體：精神較差，煩躁不安，眼窩凹陷，前囟下陷，皮膚乾燥，彈性較差，尿液量會明顯地減少。

脫水程度判斷

指標	程度		
	輕度	中度	重度
體重減少	小於 5%	5~10%	大於 10%
皮膚	稍乾、彈性尚可	明顯地變乾、彈性稍差	花紋、彈性極差
眼淚	有淚	少淚	無淚
前囟、眼窩	稍微凹	明顯地凹	深凹
血壓	正常	正常	低血壓
末梢循環	好	稍涼	厥冷
尿液量	好	明顯地減少	無
精神	煩躁	萎靡、煩躁	萎靡、冷漠、昏迷

脫水的靜脈補液之第一天執行方案

	補液量（ml/kg）			補液張力	補液時間（小時）
	輕度	中度	重度		
擴容階段	0	0	20	等張	0.5~1
快速階段	總量的 1/2			1/3~2/3	8~16
維持階段	總量的 1/2			1/3~1/5	14~16
維持階段	90~120	120~150	150~180	1/3~1/5	24

5-9小兒的水分代謝與液體療法（四）

（五）脫水病例與治療方式（續）

2. 治療的方式

1. 擴容階段：為增加容量的階段。

2. **快速的補液階段**：10% 葡萄糖 750ml 加 10% 氯化鈉 22.5ml 加 5% 碳酸氫鈉（NaHCO）37.5ml，每小時 8~10ml/kg，在 8~10 小時之內補完。

3. **維持階段**：10% 葡萄糖 750ml 加 10% 氯化鈉 22.5ml 加 5% 碳酸氫鈉（NaHCO）37.5ml，每天 5ml/kg.d，剩下的補液在 14~16 小時補完。

4. **補鉀（見尿即補鉀）**：(1) 生理的需求：每天需鉀 0.1~0.2g/kg，因此 10% 氯化鉀（KCl）每天需 1~2ml/kg。(2) 治療量：每天需鉀 0.2~0.3g/kg，因此 10% 氯化鉀每天需要 2~3ml/kg。(3) 注意：[a] 靜脈補鉀濃度要小於 0.3%，即補鉀 100ml，10% 氯化鉀要小於 3ml。[b] 飲食恢復正常，若食量恢復一半以上即可以停止。

5. **見驚嚇即補鈣**：(1) 若合併營養不良、佝僂病，則要早一點補鈣。(2)10% 葡萄糖酸鈣 10ml，在必要時要加以重複。(3)10% 氯化鈣（CaCl2），每天補充 1~3ml/kg，持續 3~5 天。(4) 硫酸鎂：硫酸鎂的副作用會導致脫水腹瀉時間較長、抽搐、鈣劑無效。服用 25% 硫酸鎂（MgSO4），每次服用 0.1~0.2ml/kg，每天服用 2~3 次，共需要補充 2~4 天，而在補充期間會有副作用。

6. **見酸即補鹼**：(1) 見到酸即要補鹼的補液目的為：[a] 可以治療原發病，[b] 可以保持呼吸道的暢通。(2) 鹼性液體：一般並不需要。(3) 酸中毒的情況，會隨著補液之後循環和腎功能的改善，而獲得糾正。

小博士解說

個案：患兒，女，1歲半。2天來腹瀉，每日15~20次，為黃色蛋花狀樣大便，數量較多，伴隨奶瓣；嘔吐，每天3~4次，為所進食物。體溫37.5℃，今早2小時無尿，體重9公斤，血鈉136mmol/l，四肢稍冷。

問題：1.此患兒為何種脫水？2.制定第1天的補液方案。

解答：1.為等滲性中度脫水。2.補液方案：累積損失量為9×90=810ml。先擴容20×9=180ml，2：1等張溶液，0.5~1小時輸完。接著，810-180=630 ml，1/2張溶液，7~11小時輸完。繼續損失量為30×9=270ml，1/3張溶液，生理需求量為60×9=540ml，1/5張溶液，共需要12~16小時，有尿補鉀。

脫水與張力

	輕度脫水 ml/kg/day	中度脫水 ml /kg/day	重度脫水 ml/kg/day	張力
累積的損失量	小於 50	50~100	100~120	不定
持續的損失量	10~40	10~40	10~40	1/2~1/3
生理的需求量	60~80	60~80	60~80	1/5
全天補液的總量	90~120	120~150	150~180	

脫水的性質與補液張力

脫水的性質	Na+mmol/L	補液張力
低滲透	小於 130	2/3
等滲透	130~150	1/2
高滲透	大於 150	1/3

✚ 知識補充站
脫水與補液的注意事項

1. 脫水的預防是及時補充繼續失漏，原則是丟多少，補多少。繼續失漏液體的電解質濃度，各種疾病各不相同。
2. 脫水往往是小兒急性腹瀉病死亡的最主要原因。
3. 其他的疾病，例如充血性心力衰竭、休克、糖尿病酮症酸中毒及急、慢性腎功能衰竭等的液體療法各不相同，要參考原發疾病的治療。
4. 見酸補鹼時，需注意一點：寧酸勿鹼。
5. 補液的方法不應死板，在臨床上一般要逐步補充，適當地調整。

5-10光照療法

（一）概要

　　光照療法是一種透過螢光燈照射，治療新生兒高膽紅素血症的輔助性療法。其主要的功能是使 4Z，15Z- 膽紅素轉變成 4Z，15E- 膽紅素異構體（在 C15 處雙鍵旋轉 180 度）和光紅素異構體（1umirubin），從而易於從膽汁和尿液中排出體外。

（二）光療的指徵

　1. 患兒的總膽紅素大於 12~15mg/dl。

　2. 生後 24 小時出現黃疸並進展較快者，早產兒出現黃疸者指征可放寬。

　3. 產前已知胎兒為 Rh 溶血病，在出生之後，黃疸一旦出現即可以做光療。

　4. 換血前後的輔助性療法。

（三）光療前的準備

1. 物品的準備

　(1) 光療箱：一般採用波長 420~470nm 的藍色螢光燈最為有效，燈管與皮膚的距離為 33~50cm。

　(2) 遮光眼罩：使用不透光的布或紙所製成。

　(3) 長條尿布。

2. 護理人員的準備

　(1) 評估患兒，包括患兒診斷、日齡、體重、黃疸的範圍和程度、膽紅素檢查結果、生命徵象、精神反應等資料。

　(2) 在操作之前要戴墨鏡，洗手。

3. 患兒的準備

　(1) 患兒在入箱之前必須做皮膚清潔的工作，禁忌在皮膚上塗粉或油類。

　(2) 剪短指甲、防止抓破皮膚。

　(3) 雙眼佩戴遮光眼罩，避免光線會損傷視網膜。

　(4) 脫去患兒的衣褲，全身裸露，只要使用長條尿布來遮蓋會陰部，男嬰要注意保護陰囊。

（四）出箱時間及護理

　1. 按醫囑執行。在一般情況下，若血清膽紅素小於 171umol/L (10mg/d1) 時，即可以停止光療。

　2. 給患兒除去眼罩、洗澡、穿衣，注意保暖，觀察黃疸有無反跳。

（五）光療的副作用

　　發燒、非顯性失水增加、腹瀉、低血鈣、皮疹、青銅症、核黃素缺乏與溶血。

（六）光療箱的維護與保養

　1. 光療箱放置在溫、濕度變化較小，而無陽光直射的場所。

　2. 做好藍光箱的清洗、消毒工作。

　3. 建立使用登記本，燈管若使用 1000 小時則必須更換，以免影響療效。

操作的方法及程序

1. 入箱前準備	(1) 清潔光療箱，水箱內加蒸餾水至 2/3 處，接通電源使箱溫升至病兒適中溫度，相對的濕度達到 55%~65%。 (2) 為病兒量體重、體溫。 (3) 將病兒裸露，戴眼罩，用長條尿布遮蓋會陰部，特別要注意保護男嬰生殖器。 (4) 使用大毛巾將箱周圍圍好，以防止碰傷病兒。 (5) 將病兒置於藍光之下，關好邊門。燈管與皮膚距離為 50cm。 (6) 登記入箱的時間。
2. 入箱之後的觀察及護理	(1) 使患兒皮膚均勻受光，禁止一切物品遮擋光線；保持玻璃床板透明度，及時清除嘔吐物、汗水、大小便，以免影響療效。 (2) 單面照光一般應每 2 小時要更換 1 次體位，可以仰臥、側臥、俯臥交替更換。 (3) 觀察體溫和箱溫變化，每 1 小時量體溫 1 次，使體溫保持在 36-37 ℃。根據體溫調節箱溫，冬天注意保暖，夏天防止過熱。若體溫高於 38.5℃時，則可以暫停光療。 (4) 維持箱內濕度 55-65%，保證水分及營養的供給，尤其哭鬧、出汗較多及腹瀉的患兒應多餵水。 (4) 保持環境的安靜，各項操作要集中地進行，以免驚動患兒，對於特別煩躁的患兒可以予以魯米那鎮靜劑。 (5) 密切地觀察病情，如精神的反應及生命的徵象，有無呼吸暫停、煩躁、嗜睡、發燒、腹脹、嘔吐、驚厥等；黃疸的部位、程度及其變化；大小便的顏色與性狀；皮膚有無發紅、乾燥、皮疹；要注意吸吮的能力、哭聲的變化。若患兒出現嗜睡、吃奶無力、肌張力下降等核黃疸早期表現，應及時告知醫師，爭取搶救時間。
3. 出箱的護理	(1) 切斷電源。 (2) 摘掉眼罩，將病兒衣著整理舒適，測體重。 (3) 登記出箱的時間。 (4) 倒盡水槽中水，使用有效的消毒溶液來擦淨藍光箱，在整理完畢後備用。

換血療法

1. 目的	(1) 換血（exchange transfusion）療法是患兒嚴重溶血時搶救生命的重要措施。 (2) 透過換血可以達到換出導致紅血球和血清中的免疫抗體，以阻止持續溶血。 (3) 降低膽紅素，防止核黃疸的發生。 (4) 糾正溶血導致的貧血，防止缺氧及心功能不全。	
2. 換血指徵	(1) 母嬰有 ABO 血型不合或 Rh 血型不合，產前確診為溶血病。 (2) 出生時有明顯的溶血症狀者。 (3) 凡是有核黃疸早期症狀者。	
3. 換血後之護理	(1) 持續做藍光照射治療。	
	(2) 密切觀察病情	[a] 在術後每半小時測量心率、呼吸，若 2 小時之後平穩，即可以改為每 2 小時 1 次。 [b] 注意有無青紫、驚厥、水腫、嗜睡、肌張力低落等核黃疸早期症狀。 [c] 注意有無併發症（心功能不全、低血糖、低血鈣、酸中毒、休克等），若有異常症狀，要及時報告醫師。
	(3) 一般情況良好	在術後 6 小時之後可以試餵糖水，若無不良的反應則可以餵奶。
	(4) 觀察傷口有無滲血	[a] 保持局部的清潔、防止感染、在必要時可以使用抗生素。 [b] 一般可以在手術之後 4~5 天拆線。

5-11小兒液體療法

（一）低鉀血症

1. **原因**：(1) 胃腸道失鉀過多。(2) 腎排鉀過多：長期使用脫水劑、利尿劑、腎上腺皮質激素。(3) 鉀攝取不足：長期禁食。(4) 其他的途徑：失鉀（透洗、燒傷）。(5) 鉀在細胞內分布異常：例如鹼中毒、胰島素治療、週期性麻痺。
2. **臨床表現**：神經肌肉應激性會下降。
3. **治療原則**：治療原發病和補鉀，一般為口服，每天口服氯化鉀 3~4mmol/kg；靜脈補鉀，濃度小於 0.3%，時間大於 6~8 小時，忌諱使用靜脈推注。

（二）酸鹼平衡紊亂

1. 代謝性酸中毒

(1) **原因**：[a] 體內的鹼性物質會經由消化道而大量地失漏。[b] 酸性物質會產生過多或有排出的障礙。[c] 攝取酸性物質過多。

(2) **臨床表現**：呼吸深快、精神萎靡、煩躁不安、櫻桃紅唇、噁心嘔吐、呼出酮味。根據 CO_2CP 分類：輕度為 $CO_2CP18~13mmol/l$，中度為 $CO_2CP13~9mmol/l$，重度為 $CO_2C<9mmol/l$。

(3) **治療原則**：5% 碳酸氫鈉 ml=（-BE）×0.5× 體重（kg），稀釋成 1.4%。

2. 代謝性鹼中毒

(1) **原因**：[a] 消化道失漏酸性物質過多。[b] 使用鹼性藥物過多。[c] 使用利尿劑過多。

(2) **臨床表現**：呼吸減慢，神經肌肉興奮性增高，會出現喉痙攣，手足搐溺。

(3) **治療的原則**：治療原發病和糾正脫水。大多數要靜滴生理鹽水。

（三）液體療法

1. 常用液體配製

(1) 非電解質溶液：二氧化碳加水，可以供給能量，在非電解質溶液之中並無補液。

(2) 電解質溶液：[a] 將 0.9% 的氯化鈉（生理鹽水）和林格氏液混合：氯化鈉與血漿為等滲液，並不能大量地輸入。[b] 鹼性溶液：碳酸氫鈉，1.4% 碳酸氫鈉為等滲透溶液，以 5% 來加以稀釋。[c]10% 氯化鉀：稀釋 0.2~0.3%，不能靜滴，時間不能少於 6 小時。

(3) 電解質溶液加非電解質溶液之混合溶液：液體的張力＝等張含鈉液份數／液體總份數。

(4) 口服補液（ORS）：由世界衛生組織（WHO）所推薦。

2. 補液的方法

(1) 補充累計的損失量：[a] 補液量＝脫水程度。[b] 補液的種類＝脫水的性質。[c] 補液的速度：一般在 8~12 小時完成，休克會伴隨著重度脫水。

(2) 補充持續的損失量：[a] 補液量＝實際的溶液量。[b] 補液的種類＝實際的溶液。[c] 補液的速度：12~16 小時。

(3) 生理的需求量：[a] 補液量＝基礎代謝。[b] 生理的需求量與種類、速度有關。

3. 護理的重點：評估、適量地安排輸液量、掌握速度、觀察、準確地記錄。

小兒常見的水、電解質和酸鹼平衡紊亂：脫水的程度

	輕度	中度	重度
精神	稍差	萎靡、煩躁	很差、表情冷漠、昏迷
眼淚	少	明顯地減少	無
尿液量	稍少	明顯地減少	無
皮膚	較乾、彈性尚可	較乾、彈性較差	較乾、彈性很差
前図眼窩	稍微凹陷	明顯地凹陷	深凹
末梢血液循環	正常	四肢稍涼	四肢厥冷
體重減少	小於 5%	5~10%	大於 10%

脫水的性質

	等滲性脫水	低滲性脫水	高滲性脫水
血清鉀	130~150mmol/L	小於 130mmol/L	大於 150mmol/L
脫水	一般脫水	細胞外脫水	細胞內脫水
循環衰竭	無	四肢厥冷、皮膚發癢、血壓下降、尿少、無尿	口渴、發高燒、煩躁、皮膚乾燥、驚厥
範例	最為常見	營養不良會伴隨著長期腹瀉	中暑

5-12住院兒童護理技術操作（一）

（一）更換尿布法

1. 目的

保持小兒清潔舒適，預防皮膚破損，避免著涼，保持床鋪整潔。

2. 準備

(1) 護理人員準備：評估小兒，操作前洗手。

(2) 物品準備：尿布、尿布桶，在必要時備軟毛巾、溫水及浴盆。

(3) 環境準備：溫濕度適宜，避免穿堂風。

3. 注意事項

(1) 選擇質地柔軟、透氣性好、吸水性強的棉織品做尿布，或採用一次性尿布，以減少對臀部的刺激。

(2) 更換尿布時的動作應輕快，避免暴露患兒上半身。

(3) 尿布包紮應鬆緊合適，防止因為過緊而影響患兒活動過鬆造成大便外溢。

(4) 若患兒較胖或尿量較多，可以在尿布上再墊一個長方形尿布來增加厚度，女嬰將加厚墊於臀下，男嬰將加厚層放於會陰部。

（二）約束法

1. 目的

防止因患兒不合作而導致碰傷、抓傷或墜床等意外，以保證患兒的安全及治療護理操作的順利進行。

2. 物品準備

根據患兒約束的部位準備物品。(1) 全身約束：凡是能包裹患兒全身的物品皆可以使用，例如大床單、大毛巾、童毯等。(2) 手或足約束：手足約束帶或用棉墊與繃帶。(3) 肘部約束：肘部約束帶，壓舌板 4~5 支。(4) 手部約束：布質並指手套。

3. 護理人員準備

瞭解患兒的診斷、約束的目的及家長的心理，做好解釋說服工作，盡量取得瞭解和合作，注意避免引起患兒情緒不安。準確預估和處理常見護理問題。

4. 操作步驟及注意事項

(1) 全身約束法：將床單折成自患兒肩至踝的長，抱患兒置於中間，使用靠近操作者一側的床單緊包患兒同側上肢、軀幹和雙腳，至對側腋窩處整齊地塞於其後背，再用上法將另一側肢體包裹好，將床單剩餘部分塞於近側肩背下，若患兒過於躁動，可以外加布帶來固定。

(2) 手或足約束法：使用約束帶的 A 端繫於手腕或足踝部，B 端繫於床邊的空隙處。

(3) 肘部約束法：將壓舌板放於肘部約束帶的間隔內，帶的頂端覆蓋於裝壓舌板的開口處。脫去患兒外衣，整理內衣袖子，將約束帶開口端朝向手部平放在肘部，包裹肘部，繫好帶子，不要過緊，注意防止上下滑動，以免摩擦患兒腋窩及腕部。

(4) 手部約束法：併攏五指，套上手套，在腕部繫好帶子，必要時固定在床邊空隙處。

更換尿布法的操作步驟

(1) 將用物攜至床旁，拉下一側床檔，將尿布折成合適的長條形，放在床邊備用。

(5) 在必要時將患兒抱起，以溫水清洗臀部。清洗時，一手托住患兒大腿根部及臀部，並以同側前臂及肘部護住患兒腰背部，用毛巾將臀部水分吸淨。

(2) 揭開小兒蓋被，將污濕的尿布打開。

(6) 握住並提起患兒雙腳，使臀部略抬高，將清潔尿布的一端墊於腰 部，放下雙腳，由兩腿之間拉出尿布另一端並覆蓋於下腹部，繫上尿布帶。

(3) 一手握住患兒的雙腳，露出臀部。另一手用尿布潔淨的上端，將會陰部及臀部擦淨，並依此角蓋住污濕的部分。

(7) 整理衣服，蓋好被子，拉好床檔。

(4) 取出污濕尿布，捲折污濕的部分於內面，放於尿布桶之中。

(8) 洗手與記錄。

約束的評估與注意事項

評估	1. 物品準備符合要求。 2. 瞭解病情，確認約束的目的，準確預估和處理常見護理問題。 3. 掌握注意事項，約束效果較好。
注意事項	1. 約束帶捆紮鬆緊要適宜，定時地鬆解。 2. 定時觀察局部皮膚血液循環的狀況。 3. 避免皮膚的損傷，在必要時要做局部的按摩。

5-13住院兒童護理技術操作（二）

（三）小兒頭皮靜脈輸液法

1. 目的

(1) 輸入液體、電解質、藥物等，達到治療的目的。(2) 靜脈供給營養。

2. 用物

注射盤：2.5% 碘酊、75% 酒精、2% 肥皂水、棉籤、治療碗、剃刀、一次性輸液器、無菌靜脈貼、頭皮針、藥液。

3. 操作重點

(1) 核對醫囑。(2) 帶輸液架到床旁，核對床號、姓名。向病人解釋。初選靜脈，詢問病人是否小便（嬰幼兒更換尿布），約束病兒。(3) 洗手帶口罩。(4) 準備注射盤，備好輸液貼。(5) 檢查藥物、藥名、濃度、劑量、性質、有效期等。

(6) 取出一次性輸液器，按無菌技術插入液體袋（瓶）內，將液體掛在輸液架上，排盡輸液器管內氣體。(7) 化藥，將藥物加入液體內。(8) 若選擇穿刺部位在髮際之內，應先使用肥皂水塗擦之後剃淨毛髮。(9) 注射部位使用 2.5% 碘酊消毒待乾，再使用 75% 酒精來脫碘，取出頭皮針與輸液器銜接後排氣。

(10) 以左手拇指、食指分別固定靜脈兩端皮膚，右手持針在距靜脈穿刺最清晰點向後移動 0.3cm，將針頭近似平行刺入頭皮，沿血管方向慢慢進針，當針頭刺入靜脈時阻力減小，有滑空感，同時有回血。確入血管後鬆開水止。見點滴通暢，以無菌靜脈貼覆蓋針孔處，以膠布條固定。(11) 遵從醫囑及病情調節輸液速度。(12) 使病兒體位舒適，必要時給予約束，整理床單，拉好床欄。(13) 清理用物。(14) 洗手，做記錄。(15) 密切地觀察輸液的情況。

4. 注意事項

(1) 對於穿刺難度較大的病兒因為血管細小或充盈不全無回血者，可以使用注射器接頭皮針來做穿刺。當可以推入少量的液體，局部並無隆起的現象，周圍組織不變白，推之暢通無阻，連接輸液管後茂菲滴管中點滴順利，即證實穿刺成功。

(2) 注意藥物的配對禁忌，刺激性強及特殊藥物應確認針頭在靜脈內時再加藥。(3) 嚴格掌握輸液速度，以防發生循環負荷加重。(4) 長期輸液者計畫使用靜脈，一般從遠端小靜脈開始。

(5) 依據治療計畫來給藥，保持藥液在血液內一定的濃度。(6) 輸液過程中應加強巡視，嚴密觀察輸液是否滲出或堵塞、脫管，局部皮膚有無紅腫、疼痛，有無輸液反應，發現問題應及時處理。(7) 防止空氣栓塞。(8) 需要持續 24 小時輸液者，必須每天更換輸液器。

保溫箱介紹

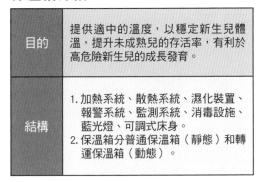

目的	提供適中的溫度，以穩定新生兒體溫，提升未成熟兒的存活率，有利於高危險新生兒的成長發育。
結構	1.加熱系統、散熱系統、濕化裝置、報警系統、監測系統、消毒設施、藍光燈、可調式床身。 2.保溫箱分普通保溫箱（靜態）和轉運保溫箱（動態）。

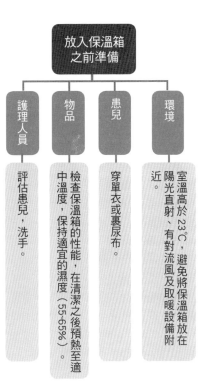

放入保溫箱之前準備

護理人員：評估患兒，洗手。

物品：檢查保溫箱的性能，在清潔之後預熱至適中溫度，保持適宜的濕度（55-65%）。

患兒：穿單衣或裹尿布。

環境：室溫高於23℃，避免將保溫箱放在陽光直射、有對流風及取暖設備附近。

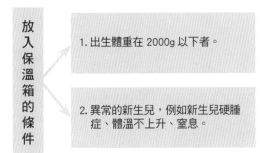

放入保溫箱的條件

1.出生體重在 2000g 以下者。

2.異常的新生兒，例如新生兒硬腫症、體溫不上升、窒息。

不同出生體重早產兒適合的保溫箱溫度

出生體重（g）	初生2天內	初生10天內	10天	3週	4週	5週
1000	35℃		34℃	33℃		32℃
1500	34℃		33℃		32℃	
2000	34℃	33℃		32℃		
2500	33℃	32℃				

5-14住院兒童護理技術操作（三）

（四）保溫箱的使用法

1. 目的

由於新生兒或早產兒體溫調節的特色，並不能維持體溫的穩定。保溫箱是以科學的方法，為新生兒或早產兒創造一個溫度和濕度相適宜的環境，使患兒的體溫保持穩定，用以提升未成熟兒的成活率。

2. 物品準備

應檢查保溫箱性能完好，保證安全，使用前做好清潔消毒工作。

3. 護理人員準備

瞭解患兒的孕週、出生體重、日齡、生命徵象及一般的情況，有無併發症等。預估常見的護理問題，在操作之前要洗手。

4. 病人準備

患兒穿單衣，裹尿布。

5. 入箱前準備

保溫箱的溫、濕度應根據早產兒的體重及出生日齡而定。使用前應將保溫箱預熱，然後根據表中早產兒體重及出生日齡調節適中溫度後入箱。若為新生兒硬腫症、體溫低於 33℃ 及受冷時間超過 2 小時者，則必須遵循逐漸復溫的原則，並應將蒸餾水加於濕化器水箱之中，以達到所需要的相對濕度。

6. 入箱後的護理

(1) 患兒可以穿單衣，裹尿布。(2) 一切護理操作應盡量在箱內進行，例如餵奶、換尿布、清潔皮膚、觀察病情及檢查等操作，可以從邊門或袖孔伸入進行，盡量少打開保溫箱的門，以免保溫箱內溫度發生波動。若因為需要而必須出保溫箱治療檢查，也應注意在保暖的措施下進行，避免患兒受涼。(3)定時測量體溫，根據體溫來調節箱溫，並做好記錄，在患兒體溫未升至正常之前，應每小時監測 1 次，升至正常之後，可以每 4 小時測量 1 次，注意保持體溫在 36~37℃ 之間，並維持相對的濕度。

7. 拿出保溫箱的條件

(1) 體重達 2000g 左右或以上，體溫正常者。(2) 在不加熱的保溫箱內，室溫維持在 24~26℃ 時，患兒能夠保持正常體溫者。(3) 患兒在保溫箱中生活了 1 個月以上，體重雖然不到 2000g，但是一般的情況良好者。

8. 保持保溫箱的清潔

(1) 在保溫箱的使用期間，應該每天使用 1:500 之 84 型消毒液將保溫箱內外擦拭，然後使用清水再擦拭一遍，若遇到奶跡、葡萄糖液等沾污，應隨時將污跡擦去。(2) 每週更換保溫箱 1 次，以便清潔消毒，並使用紫外線來照射。(3) 要定期細菌培養，以檢查清潔消毒的品質。若培養出致病細菌，則應將保溫箱搬出病房徹底消毒，以防止交叉感染。(4) 濕化器水箱用水每天更換 1 次，以免細菌滋生。(5) 保溫箱下面的空氣淨化墊應每月清洗 1 次，若已破損則須更換。(6) 患兒在出箱之後，保溫箱應做終端的清潔消毒處理。

照護患兒的注意事項

對　象	注 意 事 項
出生體重低於 1000g 的早產兒	箱內一切用物均需要經過高壓來滅菌。
患兒出保溫箱之後	要做好保暖與監測體溫的工作。 在必要時，要重新進入保溫箱。

保溫箱的光療原理

目的	透過螢光照射使得血清間接膽紅素氧化分解為水溶性膽紅素，而隨著膽汁、尿液和糞便的排出體外，而達到降低血清膽紅素的功能。
光源	波長 425~475nm 的藍色螢光燈最為有效，單面、雙面均可。

使用保溫箱的注意事項

1. 使用保溫箱應隨時觀察使用的效果，若保溫箱發出報警信號，則應及時找出原因，妥善地處理。

2. 保溫箱不宜放置在陽光直射、有對流風及取暖設備附近，以免影響保溫箱內溫度的控制。

3. 要掌握保溫箱的性能，嚴格地執行操作的規程，並要定期檢查有無故障、失靈現象，若有漏電則應立即拔除電源來做檢修，從而保證絕對安全的使用。

4. 嚴禁驟然提升保溫箱的溫度，以免患兒體溫突然上升而造成不良的後果。

十 知識補充站

使用評估

1. 物品準備齊全，病人準備符合要求。
2. 瞭解病情，準確估計和處理常見護理問題。
3. 保溫箱清潔，性能良好，溫濕度符合要求。
4. 熟練掌握患兒進入保溫箱之後的護理及使用保溫箱的注意事項。

第六章
新生兒與新生疾病兒的護理

學習目標

1. 瞭解新生兒分類的方法。

2. 掌握正常足月兒與早產兒的特色及護理。

3. 掌握早產兒特點和護理。

4. 瞭解新生兒的重症監護及氣道護理。

5. 瞭解新生兒窒息發病機制、病理生理；熟悉其概念、病因、輔助檢查、治療要點；掌握其臨床表現、護理。

6. 瞭解新生兒黃疸的原因。

7. 瞭解膽紅素的代謝途徑。

8. 熟悉膽紅素的代謝特色。

9. 熟悉膽紅素的分類。

10. 掌握高膽紅素血症患兒的護理。

6-1正常足月及早產新生兒護理（一）

（一）新生兒的分類

1. 概念
(1) 新生兒：從出生到滿 28 天內的嬰兒。(2) 圍生兒：意指圍生期內的胎兒及新生兒。

2. 分類的方式
(1) **根據胎齡**：[a] 早產兒：胎齡滿 28 週、小於 37 週。[b] 足月兒：胎齡在 37 週與 42 週之間。[c] 足過期產兒：胎齡大於 42 週。

(2) **根據出生的體重**：[a]ELBW：小於 1000g。[b]VLBW：1000~1500g。[c]LBW：1500~2000g。[d]NBW：2500g~4000g。[e] 巨大兒（Macrosomia）：大於 4000g。

(3) **根據出生後週齡**：[a] 早期新生兒：出生之後一週的新生兒。[b] 晚期新生兒：生後 2~4 週的新生兒。

(4) **高危險兒**：已經發生或可能發生急重症的新生兒，例如異常妊娠史、異常的分娩史、出生時的異常狀態。

（二）正常足月新生兒的護理

1. 概念
正常的足月新生兒：指胎齡滿 37~42 週出生，體重在 2500g 以上，無任何畸形和疾病的活產嬰兒。

2. 外觀特色
(1) 皮膚：膚色紅潤，皮下脂肪豐滿，毛較少。(2) 頭髮：頭髮分條清楚。(3) 耳殼：軟骨發育良好，耳舟成形，直挺。(4) 指甲：達到或超過指尖。(5) 乳腺：結節大於 4mm，平均 7 mm。(6) 足紋：足紋遍及整個足底。(7) 外生殖器：男嬰睪丸已降，陰囊皺裂形成；女嬰大陰唇發育，可以覆蓋小陰唇及陰蒂。

3. 生理特色
(1) **泌尿系統**：生後 24 小時內排尿，稀釋功能與成人相似，濃縮功能差，易出現脫水和水腫，排磷功能差。

(2) **神經系統**：腦相對較大，脊髓相對較長，大腦皮層興奮性低，睡眠時間長。正常會有下列的原始反射：覓食反射、吸吮反射、擁抱反射、握持反射和交叉伸腿反射；巴氏症、克氏症可以呈現陽性反應。

(3) **免疫系統**：特異性和非特異性均不成熟。

(4) **熱能、水和電解質的需求量**：新生兒每天需求熱量大約為 418~502kJ/kg（千焦爾／公斤）。出生後第 1 天的需水量為每天 60~100ml/kg，以後每天增加 30 ml/kg，直至每天為 150~180 ml/kg。鈉的需求量為每天 1~2mmol/kg，初生嬰兒在 10 天內一般並不需要補鉀。

新生兒概論

新生兒	1. 意指從出生到生後滿 28 天之內的嬰兒，是人類發育的的基礎階段，又是胎兒的持續階段。 2. 新生兒學是指研究新生兒保健、生理、病理和疾病防治等方面的學科。
圍生期	1. 產前、產時和產後，自妊娠 28 週至出生之後 7 天的一段特定時期。 2. 國際上常將新生兒死亡率和圍生期死亡率作為衡量一個國家衛生保健水準的標準。

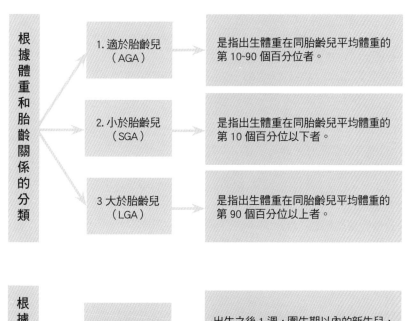

根據體重和胎齡關係的分類		
	1. 適於胎齡兒（AGA）	是指出生體重在同胎齡兒平均體重的第 10-90 個百分位者。
	2. 小於胎齡兒（SGA）	是指出生體重在同胎齡兒平均體重的第 10 個百分位以下者。
	3 大於胎齡兒（LGA）	是指出生體重在同胎齡兒平均體重的第 90 個百分位以上者。

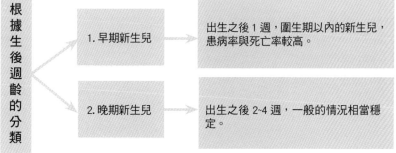

根據生後週齡的分類		
	1. 早期新生兒	出生之後 1 週，圍生期以內的新生兒，患病率與死亡率較高。
	2. 晚期新生兒	出生之後 2~4 週，一般的情況相當穩定。

6-2正常足月及早產新生兒護理（二）

（二）正常足月新生兒的護理（續）

4. 常見的護理診斷

(1) **有窒息的危險**：與易溢奶和嘔吐有關。

　　[a] 新生兒第一次呼吸前，及時清除口腔、鼻咽部的羊水和黏液。採頭偏向右側的側臥位，密切觀察病情。

　　[b] 每次餵乳後將患兒豎抱，輕拍背部。

　　[c] 避免隨意地將物品堵住新生兒的鼻腔。

　　[d] 旁邊備有搶救的藥品及設備。

(2) **有誤吸的危險**：與食道下括約肌肌肉張力減弱有關。

(3) **有體溫改變的危險**：與體溫調節功能不完備有關。預期目標為出生 4 小時內體溫維持正常、無受到寒冷刺激的跡象、母親能討論嬰兒保暖的重要性、母親能安全正確地為嬰兒量體溫。護理措施：

　　[a] 保持室溫 22~24℃，濕度 55~65%，待在空調房間。

　　[b] 以頭戴帽、熱水袋、母親袋鼠懷抱等方式保暖。

　　[c] 若體溫不升，則早產兒可以使用遠紅外線輻射床等。

　　[d] 在平常要保證足夠的液體輸入量。

　　[e] 若環境溫度高時，則要注意防止脫水熱。

(4) **有感染的危險**：與新生兒免疫功能不足有關。護理措施為保護性隔離、護理前後應該洗手、要嚴格地做無菌技術操作、每天要開窗通風 2~3 次。

5. 護理措施

(1) **保持呼吸道的暢通**：[a] 經常檢查、清除鼻孔內的分泌物。[b] 採適宜的體位，一般採取右側臥位。[c] 避免物品阻擋口鼻腔或按壓其胸部。[d] 不要將奶瓶用物支起來餵奶。

(2) **維持體溫穩定**：新生兒室的條件為室溫在 22~24℃、相對濕度在 55~65%；應有足夠的保暖措施。

(3) **預防感染**：建立消毒隔離制度和完備的清洗設施。保持臍部清潔乾燥，脫落前保持其乾燥，不被污染；脫落後，如有分泌物者，先用 3% 的雙氧水棉籤擦拭，再用 0.2~0.5% 的碘伏塗擦，並保持乾燥。

(4) **皮膚的護理**：預防尿布性皮炎。

早產兒與足月兒的外觀特點

	早產兒	足月兒
體重	2500 克以下	2500 克以上
身高	47cm 以下	47cm 以上
頭／身	1/3	1/4
皮膚	發亮水腫毳毛較多	臉色紅潤皮脂豐滿
頭髮	亂如絨線頭	頭髮分條清楚
耳殼	軟為缺乏軟骨，可以折疊，耳周不清楚。	軟骨發育好，耳週成形，直挺。
指甲	並未達到指尖	達到或超過指尖
乳腺	無結節或者小於 4mm	結節大於 4mm
蹠紋	足網底理少而不清楚	足紋遍及整個足底
外生殖器	男嬰睪丸未降，陰囊少皺紋。女嬰大陰唇不發育，未遮住小陰唇。	男嬰睪丸已降，陰囊皺形成。女嬰大陰唇發育，覆蓋小陰唇。

早產兒的生理特色

1. 呼吸系統	早產兒的呼吸為 60-80 次／分鐘，有三凹症，周圍青紫，呻吟和肺部囉音，在 1 小時之後為 40 次／分鐘，呼吸淺快，腹式呼吸。早產兒之呼吸中樞相對地不成熟，呼吸不規則，易呼吸暫停，易發生新生兒肺透明膜病。
2. 循環系統	血液循環會發生巨大的變化：會有臍帶結紮、肺血管阻力降低、卵圓孔閉合、動脈導管閉塞的症狀。
3. 消化系統	(1) 解剖的特點：胃（呈現水平位）、括約肌（賁門部發育較差）、腸管壁黏膜（較薄，通透性較高）。 (2) 生理的特點：足月兒除了胰澱粉酶之外，其他消化酶均會滿足，在 12 小時開始排便，超過 24 小時則為異常。新生兒肝葡萄糖醛酸基轉移酶活力較低；早產兒各種酶不足，肝更為不成熟。
4. 泌尿系統	24 小時內排尿，超過 48 小時為異常；腎小球濾過率低，濃縮功能差，對鈉的耐受程度狹窄。早產兒：排鈉分數高，受到腎小管排酸能力的限制。
5. 血液系統	紅血球（RBC）和血紅蛋白（hemoglobin, Hb）含量偏高，而且血紅蛋白對氧的結合力較高，則新生兒在缺氧時紫紺並不明顯。早產兒的凝血酶原時間（prothrombin time, PT）數量略低，維生素 K 不足。
6. 神經系統	早產兒的腦相對地較大，占全身的 10~20% 左右；脊髓末端大約在第三、四腰椎下緣；早產兒的原始反射稍微具備，但是早產兒的原始反射並不十分完整；病理反射（克、巴氏）呈現陽性反應。
7. 體溫調節	調節功能差，皮膚脂肪薄，體表面積相對較大，易散熱。早產兒棕色脂肪較少，汗腺發育不成熟和缺乏寒冷發抖的反應。
8. 免疫系統	新生兒特異性和非特異性免疫功能均不成熟，易於罹患呼吸道、消化道感染和敗血症。
9. 常見的特殊生理狀態	例如生理性黃疸、乳腺腫大、口腔內的改變（馬牙、上皮珠、螳螂嘴）、假月經等。

6-3正常足月及早產新生兒護理（三）

（二）正常足月新生兒的護理（續）

5.護理措施（續）

(5) **適度餵養**：[a] 餵養：一般在出生之後半小時左右即可以給予母親哺乳，可以按照需求來餵奶。餵哺之後的嬰兒安靜，不吐，並無腹脹；胃內並無殘留（經由胃管來餵養的情況下）。[b] 監測體重（定時、定磅秤、定地點）：理想的體重成長，足月兒需要每天成長 15~30 克，但是在生理性體重下降的情況除外。

(6) **確保安全**：確保正常足月新生兒的安全。

(7) **健康教育**：促進母嬰感情建立，宣傳育兒保健常識，新生兒篩檢。

（三）早產兒的特色及護理

(1) **生理特色**：[a] 泌尿系統：早產兒的泌尿系統更加不成熟。[b] 神經系統：神經系統的好壞與胎齡有密切的關係。

(2) **護理措施**：維持體溫穩定，室溫在 24~26℃、相對濕度在 55%~65%；應有足夠的保暖措施；注意監測體溫。

(3) **護理方法**：[a] 體重大於 2000g 在箱外保暖。[b] 體重小於 2000g 者，應盡早放入嬰兒保溫箱中保暖，並應根據體重、日齡來選擇適宜的溫度。

(4) **適量地餵養**：[a] 盡早餵養母乳或早產兒配方乳，確實無法母乳餵養者，先試餵 5~10% 葡萄糖水，無畸形及吸吮吞嚥功能良好者，可給予配方乳。[b] 餵乳量根據早產兒的體重、日齡及耐受力而定，每次 2~5mml/kg，逐漸增加。[c] 維生素和礦物質的補充：由於早產兒缺乏維生素 K 依賴凝血因子，在出生之後應補充維生素 K，以預防出血症，還應補充維生素 A、C、D、E 和鐵劑等物質。

(5) **維持有效的呼吸**：[a] 保持呼吸道的暢通。[b] 早產兒吸氧（oxygen inhaling）的問題：[b-1] 缺氧：會有間斷低流量給氧的狀況。[b-2] 呼吸暫停：若呼吸暫停，則要拍打足底、托背、吸氧。在必要時要靜滴氨茶鹼或做機械性的正壓通氣。

(6) **密切觀察病情**：[a] 監護：體溫、脈搏、呼吸等生命徵象。[b] 觀察：進食情況、精神反應、哭聲、反射、臉色、皮膚顏色、肢體末梢的溫度及大小便等情況。

(7) **預防感染**：[a] 室內的空氣最好加以淨化。[b] 工作人員要多洗手。

足月兒的護理

臍 部	脫落之前	1. 臍帶在未脫落之前，洗澡時要避免浸濕，前後使用優碘藥水來消毒。 2. 臍帶有膿性分泌物，可以使用 3% 過氧化氫洗淨之後，再使用優碘藥水、酒精來消毒。不使用紫藥水。
	脫落的時間	臍帶大約在 7~10 天之後脫落，觀察有無分泌物、肉芽腫。
	脫落之後	個別新生兒臍帶脫落之後會有少許的滲透液，但是並無膿液，可使用 75% 的酒精，使其乾燥。紫藥水也可以。
	其他	若有破傷風，則可以使用雙氧水來清洗。
臀 部		1. 選擇白色、質地柔軟的純棉尿布，避免使用尼龍、塑膠的尿布。 2. 在大便之後要清洗臀部，塗爽身粉，保持乾燥。 3. 腹瀉的患兒勤洗、勤換，在必要時要塗帶有鞣酸的眼膏。 4. 尿布疹（紅臀）：若無靡爛則使用第 I 類，若有靡爛，而無潰瘍則使用第 II 類，若有靡爛且有潰瘍則使用第 III 類。

早產兒的護理

身體狀況	原因	護理的方法
1. 體溫過低	與體溫調節功能差有關	(1) 預期目標：無體溫過低的症狀與徵象，生命徵象正常。 (2) 護理措施：做持續性的心肺功能監測，每 30-60 分鐘監測 1 次生命徵象。在血壓穩定之後每 1~2 小時監測 1 次。提供中性的溫度環境。
2. 營養失調	低於身體的需求量，與攝取不足及消化功能較差有關。	(1) 強烈的責任感，餵養時更加仔細，耐心。 (2) 少量多次餵養。 (3) 吸吮困難者插入鼻飼管、滴管餵養。 (4) 按照醫囑及時完成輸液量；在必要時靜脈補充營養。 (5) 記錄 24 小時出入量，量體重。
3. 不能維持自主呼吸	與呼吸器官的發育不成熟有關。	(1) 有缺氧症狀者（在氧氣吸入時，有缺氧的症狀）：若因睡眠時間過長，過深，而呼吸暫停者，可以運用舒彈足底、托背呼吸等治療方式。 (2) 及時清除口鼻內的分泌物，保持呼吸道的暢通。 (3) 密切地觀察病情，在出現下列情況時，要及時地報告醫師：煩躁不安、反應低落、體溫不正常、呼吸不規則、呻吟、驚厥、重度黃疸、嘔吐，腹瀉，腹脹、出血症、硬腫症；全身青紫、蒼白，24 小時無大小便。

6-4新生兒的重症監護與窒息護理（一）

（一）新生兒的重症監護

1. **目的**：新生兒的重症監護是為了對高危險新生兒做病情的持續監護，和及時而有效地搶救治療及護理而建立的，其目的是減少新生兒病死率，促進新生兒的生長發育。

2. **監護的對象**：(1)需要做呼吸管理的新生兒。(2)病情不穩定、需要急救的新生兒。(3)胎齡小於 30 週、出生之後 48 小時內，或胎齡小於 28 週、出生體重小於 1000g 的所有新生兒。(4) 大手術之後。(5) 嚴重器官功能衰竭及需要全胃腸外營養、換血者。

（二）新生兒窒息

1. 概念

意指胎兒因為缺氧而發生子宮內窘迫，或娩出過程中所引起的呼吸、循環障礙。

2. 病因

(1) **妊娠期**：孕婦有糖尿病、妊高症、吸毒、年齡大於 35 歲或小於 16 歲、多胎妊娠等情況。

(2) **分娩期**：臍帶脫垂、手術產、藥物使用不當。

(3) **胎兒因素**：早產兒、畸形、呼吸道梗塞、神經系統受損。

3. 病理生理

(1) **呼吸改變**：臨床上有時難以區分原發性和繼發性呼吸暫停，為不延誤搶救，均可以按照繼發性呼吸暫停處理。

(2) **各個器官缺血缺氧的改變**：[a] 在窒息開始時，體內血液會重新分布，即肺、腸、腎、肌肉和皮膚等血管收縮，以保證腦、心和腎上腺等的血流量。[b] 血漿中兒茶酚胺等分泌增加，使心、腦血流灌注得以維持。[c] 如低氧血症持續存在，體內儲存糖原耗盡，生命器官供血減少，腦損傷將會發生。

(3) **血液生化和代謝改變**：[a]PaO_2 會下降、pH 值會下降及混合性酸中毒。[b] 糖代謝紊亂。[c] 高膽紅素血症。[d] 其他：低鈉血症、低鈣血症。

4. 臨床表現

(1) **胎兒在子宮內窒息**：早期有胎動增加，胎心率大於 160 次／分鐘；晚期則胎動會減少，甚至會消失，胎心率會小於 100 次／分鐘。會有羊水胎糞污染的症狀。

(2) **新生兒的窒息診斷**：採用亞培格評分（Apgarscore）來評估，其內容包括：皮膚顏色（appearance）、心率（pulse）、對刺激的反應（grimace）、肌張力和呼吸（respiration），每項 0~2 分，總共 10 分。總分 8~10 分為正常，4~7 分為輕度窒息，0~3 分為重度窒息。

新生兒窒息的併發症

1. 中樞神經系統	缺氧缺血性腦病和顱內出血。
2. 呼吸系統	羊水或胎糞吸入症候群、持續性肺動脈高壓及肺出血等。
3. 心血管系統	缺氧缺血性心肌損害，表現為心律紊亂、心力衰竭、心源性休克等。
4. 泌尿系統	腎功能不全、衰竭及腎靜脈血栓形成等。
5. 代謝方面	低血糖或高血糖、低鈣及低鈉血症等。
6. 消化系統	應激性潰瘍、壞死性小腸結腸炎及黃疸加重或時間延長等。

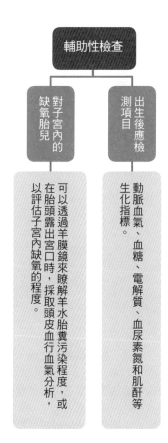

輔助性檢查

對子宮內的缺氧胎兒
可以透過羊膜鏡來瞭解羊水胎糞污染程度，在胎頭露出宮口時，採取頭皮血行血氣分析，或以評估子宮內缺氧的程度。

出生後應檢測項目
動脈血氣、血糖、電解質、血尿素氮和肌酐等生化指標。

新生兒窒息的治療原則

1. 及早預測、及早診治母體疾病。
2. 及時復甦。
3. 復甦之後的處理。

6-5新生兒的重症監護與窒息的護理（二）

（二）新生兒窒息（續）

8. 常見的護理診斷

(1) **不能維持自主呼吸**：與羊水、氣道分泌物吸入，導致低氧血症和高碳酸血症有關。

(2) **體溫過低**：與環境溫度低落和缺乏保暖的措施有關。

(3) **有感染的危險**：與免疫功能的低落有關。

(4) **家長的恐懼感**：與病情急重及預後不良有關。

9. 建立呼吸

(1) 在觸覺刺激之後，若出現正常呼吸，則再評估心率，若心率大於 100 次／分鐘，則再評估膚色，若膚色紅潤或僅有手足發生青紫，則可以再觀察。

(2) 若無規律呼吸或心率小於100次／分鐘，應立即使用復甦氣囊來做面罩正壓通氣。通氣頻率 40~60 次／分鐘，吸呼比 1:2，壓力 20~30cmH_2O (2.0~3.0kPa)，以可以見到胸動和聽診呼吸音正常為宜。

(3) 在 15~30 秒之後，再評估心率，若心率大於 100 次／分鐘，則會出現自主性呼吸，可以評估膚色，吸氧或做持續性的觀察。

(4) 若無規律性呼吸或心率小於 100 次／分鐘，則需要做氣管插管正壓通氣。

10. 維持正常循環

(1) 若氣管插管正壓通氣 30 秒之後，心率小於 60 次／分鐘或心率在 60~80 次／分鐘不再增加，則應該同時做胸外心臟按壓。

(2) 使用中食指或雙拇指按壓胸骨體下之 1/3 處，頻率為 100~120 次／分鐘。

(3) 每按壓 3 次，正壓通氣 1 次。按壓的深度為 2~3cm，或胸廓前後直徑的一半。

11. 藥物治療

(1) 腎上腺素。

(2) 擴充容量劑。

(3) 碳酸氫鈉。

(4) 多巴胺或多巴酚丁胺。

(5) 納洛酮（naloxone）。

小博士 解說

新生兒窒息的防治之道

1. 保暖：橫跨於整個治療過程，可將患兒置於紅外線保暖床，在病情穩定之後，置於保溫箱中保暖，維持患兒肛溫為36.5~37℃。

2. 消毒隔離，預防交叉感染，嚴格地執行無菌操作技術，勤洗手及加強環境管理等，是不容忽視的一環。

3. 安慰家長，減輕家長的恐懼心理，得到家長的最佳配合；對恢復出院的患兒指導定期回診；對有後遺症的患兒執行早期干預措施，應教會家長復健護理的方法。

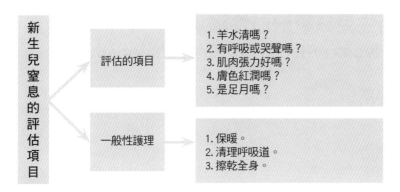

治療的措施

1. 保暖	橫跨於整個治療護理過程中，維持患兒的肛溫為 36.5~37℃左右。
2. 消毒隔離	預防交叉感染。
3. 安慰家長	減輕家長的恐懼心理。

新生兒窒息復甦的常用藥物

藥物	濃度	預估量	劑量	途徑與速度	備註
腎上腺素	1:10000	1ml	0.1~0.3 ml/kg	靜脈注射（IV）或皮內注射法（ID），快給。	在皮內注射法（ID）時，加上非結構性蛋白（NS），以1比1的比例來稀釋。
碳酸氫鈉	5%	10ml	2~3ml/kg	靜脈注射（IV）較慢，超過5分鐘。	在有效換藥才用，可以加上等量5%GS擴容劑或DW擴容劑。
擴容劑	擴容劑包含：自身胎盤全血擴容劑、5%之血漿人體蛋白擴容劑、生理鹽水擴容劑。	40ml	10ml/kg	靜脈注射（IV）5~10分鐘給完。	
納洛酮	兩種濃度的納洛酮溶液，有0.4mg/ml與1mg/ml。	1ml	0.1ml/kg	肌內注射（IM）、靜脈注射（IV）、皮內注射法（ID）或皮下注射（SQ），快給。	
多巴胺及多巴酚丁胺	6×體重（kg）＝每100ml GS擴容劑內加藥的公斤數。				在開始時，5μg多巴胺及多巴酚丁胺藥靜脈點滴，嚴格地控制，密切地觀察心率及心壓。多巴胺及多巴酚丁胺的滴速要漸加至20μg。

6-6新生兒缺氧缺血性腦病
（Hypoxic-Ischemic Encephalopathy）

（一）概念

由於各種圍生期因素引起的缺氧和腦血流減少或暫停，而導致胎兒和新生兒的腦損傷。

（二）病因

1. **缺氧因素**：圍生期窒息、反覆呼吸暫停、嚴重的呼吸系統疾病、右向左分流型先天性心臟病。
2. **缺血因素**：心跳停止或嚴重心動過緩、重度心力衰竭或周圍循環衰竭所導致。

（三）臨床表現

主要表現為意識改變及肌張力變化。

1. **輕度**：在出生 24 小時之內症狀最為明顯，主要表現為興奮、激於激惹與冷漠交替出現，3~5 天之後症狀會減輕或消失，很少留有神經性後遺症。
2. **中度**：以 24~72 小時症狀最為明顯，其表現為意識冷漠、嗜睡，在 1~2 週後會逐漸恢復。若意識模糊進入淺昏迷並持續 5 天以上者，則預後較差。
3. **重度**：以初生至 72 小時的症狀最為明顯，意識不清，本類的死亡率較高，存活者多數會留有後遺症。

（四）輔助性檢查

超音波和 CT 檢查可以協助確定病變的部位／範圍，及有無顱內出血等情況。

（五）護理評估

1. 有無窒息史：在子宮之內、生產之時，與評分之時，要評估有無窒息史。
2. 有無心肺腦的嚴重疾病。
3. 意識、肌肉張力、呼吸情況、原始反射、有無驚厥的症狀等。
4. 家長的態度及相關的知識。

（六）見的護理診斷與合作性問題

1. **潛在的併發症**：顱內壓增高。
2. **有廢用症候群的危險**：與缺血缺氧導致的後遺症有關。

（七）護理措施

1. 加強監護、控制驚厥。
2. 早期的康復干預：在早期給予干預措施，在恢復期指導家長掌握康復干預的措施，並持續地定期訪視。

新生兒缺氧缺血性腦病（HIE）的臨床分類

分類	意識	肌張力	原始反射：擁抱	原始反射：吸吮	驚厥	中樞性呼吸衰竭	瞳孔的改變	心電圖（ECG）檢查	病情及預後
輕度	興奮抑制交替	正常或稍高	活躍	正常	會有肌陣攣	無	正常或擴大	正常	症狀在 72 小時內會消失，預後狀況較好。
中度	嗜睡	稍低	減弱	減弱	常有	有	常會縮小	低電壓，會有癇狀放電的症狀。	1. 症狀在 14 天內會消失。 2. 會有缺氧缺血性腦病的後遺症。
重度	昏迷	鬆馳，或間歇性伸肌張力增高。	消失	消失	有，會呈現持續的狀態。	相當明顯	不對稱或擴大，對光的反射相當遲鈍。	爆發抑制等症狀。	1. 症狀會持續數週。 2. 病死率較高。 3. 存活者大多有缺氧缺血性腦病的後遺症。

新生兒顱內出血（Intracranial hemorrhage of the newborn）

1. 常見幾種類型顱內出血的特點	(1) 腦室管膜下類型及腦室內出血。 (2) 蛛網膜下腔出血。 (3) 硬腦膜下出血。
2. 輔助性檢查	(1) 腦脊液檢查。 (2) 電腦斷層掃瞄術（CT）和超音波檢查。
3. 護理措施	(1) 密切觀察病情，降低顱內壓。 　[a] 務必要靜臥，抬高頭部，減少雜訊、移動和刺激。 　[b] 注意生命徵象的改變、意識形態、囟門張力、呼吸、肌張力、瞳孔變化眼和症狀。 (2) 保持呼吸道的暢通，維持正常的呼吸型態。 (3) 維持體溫的穩定。 (4) 健康教育。

6-7新生兒肺透明膜病（Hyaline Membrame Disease）

（一）病因

1.肺泡表面活性物質（Pulmonary Surfactant, PS）缺乏

　　肺泡表面活性物質（PS）由肺泡 II 型上皮細胞合成分泌，18~20 週出現，胎齡 35 週之後會迅速地增加。其缺乏的原因有：

(1) **早產**：小於 35 週的早產兒 II 型細胞的發育未成熟，肺泡表面活性物質生成會有所不足。

(2) **缺氧、酸中毒、低溫**：均會抑制早產兒出生之後肺泡表面活性物質的合成。

(3) **糖尿病孕婦的胎兒**：其胎兒胰島細胞增生，而胰島素具有拮抗腎上腺皮質激素的功能，會延遲胎肺的成熟。

(4) **剖子宮生產**：因為其缺乏正常子宮的收縮，刺激腎上腺皮質激素的增加，促進肺的成熟，肺泡表面活性物質相對較少。

(5) **通氣失常**：會影響肺泡表面活性物質的合成。

(6) **肺部感染**：II 型細胞遭破壞，肺泡表面活性物質產量減少。

（二）臨床表現

1. **大多見於早產兒**：在出生時或出生之後不久（4~6 小時之內）發病。
2. **症狀**：呼吸急促、呼吸困難、紫紺等。
3. **徵象**：呼氣性呻吟、鼻扇、吸氣性三凹症、心臟雜音、肺部細濕囉音。
4. **病情一般較為嚴重**：重者會於 3 天之內死亡；若存活 3 天以上，又未併發腦室內出血或肺炎者，則會逐漸地好轉。

（三）輔助性檢查

1. 血氣分析：新生兒的脈血氧分壓（PaO_2）會降低、動脈血二氧化碳分壓（$PaCO_2$）會增高，PH 值會降低。
2. 血液電解質檢查：新生兒的血液紅血球沉降率（又稱為血沉、ESR）之〔K〕值會增高。
3. 肺成熟度檢查：若 L/S 低於 2:1，則顯示肺不成熟。
4. 胃液泡沫穩定實驗。
5. X 光檢查：(1) 在出生之後 24 小時會有特徵性的表現。(2) 兩肺呈現普遍性的透亮度降低。(3) 會有彌漫性的均勻網狀顆粒陰影。(4) 支氣管充氣症，重者會呈現「白肺」的症狀。

（四）治療原則

1. 要有效地糾正缺氧的症狀。
2. 使用表面活性物質製劑來做替代性治療。
3. 使用其他的對症和支援性療法。

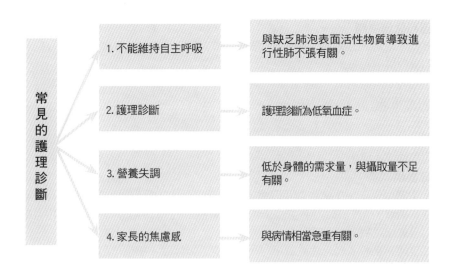

護理措施

1. 維持呼吸道的暢通	(1) 維持合適的體位。 (2) 清理呼吸道的分泌物。
2. 供氧及輔助性呼吸	(1) 氧療是最重要的治療護理措施。 (2) 盡早使用鼻塞持續氣道正壓呼吸（CPAP），若無效則應做氣管插管並採用間歇正壓通氣（IPPV），加上呼氣末正壓（PEEP）。
3. 保暖	維持皮膚的溫度為 36~36.7℃。
4. 餵養	使用鼻飼法或補充靜脈高營養液。
5. 預防感染	
6. 做好家屬接待與解答的工作	

6-8胎糞吸入症候群與新生兒感染性肺炎

（一）胎糞吸入症候群

1. 病因和發病機制

　　胎糞吸入症候群的病因為胎兒吸入羊水、胎糞、乳汁等。其發病機制為：

(1) 胎糞的排出和吸入。

(2) 不均勻氣道通氣：

　　[a] 肺不張。

　　[b] 肺氣腫。

　　[c] 正常肺泡。

(3) 化學性發炎症。

2. 臨床表現

(1) 多數的患兒在出生之後數小時會出現呼吸急促（呼吸頻率大於 60 次／分鐘）、呼吸困難、鼻翼扇動、呻吟、三凹症、胸廓飽滿、發紺。兩肺先有鼾音、粗濕囉音，以後會出現中、細濕囉音。

(2) 嚴重的胎糞吸入和急性缺氧患兒，常會有意識障礙、顱壓增高、驚厥等中樞神經系統症狀，以及紅血球增多症、低血糖、低鈣血症和肺出血等表現。

(3) 持續性肺動脈高壓因有大量右向左分流，除了引起嚴重青紫之外，還會出現心臟擴大、肝大等心衰表現。

3. 治療的原則

　　為盡快地清除吸入物、給氧、保暖、糾正酸中毒、對症處理及使用抗生素。

（二）新生兒感染性肺炎

1. 病因及臨床表現

(1) **子宮內的感染性肺炎**：又稱為先天性肺炎，胎兒在子宮內吸入污染的水而致病，或胎膜早破時孕母陰道逆行而導致感染，或孕母在孕期受到病毒、細菌等感染，病原體通過胎盤達到胎兒血液並循環到肺部而引起感染。臨床表現差異很大，大多在出生之後 24 小時內發病。

(2) **分娩過程中的感染性肺炎（在出生之時感染）**：發病時間會因為不同的病原體而異，一般在出生數日至數週後會發病，細菌性感染在出生後 3~5 天發病，Ⅱ型皰疹病毒感染大多在出生後 5~10 天，而衣原體感染潛伏期則長達 3~12 週之久。

(3) **出生之後的感染性肺炎（在出生之後感染）**：感染途徑包括以下三種：

　　[a] 呼吸道途徑：與呼吸道感染患者接觸。

　　[b] 血行感染：常為敗血症的一部分。

　　[c] 醫源性途徑：由於醫用儀器，例如吸痰器、霧化器、供氧面罩、氣管插管等消毒不嚴格，或呼吸器使用時間過長，或透過醫務人員的手污染等所引起感染性肺炎。病原體以金黃色葡萄球菌、大腸桿菌較為多見。

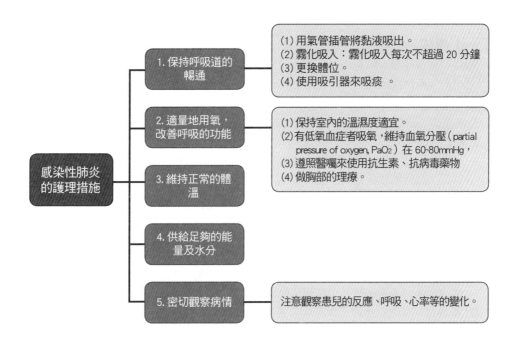

感染性肺炎
的護理措施

1. 保持呼吸道的暢通
(1) 用氣管插管將黏液吸出。
(2) 霧化吸入：霧化吸入每次不超過 20 分鐘
(3) 更換體位。
(4) 使用吸引器來吸痰 。

2. 適量地用氧，改善呼吸的功能
(1) 保持室內的溫濕度適宜。
(2) 有低氧血症者吸氧，維持血氧分壓（partial pressure of oxygen, PaO₂）在 60-80mmHg，
(3) 遵照醫囑來使用抗生素、抗病毒藥物
(4) 做胸部的理療。

3. 維持正常的體溫

4. 供給足夠的能量及水分

5. 密切觀察病情
注意觀察患兒的反應、呼吸、心率等的變化。

新生兒感染性肺炎的輔助性檢查與治療的原則

輔助性檢查	1. 血液檢查。 2. X 光檢查。 3. 病原學檢查。
治療的原則	1. 控制感染。 2. 保持呼吸道的暢通，注意保暖、適量地餵養和做氧療。

✚ 知識補充站

胎糞吸入症候群的臨床表現

　羊水、胎糞吸入者大多有窒息狀況，在復甦或出生之後出現呼吸急促或呼吸困難伴隨紫紺、呻吟等。胎糞吸入者病情往往較重，會引起呼吸衰竭、肺不張、肺氣腫、肺動脈高壓及缺氧缺血性腦病的中樞神經系統表現。一旦併發氣胸與縱隔氣腫，則病情會突變甚至導致死亡。乳汁吸入者常會有餵乳嗆咳，乳汁從口、鼻流出，伴隨氣急、紫紺等，嚴重者會導致窒息。

6-9新生兒敗血症（Neonatal Septicemia）

（一）概述

新生兒敗血症是指病原體侵入新生兒血液循環，並且在其中生長、繁殖、產生毒素而造成的全身性反應。常見的病原體為細菌，也可以為黴菌、病毒或原蟲等。

（二）病因

1. **病原菌**：葡萄球菌最為多見，其次為大腸桿菌等 G- 桿菌。
2. **感染的途徑**：
   (1) 出生之前的感染，主要是由病毒所引起的慢性感染。
   (2) 出生之時的感染較為多見。
   (3) 出生之後的感染，以臍部感染最為多見。

（三）臨床表現

1. **依發病時間分早發型和晚發型**
   (1) **早發型**：在出生之後 7 天內會發病。感染發生在出生前或出生時，與圍生因素有關，常會由母親垂直傳播所引起，病原菌以大腸桿菌等 G- 桿菌為主。常會呈現暴發性多重器官的波及，病死率較高。
   (2) **晚發型**：在出生 7 天之後發病。感染發生在出生之時或出生之後，由水平傳播所引起，病原菌以葡萄球菌、機會性致病細菌為主。常會有臍炎、肺炎或腦膜炎等局灶性感染，其病死率比早發型低。
2. **早期症狀、徵象經常不正常**
   (1) 一般的表現為反應較差、嗜睡、發燒或體溫不升，不吃、不哭、不動等症狀。
   (2) 在出現下列的表現時應高度地懷疑為敗血症：黃疸、肝脾腫大、出血傾向、休克、併發症。

（四）輔助性檢查

1. **病原學檢查**：
   (1) 細菌培養：血液培養、腦脊液、尿液培養、其他。
   (2) 病原菌抗原檢測：對流免疫電泳（CIE）、基因診斷方法。
2. **急相蛋白和血沉有助於確認診斷。**

（五）治療的重點

1. **抗生素治療**：用藥的原則為 :(1) 提早用藥。(2) 靜脈、合併給藥。(3) 療程要充足。(4) 要注意藥物毒性的副作用。
2. **處理嚴重的併發症**:(1) 在休克時要輸入新鮮血漿或全血。(2) 清除感染灶。(3) 糾正酸中毒和低氧血症；減輕腦水腫。

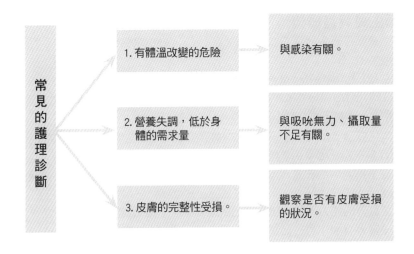

	1. 維持體溫的穩定。
	2. 抗生素的使用。
護理措施	3. 消除局部的病灶。
	4. 保證營養的供給。
	5. 嚴密觀察病情的變化：觀察是否有腦炎、感染性休克或彌散性血管內凝血（dessiminated intiavascular coagulation, DIC）等狀況。
	6. 做好家屬的心理護理工作。

6-10新生兒黃疸的護理（一）

（一）新生兒黃疸概論

1. 新生兒黃疸是新生兒期最為常見的症狀，大約 50~60% 足月兒，80% 早產兒會出現黃疸。
2. 血液中 BIL 超過 5~7mg/dl 會出現肉眼黃疸。
3. 未結合膽紅素血症與膽紅素腦病皆會導致死亡，存活者大多會有後遺症。

（二）新生兒膽紅素的代謝特色

1. 膽紅素生成過多：紅血球破壞過多，紅血球壽命較短。膽紅素的來源較多：
   (1) 血紅素蛋白（過氧化氫酶、細胞色素 P450 等）。
   (2) 膽紅素前體的造血並無效果。產生膽紅素的酶（血紅素加氧酶）的含量較高（在第 1 天至第 7 天時）。
2. 轉運膽紅素的能力不足：膽紅素（Bil）與白蛋白聯結之後會到肝臟之中，剛出生新生兒常會有酸中毒，而影響血中膽紅素與白蛋白的聯結。早產兒白蛋白的數量比足月兒低，均會使運送膽紅素的能力不足。
3. 肝細胞處理膽紅素的能力較差：
   (1) 攝取量會減少：Y、Z 蛋白會減少，在 5~10 天之後才達到成人的水準。
   (2) 處理：葡萄糖醛酸基轉移酶會減少（在 1 週左右開始增加，在 2 週達到成人的水準）。
   (3) 排泄量會減少：易於導致膽汁鬱積。
4. 腸肝循環的特殊性：
   (1) 初生嬰兒的腸道內細菌量較少，不能將腸道內的膽紅素還原成糞、尿膽原。
   (2) 腸腔內 β 葡萄糖醛酸酶活性較高，能夠將結合膽紅素水解成葡萄糖醛酸及未結合膽紅素，後者又被腸吸收經由門脈而到達肝臟之中。

（三）新生兒黃疸的分類

1. 生理性黃疸

(1) 一般的情況相當良好。
(2) 發病的時間：足月兒出生之後 2~3 天會出現黃疸，在 4~5 天達到高峰，5~7 天會消退，最遲不會超過 2 週。早產兒黃疸大多於出生之後 3~5 天出現，在 5~7 天達到高峰，7~9 天消退，最長可以延遲到 4 週。
(3) 每天血清膽紅素的升高量應少於 85umol/L (5mg/dl)。
(4) 血清膽紅素：足月兒的血清膽紅素小於 221umol/L (12.9mg/dl)，早產兒小於 257 umol/L (15mg/dl)。

新生兒病理性黃疸

1. 出現較早	在出生之後 24 小時內會出現黃疸。
2. 程度較重	有關血清膽紅素部分： (1) 足月兒大於 221umol/L (12.9mg/d1)、 (2) 早產兒大於 257umol/L (15mg/d1)。
3. 發展較快	每天的上升量超過 85umol/L (5mg/d1)。
4. 持續不退或退而復現	有關黃疸的持續時間： (1) 足月兒為 2 週以上。 (2) 早產兒為 4 週以上。
5. 血清結合膽紅素大於 34 umol/L (2mg/d1)	

（＊具備其中任何一項者，即可以將之診斷為病理性黃疸。）

新生兒黃疸護理措施

1. 觀察皮膚的顏色	根據皮膚黃染的部位、範圍和深度，估計血清膽紅素增高的程度，判定其轉歸。
2. 觀察體溫、脈搏、呼吸及有無出血傾向	觀察患兒的哭聲、吸吮力、肌張力的變化，以判定有無核黃疸發生。
3. 光照療法。	運用光照療法來護理新生兒的黃疸。
4. 提早餵養	刺激腸道蠕動，促進大便和膽紅素排出。
5. 遵照醫囑	囑咐給予補液和白蛋白治療，糾正酸中毒，防止膽紅素腦病的發生。
6. 健康教育	(1) 對以往有新生兒溶血症流產或死胎的孕婦，應講解產前檢查及胎兒子宮內治療的重要性。 (2) 對膽紅素後遺症者，應給予康復治療和護理的諮詢。 (3) 母乳性黃疸的患兒，母乳餵養可以暫停 1~4 天或改為隔次母乳餵養，在黃疸消退之後再恢復母乳餵養。 (4) 紅血球酶缺陷者，忌食蠶豆及其製品，患兒的衣物在保管時勿放入樟腦丸，並注重藥物的篩選，以免誘發溶血。

6-11新生兒黃疸的護理（二）

（四）病理性黃疸的原因

1. 感染性病理性黃疸

(1) **新生兒肝炎**：新生兒肝炎大多在產前與產時感染，以病毒感染為主，例如巨細胞病毒（CMV）、B 肝病毒等。一般在 1 週後會出現黃疸、大便變白、小便顏色較深、肝腫大與肝功能損害等症狀。

(2) **新生兒敗血症**：發病機制為 [a] 細菌入侵的途徑，[b] 病原菌，[c] 黃疸發生的機制（病因為中毒性肝炎、溶血等），[d] 感染中毒症狀。

2. 非感染性病理性黃疸

非感染性病理性黃疸與母乳性黃疸、遺傳性疾病的種類並不相同。非感染性病理性黃疸包括：(1) 新生兒溶血，(2) 膽道閉鎖，(3) 胎糞延遲排出等，共三種。

3. 母乳性黃疸

(1) 有 9.2% 左右的新生兒會發生，一般在 4~7 天會開始出現並持續 1~4 月。

(2) 停母乳 3~5 天，膽紅素水準會下降 50%。若排除其他原因，則可以斷定其病因為：β- 葡萄糖醛酸苷酶增加。

(3) 罹患母乳性黃疸亦可以持續地吃母乳。

4. 遺傳性疾病

(1) 紅血球 6- 磷酸葡萄糖去氧酶（G6PD）缺陷病：維生素 K3、K4，新生黴素、川蓮、牛黃、樟腦丸（萘）皆會引發溶血。

(2) 遺體性球形紅血球增多症。

(3) Gilbert's 症候群：其病因和發病機制為母體存在著與胎兒血型不相容的血型抗體（IgG）時，會引起溶血的出現。

（五）新生兒溶血病

1.ABO 血型不合

(1) 一般母親均為 O 型，嬰兒為 A 或 B 型（以 A 型較多），大多發生在第一胎。

(2)A、B、O 型 HDN 的發病率，為每 140 個新生兒之中大約會有 1 個發病。

2.Rh 血型不合

(1) 母親大多為 Rh-、子代 Rh+，大多發生於第二胎，發病較重。

(2) 若妊婦曾有輸血史或流產史，也可以發生在第一胎。

膽紅素腦病的典型表現

警告期	其表現為嗜睡、吸吮反射減弱和肌張力減退。大多數黃疸突然明顯加深。歷時 12~24 小時。
痙攣期	輕者僅兩眼凝視，陣發性肌張力增高；重者兩手握拳、前臂內旋，角弓反張、有時會尖聲哭叫。持續大約 12~24 小時。
恢復期	大都於第 1 週末，首先吸吮力和對外界的反應逐漸恢復，繼而痙攣逐漸減輕、消失。歷時 2 週左右。
後遺症期	常會出現於出生之後 2 個月或更晚。表現為手足徐徐地動、眼球運動障礙、耳聾、智力障礙或牙釉質發育不良等。

實驗室檢查

致敏紅血球和血型抗體測定	1. 改良直接抗人球蛋白實驗。 2. 抗體釋放實驗（antibody release test）：可以加以確診。 3. 游離抗體實驗（free antibody test）。

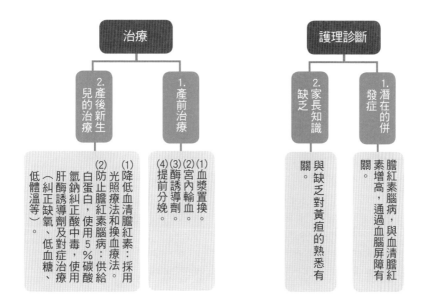

治療

2. 產後新生兒的治療

1. 產前治療

(2) 防止膽紅素腦病：採用光照療法和換血療法供給。使用 5% 碳酸氫鈉糾正酸中毒及對症治療（糾正缺氧、低血糖、低體溫等）。

(1) 降低血清膽紅素：採用白蛋白，使用 5% 碳酸氫鈉糾正酸中毒及對症治療。

(4) 提前分娩。
(3) 宮內輸血。
(2) 酶誘導劑。
(1) 血漿置換。

護理診斷

2. 家長知識缺乏

與缺乏對黃疸的熟悉有關。

1. 潛在的併發症

膽紅素腦病，與血清膽紅素增高，通過血腦屏障有關。

＋ 知識補充站

實驗室檢查除了致敏紅血球和血型抗體測定外，還有血型檢查、溶血檢查兩種。

6-12新生兒黃疸的護理（三）

（九）治療重點

1. 光療

(1) **原理**：光與未結合的膽紅素會產生水溶性異構體（尿液）然後再排出，波長 425~475nm（顏色會呈現藍色）為膽汁，波長 510~530nm（顏色會呈現綠色）為日光燈。日光需要照射 12~24 小時，則血膽紅素才會下降。

(2) **設備**：光療箱、光療燈、光療毛毯、眼罩，尿布。

2. 藥療

(1) **葡萄糖**：補充葡萄糖醛酸的原料。

(2) **白蛋白、血漿**：

    [a] 增加與未結合膽紅素的聯結，減少核黃疸的發生。

    [b] 在換血之前 2~4 小時使用，會增加膽紅素的換出。

    [c] 糾正代謝性酸中毒，以利於未結合膽紅素與白蛋白聯結；膽紅素與白蛋白聯結能力與 pH 值成正比，在 pH 值為 7.4 時，兩者結合比為 2:1，在 pH 值為 7.0 時，兩者完全分離。

(3) **肝酶誘導劑**：例如苯巴比妥、尼可 米（可拉明），其功能為：

    [a] 誘導葡萄糖醛酸基轉移酶。

    [b] 增加 Y 蛋白含量。

    [c] 有利膽的功能。

(4) **靜脈免疫球蛋白（IVIG）**：靜脈免疫球蛋白（IVIG）的功能是，若早期使用，則可以封閉抗體。若要減少腸肝的循環則要服用活性炭、思密達、腸道微生態藥物。

3. 換血療法

(1) **功能**：減輕溶血、防止核黃疸、糾正貧血。

(2) **徵象的指標**：[a] 在產前已經過診斷，在出生時已有黃疸，血紅蛋白（Hb）小於 120g/L，水腫肝脾較大，心臟衰竭，結核病（TB）大於 342mol/L (20mg/dl)。[b] 已有核黃疸的早期表現。[c] 早產兒，可以將上述 [a] 徵象的指標加以放寬。

(3) **方法**：[a] 血源可以使用同型的血液或 O 型的血液。[b] 換血量為 2 倍血（2×85ml），可以換出 85% 致敏的紅血球，60% 的膽紅素及抗體。[c] 經由靜脈或動靜脈雙管同步地換血。

（十）居家觀察

1. 仔細地觀察黃疸的變化。2. 觀察寶寶的日常生活。3. 注意寶寶大便的顏色。4. 家裡的燈光不要太昏暗。5. 勤餵母乳。

新生兒寒冷損傷症候群（scleredema）

1. 發病機制	(1) 新生兒體溫調節功能不足	其特點是： [a] 體溫調節中樞發育不完備。 [b] 新生兒體表面積相對較大。 [c] 能量儲備較少，產熱不足。 [d] 新生兒皮下脂肪組織的飽和脂肪酸含量比未飽和脂肪酸多。
	(2) 若在寒冷的環境或保溫不當	會使新生兒失熱增加。
2. 治療原則	(1) 增溫	[a] 是低體溫患兒治療的關鍵。 [b] 其原則是逐步增溫，循序漸進。
	(2) 支持性療法	足夠的熱量有利於體溫的恢復。
	(3) 適量地用藥	適量地對症下藥。
3. 護理診斷	(1) 體溫過低	與早產、寒冷等因素有關。
	(2) 營養失調，低於身體的需求量	與吸吮無力、熱量攝取不足有關。
	(3) 有感染的危險	與免疫功能低落有關。
	(4) 潛在的併發症	肺出血、瀰散性血管內凝血（DIC）。
	(5) 知識的缺乏	與家長缺乏育兒知識有關。
	(6) 體溫過低	與早產、寒冷等因素有關。

新生兒硬腫症的臨床分類

新生兒硬腫症係指新生兒期由多種原因所引起的皮膚和皮下脂肪變硬，伴隨水腫、低體溫的臨床症候群。

分類	體溫（℃）		硬腫的範圍（%）	器官的功能
	肛溫	腋與肛溫之差		
輕型	≥ 35	正值	< 20	並無明顯的改變
中型	< 35	0 或負值	25~50	不吃、不哭、反應較差及心率減慢等。
重型	< 35 或 < 30	負值	> 50	休克、瀰散性血管內凝血（DIC）、肺出血及急性腎衰竭。

第七章
營養障礙疾病患兒的護理

學習目標

1. 營養不良、小兒肥胖症病因、掌握臨床表現、治療原則、護理措施。

2. 維生素D缺乏性佝僂病病因、維生素D缺乏性手足抽搐症的病因和發病機制；掌握其護理表現、護理措施；學會運用有關知識按護理程式對維生素D缺乏症患兒做整體性的護理。

3. 維生素A缺乏的病因、臨床表現、和護理措施。

4. 回憶能量的來源與利用。

5. 掌握佝僂病的病因、臨床表現、治療原則。

6. 瞭解佝僂病的發病機制。

7. 闡述運用相關知識對佝僂病患兒家長做健康教育。

8. 瞭解手足搐搦症病因、發病機制。

9. 掌握手足搐搦症特殊的臨床表現。

10. 掌握手足搐搦症急救原則和治療。

11. 瞭解營養不良的病因、病理生理。

12. 掌握營養不良的早期表現、皮下脂肪消減順序、分度、併發症。

13. 掌握營養不良的護理措施。

7-1佝僂病的歷史沿革

（一）被誤解的「身分」

1. 最早對維生素 D 的研究，是出於對某些特殊的疾病，例如壞血病、腳氣病以及佝僂病的起因和預防的興趣而開始進行的。

2. 在另一個研究領域之中，科學家們研究食物中的主要成分，其中包括蛋白質、脂肪、碳水化合物、鹽以及水分，是如何對人體的健康和生長造成影響的主要成分。

3. 在這兩個研究領域之中所做的探討，最後共同推出了食物中一種重要的微量營養素：即維生素的概念。同時，科學家們得出結論：缺乏維生素便會導致疾病。此一結論也讓人們認識到缺乏維生素 D 是導致佝僂病的原因。

（二）走近佝僂病

1. 1919 年，德國研究人員做了一次非常具有創新意義的實驗，並使用人工紫外線治癒了兒童的佝僂病。1921 年，哥倫比亞大學的研究人員證實僅僅讓佝僂病患兒暴露在陽光下，就可以徹底治癒佝僂病。

2. 在營養學領域，英國醫生 McCollum 在 1918 年做麥片粥實驗，讓動物在實驗過程中未經過光照，最終實驗動物也患上佝僂病。給動物餵食魚肝油而將佝僂病治癒後，便將這種治癒佝僂病的功效歸功於魚肝油中新近鑑別出來的維生素 A。在他完全隔絕了維生素 A 的實驗中，發現某些食物也許含有一種以上的附屬營養素。他開始對魚肝油在空氣中做加熱，以此來破壞魚肝油中的維生素 A，做過處理的魚肝油不能再治癒夜盲症。但是魚肝油仍然可以治癒佝僂病。顯然，一種未知的重要營養素依然存在。1922 年，他發表了關於這些實驗的詳細情況，開始按字母表的順序為維生素命名。由於之前已經命名了維生素 B 和維生素 C，他決定為這種創造奇蹟的營養素命名為「維生素 D」。

（三）動物？植物？還是礦物質？

1. 本世紀初，德國科學家 Windaus 已經著手於對膽固醇和相關固醇的研究，當時人類科學對這些領域仍然一無所知。

2. 1925 年，Windaus 已經被認為是固醇研究領域的頂尖專家。

3. 1927 年，兩個小組利用已知化學成本，透過一系列巧妙的化學轉換和比較推論出麥角固醇可能是食物中的維生素 D 的根源。

4. 第二年，Windaus 回到在德國自己的實驗室，分離出三種形態的維生素：兩種從光照植物固醇中萃取，分別稱為維生素 D1 和維生素 D2，一種從光照皮膚中萃取，稱為維生素 D3。

5. 1936 年，Windaus 合成了 7- 脫氫膽甾醇，然後透過光照將其轉化為維生素 D3，也就是今天的膽鈣化醇。

6. 維生素 D 一直被假設為是皮膚中的 7- 脫氫膽甾醇經過光照的光合作用而產生的，但直到假設產生 30 年後才得到了確鑿的證實。

7. Windaus 獲得了 1928 年諾貝爾化學獎。

佝僂病年表

1892 年	英國科學家發現了佝僂病的區域性分布以及各個地區之間光照量之間的關係。
1913 年	美國科學家證實在室內圈養的山羊失漏了大量骨骼中的鈣，而在室外生長的山羊則沒有。
1919 年	德國的研究人員使用人工紫外線治癒了兒童的佝僂病。
1921 年	哥倫比亞大學的研究人員證實僅僅讓佝僂病患兒暴露在陽光下，就可以徹底地治癒佝僂病。
1918 年	英國醫師 McCollum 做麥片粥實驗，讓動物在實驗過程中並未經過光照，最後實驗動物也患上佝僂病。
1922 年	McCollum 發表了關於這些實驗的詳細情況，開始按照字母表的順序為維生素命名。

維生素 D 與鈣的關係

1950 年代初期	瑞典研究人員 Arvid Carlsson 發現維生素 D 可以在人體需要時減少鈣含量。 一直在測試不同的動物飲食的挪威生化學家 R.Nicolaysen，得出了從食物中攝取鈣是由一種未知的「內部因子」控制。此種內部因子控制了腸對人體鈣的需求。 答案開始隨著追蹤維生素 D 的活化作用而浮出海面。
1960 年代中期	在出現使用放射性標示物質的新技術之前，科學家一直沒有方法在活體上做這樣複雜的操作。
1968~1971 年	研究人員對維生素 D 的新陳代謝和其生理活動方面的研究獲得了重大突破。

✚ 知識補充站

不只是調節鈣

現在，維生素 D 在鈣的積存方面的功能已經被科學家們瞭解了，研究人員在 1970 年代由開始研究維生素 D 更多的細節，並獲得了更讓人驚奇的結果。很多小組設法找到了細胞核中的維生素 D 荷爾蒙，而這些細胞並非屬於傳統的鈣維護系統。

7-2維生素D缺乏性疾病患兒的護理

（一）維生素 D 的正常代謝和調節

1. 促進腸道的鈣、磷吸收。

2. 促進腎小管對鈣、磷的重新吸收。

3. 促進成骨細胞功能，使血中鈣、磷向骨質生長部位沉著，形成新骨；也促進破骨細胞活動，使舊骨中骨鹽溶解。

（二）病因

1. 日光照射不足：要使用波長 296~310 奈米（nm）的紫外線照射。

2. 維生素 D 的攝取不足。

3. 生長發育過於迅速。

4. 受到佝僂病的影響。

5. 藥物影響：吸收障礙（消化道）、代謝障礙（肝腎藥物）。

（三）臨床表現

1. **初期**：在臨床的初期具有神經與精神方面的症狀。

2. **刺激期**：

 (1) 骨骼、運動、智力為影響病情的三大要素。

 (2) 頭部：顱骨軟化、方顱、鞍形顱、前囟增寬、閉合延遲。

 (3) 胸部：肋骨串珠、郝氏溝、雞胸、漏斗胸。

 (4) 四肢：手鐲症、腳鐲症，運動、神經發育遲緩。

3. **恢復期**：(1) 治療的方式要適當，由數天開始至數月再至數年，神經精神症狀會逐漸消失。(2) 血鈣磷的恢復正常要數天的時間，鹼性磷酸酶（AKP）恢復正常則需要 4~6 週，X 光表現的改善要 2~3 週，臨時鈣化帶會重新出現細密、增寬，骨密度會增濃。

4. **後遺症期**：重度的患兒若治療不當會有後遺症。在 3 歲以後要做臨床症狀、血液生化檢查與骨骼 X 光檢查；骨骼畸形的部位為下肢、上肢、胸廓、脊椎、骨盆畸形與侏儒。

（四）診斷

1. 病史：由日光照射不足、維生素 D 缺乏所引起。

2. 要依據症狀與徵象來做診斷。

3. 血液生化的改變：早期使用 25-(OH)D3 來做血液生化的改變，而正常值為 25 ～ 125nmol/L (10~50mg/ml)，若要做骨骼的改變則要照 X 光。

發病機制

（為了維持血鈣的正常，要做鈣磷代謝的調節。）

	腸道吸收鈣磷	骨鹽溶解沉積	腎小管重新吸收鈣磷	血鈣磷
副甲狀腺素（PTH）		會下降	會下降	會下降
降鈣素（CT）	大幅下降	會大幅度地下降	下降	會大幅度地下降

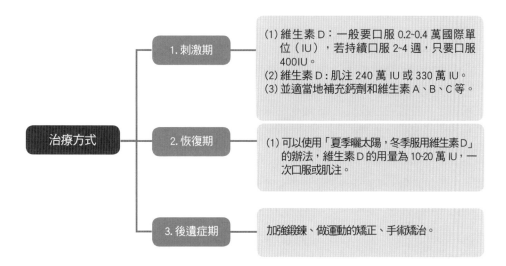

治療方式

1. 刺激期
(1) 維生素 D：一般要口服 0.2-0.4 萬國際單位（IU），若持續口服 2-4 週，只要口服 400IU。
(2) 維生素 D：肌注 240 萬 IU 或 330 萬 IU。
(3) 並適當地補充鈣劑和維生素 A、B、C 等。

2. 恢復期
(1) 可以使用「夏季曬太陽，冬季服用維生素 D」的辦法，維生素 D 的用量為 10-20 萬 IU，一次口服或肌注。

3. 後遺症期
加強鍛鍊、做運動的矯正、手術矯治。

十 知識補充站

護理措施

1. 定期做戶外活動。
2. 補充維生素 D，以預防骨骼畸形。
3. 加強體格的鍛鍊。
4. 健康教育。

7-3維生素D缺乏性佝僂病
（Rickets of Vitamin D Deficiency）（一）

（一）維生素 D 缺乏性佝僂病

1. 由於兒童體內維生素 D 缺乏，導致鈣、磷代謝失常，從而使正在生長骨骺端軟骨板不能正常地鈣化，造成以骨骼病變為特徵的一種全身慢性營養性疾病。
2. 典型的表現是生長著的長骨幹骺端和骨組織鈣化不全，使成骨鈣化不全，則表現為骨質軟化症（osteomalacia）。

（二）維生素 D 的來源和生理功能

維生素 D 為具有生物活性的脂溶性類固醇衍生物。

1. **內部的來源 D3**：7- 脫氫膽固醇透過日光轉化成膽骨化醇。
2. **外部的來源 D2**：食物維生素 D 及魚肝油透過日光轉化成麥角骨化醇。
3. **母體的來源**：母體中的胎兒會轉運維生素 D。
4. **食物中會涵蓋維生素 D。**
5. **皮膚在受到陽光的照射之後，會在體內合成維生素 D。**

（三）生物效應

肝細胞微粒體和線粒體中 25 羥化酶轉化成 25 羥化酶維生素 D（25-OHD），作為評估個別維生素 D 營養狀況的檢測指標。25-OHD 轉化成腎，近端腎小管上皮細胞粒線體中 1-α 羥化酶羥化生成 1.25- 二羥維生素 D，具有很強的抗佝僂病生物活性，可以促進小腸黏膜合成鈣結合蛋白、增加腸道鈣吸收，增加腎小管對鈣、磷的重新吸收，有利於骨的鈣化，促進成骨細胞增殖和破骨細胞的分化。

（四）維生素 D 缺乏性佝僂病的病因

1. 圍生期維生素 D 不足
2. 日光照射不足：冬季日照時間短，紫外線較弱，不能穿透過玻璃窗，易被煙霧、塵埃部分吸收，冬春季發病較為多見。
3. 維生素 D 的攝取不足：正常嬰幼兒的生理需求量為 400-800IU ／天，而母乳和牛乳中的含量較少。
4. 生長過速、維生素 D 的需求量增加：嬰兒的生長速度較快，2 歲的發病較少。
5. 疾病與藥物的影響：消化系統疾病影響吸收，肝、腎嚴重損害會導致維生素 D 羥化障礙，抗癲癇藥可干擾其代謝，糖皮質激素對抗維生素 D 對鈣的吸收和轉運。
6. 食物中之鈣磷比例不當：母乳中鈣磷比例適宜為 2:1，而牛奶則非。

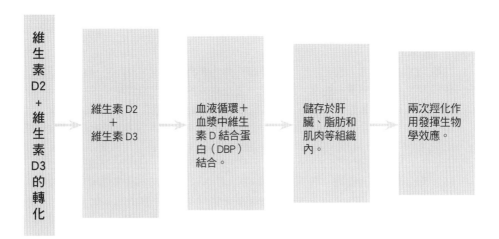

維生素 D2 + 維生素 D3 的轉化 → 維生素 D2 + 維生素 D3 → 血液循環＋血漿中維生素 D 結合蛋白（DBP）結合。 → 儲存於肝臟、脂肪和肌肉等組織內。 → 兩次羥化作用發揮生物學效應。

維生素 D 的來源

內源性	在皮膚之中，7- 脫氫膽固醇（經過紫外線的照射）會生成膽骨化醇（內源性維生素 D3。）
外源性	在植物食物之中的麥角固醇、所有的動物食物（包括肉類與海鮮類等）之中、維生素 D 製劑（經過紫外線的照射）會生成麥角骨化醇。維生素 D 結合蛋白、肝 25- 羥化酶會生成 25- 羥膽骨化醇（腎）再生成 1,25- 二羥膽骨化醇。

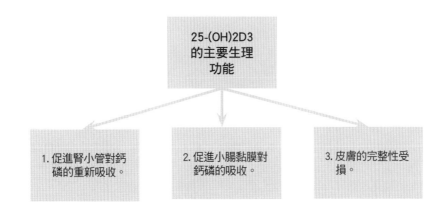

25-(OH)2D3 的主要生理功能

1. 促進腎小管對鈣磷的重新吸收。

2. 促進小腸黏膜對鈣磷的吸收。

3. 皮膚的完整性受損。

7-4維生素D缺乏性佝僂病（二）

（六）臨床表現

1. **初期**：(1) 3 個月左右發病，大多為神經興奮性增高的表現。(2) 易於激怒、煩躁、睡眠不安、夜間啼哭、枕突。(3)X 光檢查正常或鈣化帶稍微模糊。

2. **刺激期**：表現在骨骼的改變方面，症狀依發病年齡不同而不同。(1) 在 3~6 個月，顱骨會軟化成乒乓球狀。(2) 在 7-8 個月，方顱、鞍狀或十字狀顱形；前囟會增寬及閉合會延遲（2~3 歲）；易於罹患齲齒。(3) 在 1 歲時，會有佝僂病串珠（第 7~10 個肋骨）。(4) 橫膈肌附著部位的肋骨長期地受到橫膈肌的牽拉而內陷，而形成一條沿著肋骨走向的橫溝，稱為郝氏溝。(5) 第 7、8、9 個肋骨與胸骨相連處軟化內陷，導致胸骨柄前突，形成雞胸、胸骨劍突部向內凹陷，形成漏斗胸。(6) 若為超過 6 個月的小兒，腕部、踝部會形成鈍圓形環狀隆起，稱為佝僂病手鐲或腳鐲。(7) 在開始行走之後，骨質會軟化，形成嚴重的膝內翻或膝外翻。

3. **後遺症期**：加強體育的活動，可以採用主動式或被動式的矯正。

（七）治療重點

1. **目的**：控制活動期，防止骨骼畸形和復發。

2. **刺激期**：(1) 多曬太陽，多到戶外活動，給予含維生素 D 豐富的食品，給予維生素 D 製劑。(2) 口服法：每天補充維生素 D 50~100ug。(3) 注射法：一次肌肉注射維生素 D 300~320 萬 IU（國際單位），在 2~3 個月之後，每天口服維生素 D 50~100ug。(4) 在 3 個月之內，小嬰兒或有手足搐搦症病史的嬰兒，在肌肉注射維生素 D 之前 2~3 天，至注射之後 2~3 週，口服鈣劑，來防止低鈣抽搐。

3. **恢復期**：(1) 口服預防量維生素 D，多到戶外活動。(2) 夏季要多曬太陽，冬季要給予預防量維生素 D 10~20 萬國際單位（IU）。

4. **後遺症期**：採取主動性或被動性運動，來矯正骨骼畸形與嚴重畸形者。

（八）護理診斷

分為下列四個層面：1. 營養失調，2. 潛在的併發症：骨骼畸形、藥物的副作用，3. 有感染的危險，4. 知識缺乏。

（九）護理措施

1. 定期做戶外活動。

2. 補充維生素 D：(1) 提倡母乳餵養，按時添加輔食。(2) 遵照醫囑給予補充維生素 D，同時防止過量中毒。

3. 預防骨骼畸形和骨折：(1) 避免過早坐、久坐，以防止脊柱後突畸形。(2) 避免過早站、久站和過早行走，以防止下肢彎曲而形成 O 形或 X 形腿。(3) 嚴重佝僂病患兒的肋骨、長骨易發生骨折，護理操作應避免重壓和強力牽拉。

4. 加強體育活動：(1) 骨骼畸形可以採用主動或被動矯正。(2) 若遺留胸廓畸形，則可以做俯臥位頭展胸運動。(3) 下肢畸形可以執行肌肉按摩。(4)O 形腿者，按摩外側肌。(5)X 形腿者，要按摩內側肌。(6) 外科手術者，要指導家長正確地使用矯形器具。

臨床表現

初期	大多發生於出生之後 3 個月大左右,主要表現為非特異性神經精神症狀與煩躁。睡眠狀況與室溫及季節無關,多流汗,嬰兒會出現枕禿。此時期的骨骼並無明顯的改變。
血液生化檢查	血鈣濃度正常或稍低、血磷濃度降低、鈣磷乘積稍低、鹼性磷酸酶正常或增高。
刺激期	主要表現為骨骼改變,運動技能發育遲緩。 因為小兒身體各部位骨骼生長速度隨著年齡不同而異,佝僂病的骨骼改變往往在生長快的部位最明顯,故不同的年齡有不同表現。
恢復期	患兒臨床症狀減輕或消失,精神相當活潑,肌張力恢復,血清鈣磷濃度會恢復正常,鈣磷乘積逐漸恢復正常,鹼性磷酸酶大約在 4~6 週會恢復正常,X 光表現臨時鈣化帶會重現,骨密度會增高。
後遺症期	1. 大多見於 3 歲以後的小兒,臨床症狀消失,血液生化、骨骺 X 光檢查相當正常,遺留不同程度的骨骼畸形。輕中度佝僂病治療後,很少留有骨骼的改變。 2. 常見後遺症有骨骼系統的改變、肌肉鬆弛、智力低落、免疫力低落。 3. 骨骼系統的改變有以下情況: 　(1) 頭部:[a]3-6 個月大發病者:顱骨會軟化。[b] 7-8 個月大發病者:呈現方顱。[c] 2~3 歲發病者:前囟會增大及閉合會延遲,出牙延遲或順序顛倒。 　(2) 四肢:6 個月大以上發病者:會有腕踝畸形、下肢畸形。 　(3) 胸部:畸形大多見於 1 歲左右的小兒,第 7、8、9 個肋骨與胸骨相連處軟化內陷,導致胸骨柄前突,形成雞胸、胸骨劍突部向內凹陷,形成漏斗胸。

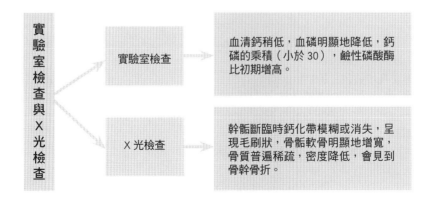

實驗室檢查與 X 光檢查	實驗室檢查	血清鈣稍低,血磷明顯地降低,鈣磷的乘積(小於 30),鹼性磷酸酶比初期增高。
	X 光檢查	幹骺斷臨時鈣化帶模糊或消失,呈現毛刷狀,骨骺軟骨明顯地增寬,骨質普遍稀疏,密度降低,會見到骨幹骨折。

7-5先天性佝僂病

（一）概論

母親罹患嚴重的軟骨症，或妊婦食物之中維生素 D 明顯地不足，導致母親體內維生素 D 極度地缺乏，在新生兒期可以見到典型的症狀，前囟較大，骨縫增寬，後囟未閉，常會伴隨著低鈣驚厥，稱為先天性佝僂病。

（二）治療

其目的在於控制活動期，防止骨骼畸形和再發。

（三）護理措施

1. **適量地餵養**：鼓勵母乳餵養，指導按時添加輔食，協助家長篩選含有維生素 D 豐富的輔食，例如蛋黃、肝泥、肉沫、魚泥等。

2. **增加內源性維生素 D 的合成**：家長要帶小兒多曬太陽。一般來說，戶外活動越早越好，出生兒可以在滿 1~2 個月之後開始。夏季在早上 8~9 點，下午 4~5 點，在樹蔭下曬太陽，大約 45~60 分鐘；冬季避風，靠牆曬太陽，避免隔玻璃曬太陽。

3. **維生素 D 製劑**：(1) 一般性療法：輕中度佝僂病，能夠口服，並無併發症；在活動的早期，維生素 D 的需求量為每天 0.5~1 萬國際單位（IU）。在刺激期之中，維生素 D 的需求量為每天 1~2 萬 IU，在持續 1 個月之後改為預防量，即每天 400~800IU。(2) 突擊式療法：適用於重症佝僂病或伴隨著肺炎、腹瀉、急性傳染病。在刺激期的早期：維生素 D 的 1 次需求量為肌肉注射 30 萬 IU；刺激期（中度）之維生素 D3 的需求量為，半個月肌肉注射 1 次 30 萬 IU，共需注射 2 次；重度之維生素 D3 的需求量為半個月肌肉注射 1 次 30 萬 IU，共需注射 3 次，1 個月之後改為預防量。

4. **預防脊柱、長骨畸形和骨折**：太早坐、久坐會導致脊柱後突畸形，太早站、久站和太早行走會導致下肢彎曲而形成 O 形或 X 形腿，應加以避免。嚴重的佝僂病患兒肋骨、長骨易於發生骨折，故在護理操作時，應避免重壓和強力牽拉。

5. **觀察維生素 D 過量中毒表現**：(1) 早期表現為厭食、煩躁、哭鬧、嘔吐、腹瀉或頑固性便祕。(2) 後期及嚴重病例表現為多喝、多尿，甚至脫水、酸中毒，慢性腎功能衰竭。(3) 血清鈣增高，大於 3mmol/L，血磷正常或降低，鹼性磷酸酶多有降低。臨時鈣化帶緻密。

6. **指導家長加強患兒的體格鍛鍊**：(1) 對骨骼畸形可以採取主動式和被動式運動的方式來加以矯正。(2) 胸廓畸形可以做俯臥位抬頭展胸運動。(3) 下肢畸形可以執行肌肉按摩，以 O 形腿按摩外側肌、O 形腿按摩內側肌，以增加肌肉的張力，來矯正畸形。

7. **防止佝僂病的復發**：佝僂病患兒在治療之後，仍應該多做戶外活動及口服預防劑量的維生素 D。

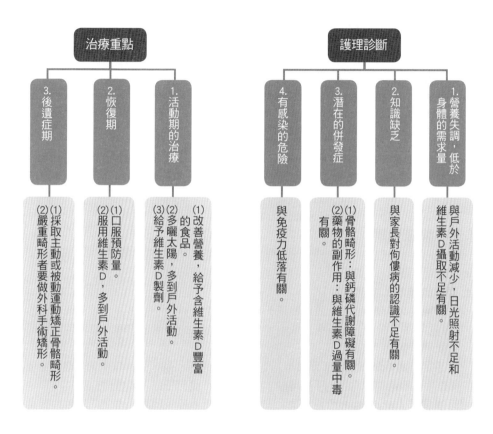

治療重點

3. 後遺症期
(2) 嚴重畸形者要做外科手術矯正骨骼畸形。
(1) 採取主動或被動運動矯正骨骼畸形。

2. 恢復期
(2) 服用維生素D，多到戶外活動。
(1) 口服預防量。

1. 活動期的治療
(3) 給予維生素D製劑。
(2) 多曬太陽，多到戶外活動。
(1) 改善營養，給予含維生素D豐富的食品。

護理診斷

4. 有感染的危險
與免疫力低落有關。

3. 潛在的併發症
(2) 藥物的副作用：與維生素D過量中毒有關。
(1) 骨骼畸形：與鈣磷代謝障礙有關。

2. 知識缺乏
與家長對佝僂病的認識不足有關。

1. 營養失調，低於身體的需求量
與戶外活動減少，日光照射不足和維生素D攝取不足有關。

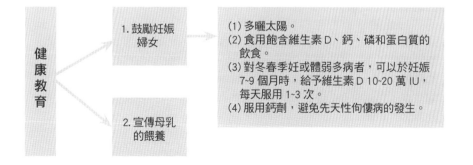

健康教育

1. 鼓勵妊娠婦女

(1) 多曬太陽。
(2) 食用飽含維生素D、鈣、磷和蛋白質的飲食。
(3) 對冬春季妊或體弱多病者，可以於妊娠7~9 個月時，給予維生素D 10-20 萬 IU，每天服用 1~3 次。
(4) 服用鈣劑，避免先天性佝僂病的發生。

2. 宣傳母乳的餵養

7-6維生素D缺乏性手足搐搦症
（Tetany of Vitamin D Deficiency）

（一）概念

維生素 D 缺乏性手足搐搦症，又稱為佝僂性低鈣驚厥。大多見於 4 個月大至 3 歲的嬰幼兒，是兒科的一種急症。由於維生素 D 的缺乏，會引起血鈣離子的降低，導致神經肌肉興奮性增強，會出現驚厥、喉痙攣和手足搐搦等症狀。

（二）病因

1. 維生素 D 缺乏的早期症狀。
2. 合併發燒、感染、饑餓時，組織細胞會分解釋放磷，使血磷增加，病使得鈣離子下降，而出現低鈣抽搐症狀。
3. 人工餵養食用含磷過高的乳製品，導致高血磷、低血鈣的症狀。

（三）臨床表現

驚厥的臨床表現大多見於嬰兒，表現為四肢抽動，兩眼上翻，面肌抽動，神智不清。發作時間持續數秒或數分鐘。一般不會發燒，而神智清醒。

1. 顯性的症狀（突然發生）

(1) **驚厥（convulsion）（並無發燒）**：全身抽動、神智不清幾秒至幾分鐘，由數日 1 次至 1 日數次，直至意識恢復、入睡，而醒來之後活潑如常。無熱驚厥是嬰兒期最常見的症狀。

(2) **手足搐搦（carpopedal spasm）**：手足痙彎呈現弓狀，強直痙攣。表現為突然發生手足肌肉痙攣弓狀，手腕彎曲，手指僵直。發作停止之後活動自如。

(3) **喉痙攣（laryngspasm）**：喉肌聲門痙攣會導致呼吸困難。大多見於較大嬰兒、幼兒和年長的兒童。發作在 2 歲以下。表現為喉部肌肉、聲門突發痙攣，出現呼吸困難，在吸氣時會喉鳴。

2. 隱性的症狀（徵象）

手足搐搦症隱匿體症包括面神經症（Chvostek）、腓反射（Lustes）、陶瑟症（Trousseau）共三種。疾病無典型的症狀發作，但是刺激神經肌肉會引出徵象。

(1) **面神經症（chvostek 症，Chvostek's sign）**：叩擊臉頰會導致眼與口的抽動。

(2) **腓反射 (Lust sign)**：叩擊膝下外側、腓骨小頭上，會導致足向外收縮。

(3) **陶瑟症（Trousseau 症）**：血壓若維持在收縮壓與舒張壓之間持續 5 分鐘，會導致手部的痙攣。

3. 對嬰幼兒的診斷（4 個月 ~2 歲的小兒）

(1) 有無發燒與驚厥的症狀：有無神經系統的徵象。

(2) 是否有維生素 D 缺乏及佝僂病的病史。

(3) 血液內的鈣含量要小於 1.75~1.88mmol/L (7~7.5mg/dl)，血離子鈣要小於 1.0mmol/L (4mg/dl)。

治療三步曲

1. 急救處理	例如服用魯米那 1 次 5~8mg/kg，或安錠 1 次 0.1~0.3mg/kg，或喉部痙攣。 (1) 迅速地控制驚厥：苯巴比妥肌注 10% 水合氯醛灌腸安定肌注或靜脈推注。 (2) 喉部痙攣：舌拉出口外、口對口呼吸、加壓給氧、氣管插管。
2. 補充鈣劑	(1) 重鈣劑：在重鈣劑之中 10% 的葡萄糖酸鈣（Calcium Gluconate）5~10ml 至 10~20ml，每天服用 2~3 次。在重鈣劑之中 10% 刺激（stimulatory）的 G 蛋白（GS）靜滴 10 分鐘以上，靜滴的速度要慢。 (2) 輕鈣劑：10% 氯化鈣（Calium chloride）5~10ml，稀釋 3~5 倍糖水口服。
3. 補充維生素 D	(1) 輕症：維生素 D 每天口服補充 2000~5000IU。 (2) 重症：維生素 D 肌注 15~30 萬 IU，每天服用 1 次。

維生素 D 缺乏性手足搐搦症的發病機制

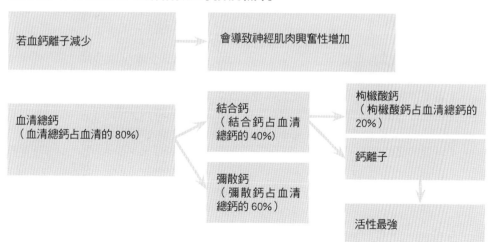

7-7營養不良患兒的護理（一）

（一）病因

1. **疾病的影響**：(1) 急慢性感染：遷延性腹瀉。(2) 先天畸形：唇裂、齶裂、幽門肥大性狹窄、先天性心臟病，由於疾病的影響，會導致營養攝取量的下降，而使得消耗增加。
2. **需求量的增加**：嬰幼兒期生長發育相當迅速，若只餵食澱粉，缺少蛋白質、脂肪，要及時地添加副食。

（二）病理

1. **輕度**：皮下脂肪減少，肌肉輕度萎縮。
2. **重度**：腸壁變薄，黏膜皺襞消失，心肌稍微混濁腫脹，肝臟脂肪浸潤，淋巴組織胸腺萎縮，各內臟器官縮小。

（三）病理生理

1. **新陳代謝異常**：(1) 糖代謝：血糖偏低，糖原不足。(2) 脂肪代謝：脂肪大量消耗，膽固醇下降，肝臟脂肪變性。(3) 蛋白質代謝：總蛋白、白蛋白減少，小於 40g/L 或小於 20g/L，會導致低蛋白水腫。(4) 水、電解質：總液體相對地較多，細胞外液低滲性、低滲脫水、酸中毒、低鉀血症、低鈣血症。
2. **組織器官功能障礙**：(1) 消化：消化液、酶下降、活性下降、蠕動下降、菌群失調會導致腹瀉。(2) 循環：心肌收縮力會下降，心搏量會下降，血壓值會下降，脈搏會變細。(3) 腎臟：濃縮功能下降，尿液比重下降。(4) 中樞神經：抑制與煩躁交替發生。
3. **免疫功能的下降**：(1) 特異性：體液免疫、細胞免疫。

（四）臨床表現

1. **消瘦型**：總熱量、蛋白質、各種營養素的缺乏。
2. **浮腫型**：熱量接近需要，而蛋白質嚴重缺乏。惡性營養不良，非洲稱為「誇希奧科」（kwashiokor）虛胖，營養不良水腫。
3. **體重不增加**：(1) 早期：在早期以後，皮下脂肪會減少。(2) 皮下脂肪消耗的順序為腹部→軀幹→臀部→四肢→臉部。(3) 腹部皮下脂肪：I 型為 0.4~0.8cm，II 型為 0.4cm 以下，III 型會消失。(4) 肌肉萎縮、肌張力下降、皮膚蒼白、乾燥。
4. **伴發的症狀**：(1) 貧血。(2) 各種維生素的缺乏，尤其是維生素 A、B、C。(3) 營養不良性浮腫見於 III 型，會由臉部與下肢遍及全身。(4) 各個器官功能低落的症狀，尤其嬰兒腹瀉會遷延不癒，易於繼發各種感染：鵝口瘡、肺炎、結核病（TB）、尿感。

營養不良的程度區分

	第一類 （輕度）	第二類 （中度）	第三類 （重度）
體重低於正常的平均數	15~25%	25~40%	40% 以上
腹部皮下脂肪厚度	0.8~0.4cm	0.4cm 以下	消失
身高	正常	比正常的低	明顯地低於正常值
精神狀態	無明顯的變化	情緒不穩定、睡眠不安	精神萎靡，煩躁、抑制交替，反應低落。
肌張力	基本正常	明顯地降低、肌肉鬆弛	肌肉萎縮

臨床表現

體重低落（underweight）： 慢性或急性營養不良	X － 3SD ≦ 體重／年齡 < X － 2SD（中度） 體重／年齡 < X － 3SD（重度）
生長遲緩（stunting）： 長期慢性營養不良	X － 3SD ≦ 身高／年齡 < X － 2SD（中度） 身高／年齡 < X － 3SD（重度）
消瘦（wasting）： 近期急性營養不良	X － 3SD ≦ 體重／身高 < X － 2SD（中度） 體重／身高 < X － 3SD（重度）

（註：X 為樣本平均數，SD 為標準變異數。）

7-8營養不良患兒的護理（二）

（五）實驗室檢查

1. 血清白蛋白濃度的降低（血清白蛋白濃度會降低 19~21 天）。
2. 視黃醇結合蛋白（視黃醇結合蛋白會持續 10 小時）。
3. 前白蛋白（前白蛋白會持續 1~9 天）。
4. 甲狀腺結合前白蛋白（甲狀腺結合前白蛋白會持續 2 天）。
5. 鐵轉殖蛋白（鐵轉殖蛋白會持續 3 天）。
6. 胰島素樣生長因子 I（包括 IGF-1）。

（六）治療與護理的原則

1. **調整飲食：**(1) 循序漸進，逐步地增加。[a] 輕度為每天 418~502kJ (100~120kcal)/kg 調整至 585kJ (140kcal)/kg。[b] 中度為每天 167~250kJ (40~60kcal)/kg 調整至 502~628kJ (120~150kcal)/kg。[c] 重度為每天 502~628kJ (120~150kcal)/kg 調整至 628~711kJ (150~170kcal)/kg。(2) 在同一針裡，靜脈注射高度的營養品：脂肪乳劑、胺基酸、白蛋白、維生素、礦物質。
2. **促進消化：**(1) 消化合成劑、苯丙酸諾龍、胰島素可以促進消化。(2) 中醫治療「疳積」，以健脾補氣，理中化積為主。
3. **治療併發症：**(1) 治療腹瀉脫水、電解質紊亂、低血糖之類的併發症。(2) 若感染要給予足量的殺菌型抗生素。(3) 在嚴重貧血時（HB 小於 40g/L）要輸血，在後期要補鐵。

（七）出現饑餓性腹瀉的護理

1. 評估患兒大便次數、數量、性質，有方向性地制定相應的措施。正確、及時採取大便標本送檢。
2. 指導家長養成良好的衛生習慣：在餵奶之前、更換尿布之後要洗手；奶具、盆具要嚴格地消毒，而防止交叉感染。
3. 提供易於消化、纖維含量較少的流質、半流質或軟飯。囑咐患兒多喝水或飲料，保證攝取足夠的水分，鼓勵其食用高鉀或高鈉的飲料（例如柳橙汁）。
4. 觀察記錄患兒皮膚彈性、溫度、精神狀態、囟門及眼眶凹的程度。
5. 若有感染，遵照醫囑給予抗生素控制。
6. 正確地計算液體失漏量，有脫水者，遵照醫囑輸液，在輸液時應注意先快後慢。
7. 每次在便後要做肛周護理。

（八）便祕的護理

1. 多吃蔬菜及水果，特別是香蕉、蜂蜜等。
2. 鼓勵患兒增加飲水量（每天 100mL/kg）。
3. 每天順著腸的蠕動方向按摩腹部數次，增加腸蠕動，促進排便。
4. 在患兒病情允許的範圍之內，適當地增加活動量。
5. 遵照醫囑給予大便軟化劑，在必要時灌腸。
6. 重點評估大便的數量、次數、性質、顏色是否都有不同程度的好轉。

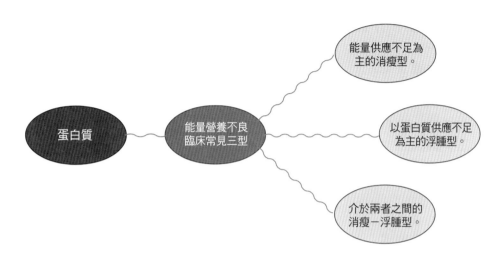

營養不良患兒的護理措施

1. 量體重	(1) 輕、中度營養不良患兒，每週量體重 2 次。 (2) 重度營養不良患兒，每天量體重 1 次。
2. 評估胃腸功能	評估患兒病情輕重、消化能力、有無腹脹、腹瀉等，以便循序漸進、逐步增加飲食，避免發生胃腸功能紊亂。
3. 飲食計畫	根據患兒實際的情況來制定飲食計畫。 (1) 嚴重營養不良的患兒，一開始供給熱量每天 167~250KJ/kg（40-60kcal/kg），以維持基礎代謝為宜，以後可以遵照醫囑逐步增加熱量。 (2) 輕度營養不良的患兒，在基本維持原有飲食的基礎上，較早添加含蛋白質和高熱量的食物，例如蒸蛋、魚湯、肉泥、牛奶、豆漿等。
4. 進食的原則	(1) 指導家長做適量的餵養，糾正患兒不良飲食習慣，例如偏食。 (2) 協助並鼓勵患兒進食高熱量、高蛋白、高維生素、低脂肪的清淡易消化的飲食。 (3) 為患兒創造一個良好的飲食環境，使患兒在輕鬆、愉快的環境之中進食。 (4) 鼓勵患兒和其他小患兒在一起進餐。 (5) 鼓勵家長從家裏攜帶患兒喜歡吃的食物。 (6) 注意飲食的色、香、味，食慾不振的患兒應少量多餐。 (7) 在兩餐之間應給予患兒喜愛的水果。 (8) 對於不能進食者，可以採用鼻飼，以保證熱量的供給。
5. 營養補充	遵照醫囑服用各種消化酶、維生素、礦物質。
6. 活動	適當地活動，以增加腸蠕動，促進食慾。

7-9蛋白質─熱能營養障礙患兒的護理
（Protein-Energy Mulnutrition, PEM）

（一）定義

蛋白質─熱能營養不良（PEM）即蛋白質和能量缺乏所導致的一種營養缺乏症。大多見於 3 歲以下的嬰幼兒，表現為體重下降、皮下脂肪減少、皮下水腫，常會伴隨著各個器官功能的紊亂。

（二）病因

1. 低血糖。2. 葡萄糖攝取不足，總蛋白減少，白蛋白減少，導致低蛋白性水腫（凹陷性水腫）。3. 身體動員消耗脂肪，分解增加導致脂肪肝。4. 各個器官功能的降低：腦透過腺嘌呤核苷三磷酸（ATP）會導致條件反射延遲、暫時性智力低落，心臟會導致心肌收縮力下降。

（三）臨床表現

1. **最初的表現**：體重會下降，皮下脂肪會減少，毛髮枯黃，精神不振。體格生長速度會減慢甚至停頓，嚴重的會出現皮下脂肪消失、老人面容，各個器官功能低落。
2. **皮下脂肪消減的順序**：由腹部→軀幹→臀部→四肢→臉部。
3. **分類**：(1) 浮腫型：蛋白質缺乏為主，總熱量不變。(2) 消瘦型：總熱量及各種營養物質缺乏。(3) 體重低落型：反映患兒有慢性／急性營養不良。(4) 生長遲緩型：反映過去或長期營養不良。(5) 消瘦型：反映患童近期、急性營養不良。
4. **併發症**：(1) 營養性貧血：造血原料缺乏，常見營養性缺鐵性貧血。(2 各種維生素的缺乏症：常見的維生素 A 缺乏症，也有維生素 B、C、D 的缺乏症。
5. **感染**：易於繼發上呼吸道感染、鵝口瘡、支氣管炎，特別是嬰兒腹瀉。
6. **自發性低血糖**：突然發生。表現為體溫不升、臉色蒼白、神智不清、脈搏減慢、呼吸暫停等。

（四）治療原則

1. 處理各種危及生命的緊急情況，例如腹瀉脫水、電解質紊亂、酸中毒、休克、腎功能衰竭等。2. 調整飲食、逐漸增加飲食及補充營養物質。3. 去除病因：原發病。

（五）護理評估

測量體重、身高並與小兒正常標準比較，測量皮下脂肪的厚度；檢查有無肌張力下降，有無水腫甚至胸腔、腹腔積液；瞭解有無精神改變；判斷有無營養不良及其程度。

（六）護理診斷

1. **營養失調**：低於身體的需求量，與能量、蛋白質攝取和失漏、消耗過多有關。
2. **有感染的危險**：與免疫能力下降有關。
3. **潛在的併發症**：低血糖、乾眼病、營養性缺鐵性貧血。
4. **知識缺乏**：與家長缺乏營養知識及合理餵養方法有關。
5. **生長發育改變**：與餵養不當有關。

護理措施

1. 飲食調理	(1) 飲食調整原則：由少到多、由稀到稠、循序漸進，逐漸增加飲食，直至恢復正常為止。 (2) 營養補充：[a] 輕度營養不良患兒：早期添加蛋白質和能量較高的食物 80~100kcal/kg，可以逐漸增加至 140 kcal/kg 的級距，待接近正常體重的恢復營養階段時，再改為每天服用 40~80kcal/kg。[b] 中度與重度營養不良的患兒：由 40~60 kcal/kg 逐漸增加至 120~150kcal/kg 的級距，待接近正常的體重之後，再改為每天服用 40~80kcal/kg。 (3) 蛋白質攝取量從每天 1.5~2.0g/kg 開始，逐步增加到每天 3.0~4.5g/kg。食物給予高蛋白的食物，有條件地給予酪蛋白水解物、胺基酸混合液或要素飲食。注意蔬菜與水果的添加，以補充維生素及礦物質。 (4) 對於食慾很差、吞嚥困難、吸吮力弱者，可以使用鼻胃管來餵養。 (5) 病情嚴重或完全不能進食者，遵從醫囑來使用葡萄糖、胺基酸、脂肪乳劑等靜脈輸注白蛋白。
2. 促進消化、改善食慾	(1) 給予各種口服消化酶，以幫助消化。 (2) 給予苯丙酸諾龍肌注，以促進身體對蛋白質的合成和增進食慾。 (3) 胰島素治療，可以降低血糖，增加饑餓感，提升食慾。 (4) 給予鋅治療，可以提升味覺敏感度，增加食慾。
3. 預防控制感染	(1) 密切地觀察體溫的變化，做好保護性隔離。 (2) 注意皮膚、臀部、口腔及眼部的護理。
4. 積極處理併發症，密切觀察病情的突變	要特別注意低血糖、酸中毒、低血壓、心力衰竭的症狀。

健康教育

1. 加強保健工作	包括產前訪視以及宣傳育兒方法、疾病預防、營養指導等宣導教育工作。
2. 適量的餵養	提倡母乳餵養。
3. 選擇合適的代乳品	培養不偏食、不挑食的飲食習慣。
4. 防治疾病	(1) 按時接受預防接種，以防傳染病的發生。 (2) 及時診治疾病。 (3) 矯正先天畸形。
5. 生長發育監測	要有效地監測生長發育的情況。

✚ 知識補充站

在臨床上常見下列三型：

1. 以能量供應不足為主的消瘦型。2. 以蛋白質供應不足為主的浮腫型。3. 介於兩者之間的消瘦－浮腫型。

7-10小兒肥胖症（Obesity）（一）

長期能量攝取超過消耗，導致體內脂肪積聚過多。體重超過同齡兒 20%，稱為肥胖。與成人肥胖症、冠心病、高血壓、糖尿病有關。

（一）特點

近年來，小兒肥胖病在全球呈明顯上升趨勢。與成人相比，小兒肥胖病的特點為：
1. 兒童肥胖並非一種疾病，而是多種因素所導致的一種症狀。
2. 兒童肥胖症與成人肥胖病並非密切相關，其中僅有 10~30% 發展為成人肥胖病。

（二）病因

1. 單純性肥胖

95~97% 的肥胖患兒不會伴隨著明顯的神經、內分泌及遺傳代謝性疾病。其原因為：
(1) 長期攝取能量過多，例如攝取澱粉類、高脂肪食物過多。
(2) 活動較少、休息過多，導致能量消耗減少，糖轉化為體脂蓄積。
(3) 遺傳的因素，肥胖小兒的父母往往也是肥胖者。
(4) 社會、經濟、文化因素的影響，例如習慣的飲食架構大多為澱粉及高脂食品。
(5) 精神因素的影響，例如親屬病故、學習成績落後等情緒創傷。家庭溺愛造成異常心理的小兒，也可能會出現肥胖。
(6) 長時間看電視，玩電動遊戲。
(7) 營養過剩。

2. 繼發性肥胖

由各種內分泌、遺傳、代謝性疾病所導致，如庫欣症候群、長期使用糖皮質激素等。

（三）病理和病理生理

1. 主要的病理改變

脂肪細胞的數目會增多、體積會增大，治療較為困難且易復發。主要的病理改變在胎兒出生之前 3 個月、出生之後第 1 年、青春期這三個時期，而不在此三階段所引起的肥胖特點，僅會出現脂肪細胞體積增大，而數目增多並不明顯，其治療比較容易見效且不易復發。

2. 代謝及內分泌改變

(1) 對環境溫度變化的應激能力降低，有低溫的傾向。
(2) 血脂水準增高，除了易於併發動脈硬化、冠心病、高血壓、膽石症等，還可以抑制白血球趨化及殺菌功能，患兒易於併發感染。
(3) 嘌呤代謝異常，血尿酸水準增高，易於發生痛風症。
(4) 內分泌改變，例如男性患兒的雄性激素水準會降低，而女性患兒的雌激素水準會增高。

臨床表現

症狀的類別	臨床表現
單純性肥胖	1. 患兒的食慾旺盛，常有多食、喜食肥肉及油炸食物或甜食的習慣。 2. 肥胖症（obesity）是由於長期能量攝取超過消耗，導致體內脂肪蓄積過多，體重超過了一定的範圍。 3. 以同性別、同身高（長）正常小兒的體重平均數為標準：(1) 體重超過平均數 20% 以上者即為肥胖。(2) 超過 20~29% 者為輕度肥胖。(3) 超過 30-39% 者為中度肥胖。(4) 超過 40-59% 者為重度肥胖。(5) 超過 60% 以上者為極度肥胖。 4. 最常見於嬰兒期、5-6 歲和青春期等三個年齡階段。 5. 重度肥胖者，胸、腹、臀、大腿皮膚會出現白色、紫色花紋。 6. 單純性肥胖兒童的體脂會增多，但是分布均勻。 7. 少數肥胖兒會有扁平足及膝外翻。
肥胖—換氧不良症候群 （Pickwickiansyn）	因為脂肪過度堆積而限制胸廓擴展及膈肌運動，導致肺通氣不良，而引起低血氧症、紅血球增多、發紺，在嚴重時心臟會擴大、心力衰竭甚至死亡。

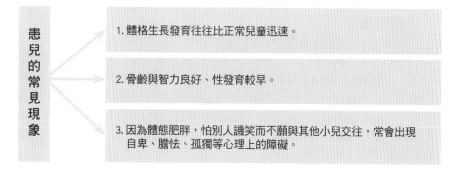

患兒的常見現象

1. 體格生長發育往往比正常兒童迅速。

2. 骨齡與智力良好、性發育較早。

3. 因為體態肥胖，怕別人譏笑而不願與其他小兒交往，常會出現自卑、膽怯、孤獨等心理上的障礙。

7-11小兒肥胖症（二）

（四）臨床表現

1. **最常見的年齡**：嬰兒期、5~6 歲、青春期。
2. **最常見的表現**：(1) 肥胖的體型：全身的皮膚呈現白紋或紫紋、膝外翻、扁平足。(2) 體重增加。(3) 肺通氣不足、呼吸淺快：因為過多的脂肪限制胸廓和橫膈肌運動。(4) 易罹患呼吸道感染。(5) 性發育較早。(6) 智力良好。(7) 常會有心理障礙。
3. **最常見的實驗室檢查**：血胰島素、甘油三酯、膽固醇上升、生長激素下降。
4. **國內臨床常用標準**：以相同身高、相同性別，正常小兒體重平均數為標準，體重超過正常體重的20%，即為肥胖。(1) 輕度：20~29%。(2) 中度：30~39%。(3) 重度：40~59%。(4) 超過 60% 以上者為極度肥胖。最常見於嬰兒期、5~6 歲和青春期等三個年齡層。

（五）護理措施

1. 飲食的護理。
2. 按照醫囑來給予助消化的藥物。
3. 預防感染。
4. 密切觀察病情：要密切地觀察低血糖的症狀。
5. 時間：護理措施要在夜間或清晨時進行。
6. 症狀：頭昏眼花、出冷汗、面色蒼白、神智不清。
7. 處理的方式：治療低血糖要做 25~50% 的靜脈推注（GS）。

（六）常見的護理診斷

1. **營養失調**：高於身體的需求量與攝取高能量食物過多，和／或運動過少有關。
2. **自我形象紊亂**：與體態異常有關。
3. **焦慮**：與控制飲食困難有關。
4. **知識缺乏**：與家長對適量營養的認識不足有關。

（七）治療與護理

治療與護理的目的為使皮脂減少，體重減輕。

1. 控制飲食：(1) 能量攝取：應低於身體總消耗的能量。學齡兒童每天攝取能量的上限為：重度為 3347kJ（800kcal），中度為 4184kJ（1000kcal），輕度為 5020kJ（1200kcal）。(2) 食物能量的來源：採用低脂肪、低碳水化合物和高蛋白食譜，其中蛋白質供能占 30~35%，脂肪供能占 20~25%，碳水化合物供能占 40~45%。青春期生長發育迅速，蛋白質供能可以提升至 50~60%。
2. 加強運動：能量消耗增多。

護理診斷

1. 營養失調	高於身體的需求量，與攝取高能量食品過多或運動過少有關。
2. 自我形象紊亂	與體態異常有關。
3. 焦慮	與抑制飲食困難有關。
4. 知識缺乏	有家長對適量營養的認識不足有關。

護理措施

1. 飲食療法	(1) 控制食物總熱量：[a] 要達到減肥目的，又要保證小兒正常生長發育，因此，開始時不宜操之過急，只要控制體重增長，使其體重下降至超過該身長計算的平均標準體重的 10%，即可以不需要嚴格地限制飲食。[b] 每天攝取的熱能必須低於身體消耗的總熱能，同時必須滿足小兒的基本營養及生長發育需要，以免影響其正常的生長發育。[c] 熱量控制的一般性原則為：5 歲以下每天 600~800kcal，5~10 歲每天 800~1000kcal，10~14 歲每天 1000~1200kcal。嚴重肥胖者，可以按照理想體重所需的熱能減少 30% 或更多。 (2) 飲食結構的調整：[a] 限制脂肪的攝取，營養要平衡，正常生長發育要維持。[b] 飲食應以高蛋白、低碳水化合物及低脂肪為宜，動物脂肪不宜超過脂肪總量的 1/3。[c] 蛋白質每天供應量不應少於 2g/kg，碳水化合物可作為主要食物，但要減少食糖量。同時供給一般需要量的維生素和礦物質。[c] 食物應以蔬菜、水果、米飯、麥食為主，外加適量蛋白質，包括瘦肉、魚、雞蛋、豆類等。[d] 為了滿足小兒的食慾，消除饑餓感，可以多進食熱量較少、體積較大的食物，例如蔬菜及瓜果等。 (3) 飲食習慣的改善：以三餐為主，不挑食、偏食，少吃零食、甜食、油性食品，減慢就餐的速度等。
2. 增加體格的鍛鍊	(1) 提升對運動的興趣，提供能夠促進能量消耗而易持續的運動項目。 (2) 肥胖兒童應每天持續地運動，養成習慣。可先從小運動量活動開始，而後逐步增加運動量與活動時間。 (3) 應避免劇烈的運動，以防增加食慾。
3. 解除精神負擔，增強自信心	提供心理諮詢，鼓勵積極地投入到減肥計畫中，並協助其樹立對自我形象的正面認知。
4. 四大禁忌症	(1) 禁止饑餓、半饑餓或變相饑餓療法。 (2) 禁止短期（3 個月內）快速減肥或減重。 (3) 禁止服用減肥藥品、減肥食品或飲料。 (4) 禁止使用手術或物理療法治療。

7-12小兒肥胖症（三）

（八）護理評估

1. 主觀性資料

(1) 病因：

[a] 攝食過多：高澱粉、高脂肪類食物過多。

[b] 遺傳因素：肥胖兒往往有家族史。

[c] 缺乏運動。

[d] 社會文化因素：飲食習慣以一定的社會文化背景為基礎。

[e] 心理因素：情緒不愉快、性格孤僻，小兒經常表現為多食而導致肥胖。

[f] 繼發於其他因素：例如腦部疾病、內分泌紊亂。

(2) 症狀：

[a] 大多為單純性肥胖。除了多食之外，並無其他的不適症狀。患兒食慾極好，喜食肥肉、油炸食物或甜食的習慣。明顯肥胖者會有疲乏感，用力時氣短或腿痛。嚴重肥胖者的胸廓運動若受到限制，會導致心衰，甚至死亡。

[b] 會有心理障礙，自我概念降低，自尊心紊亂的症狀。

2. 客觀性資料

徵象如下：

(1) 體重超過標準體重 20% 即為肥胖，超過標準體重 20~30% 為輕度肥胖，超過標準體重 30~50% 為中度肥胖，超過標準體重 50% 為重度肥胖，超過標準體重超過 10~20% 為超重。

(2) 女性：肥胖兒童的外生殖器發育大多正常，胸部脂肪增多，應注意與正常乳房比較，後者會觸到乳腺組織的硬結。

(3) 男性：肥胖兒童的大腿、會陰部脂肪過多，陰莖可以掩藏在脂肪組織中而顯得陰莖過小，實際發育大多正常。

3. 輔助性檢查：

(1) 血漿胰島素會增多，甘油三酯、膽固醇增高，生長素偏低。

(2) 超音波檢查會見到不同程度的脂肪肝。

小博士解說 **專家的意見**

1.改變生活及飲食的習慣，首先應該改變大人的飲食觀念，減少甜食、飲料、點心等的攝取，注意加入粗糧，飲食多樣化，多運動，才能有效地預防糖尿病、高血壓等病種。

2.防病比治病更重要。

預防肥胖症

1. 肥胖症的預防要從嬰幼兒期做起。

2. 過度肥胖是小兒營養障礙性疾病的狀態。

3. 提倡母乳餵養，4~5 個月前不餵半固態或固態澱粉類的食物。

4. 輔食添加以滿足小兒正常發育需要為宜，不過分添加高熱量與高脂肪食物。

小兒肥胖症的行為治療	1. 教會患兒及其父母行為管理的方法。 2. 年長兒應學會自我監測，記錄每日體重，活動，飲食及環境影響因素等情況，並定期綜合歸納。 3. 父母要協助患兒評估執行治療的情況及建立良好飲食與行為習慣。

✚ 知識補充站

據新加坡早報的報導，法國與瑞士的一組科學家宣布發現了老鼠的饑餓基因 Per 2，而這個發現可能有助於治療人類的肥胖症或酗酒問題。瑞士佛里堡大學生物化學家阿爾佈雷希特教授和法國斯特拉斯堡市路易 · 巴斯德大學沙萊教授，在實驗中發現 Per 2 能夠減少，甚至斷絕饑餓的警訊。有些已修改這個基因的老鼠，甚至完全沒有饑餓感，唯有見到食物時，才想進食。有這個正常基因的其他老鼠，在進食時間到來之前已四處覓食。因此，進食時間和饑餓感的關係，為探討治療「超重、睡眠障礙、憂鬱症或酗酒」等方面，提供「很有希望」的途徑。

第八章
呼吸系統疾病患兒的護理

單元

學習目標

1. 瞭解肺炎發病和支氣管哮喘的發病機制。

2. 熟悉小兒呼吸系統解剖生理特色、肺炎分類。

3. 掌握肺炎臨床表現和幾種不同病原體肺炎的鑑別、護理措施。

4. 熟悉肺炎及支氣管哮喘的治療原則，兒童哮喘的管理。

5. 列出急性支氣管炎的病因、臨床特色。

6. 描述小兒肺炎的病因、臨床表現。

7. 比較幾種不同病原體所導致肺炎的特色。

8. 敘述小兒肺炎的治療原則及制定護理計畫。

9. 掌握支氣管哮喘的臨床表現和診斷標準。

10. 分別說出兩種類型上呼吸道感染的特色。

11. 為上呼吸道感染患兒的提供有效護理措施。

8-1 小兒呼吸系統解剖生理特色

（一）解剖特色

以環狀軟骨下緣為界，分為上、下呼吸道。與成人比較，相對較小。

1. **上呼吸道**：分為鼻、鼻竇、鼻咽部、咽部、會厭、喉等部位。
   (1) 鼻：短無鼻毛、後鼻道狹窄、黏膜柔嫩，血管豐富。
   (2) 咽：咽鼓管較寬、直、短，呈現水平位。
   (3) 喉：喉呈現漏斗形，喉腔較窄，聲門裂相對狹窄。
2. **下呼吸道**：分為氣管、支氣管、微支氣管、肺等部位。
   (1) 氣管、支氣管：支撐及清除能力較弱，異物易墜入右支氣管內。
   (2) 肺：間質發育旺盛，肺泡數量較少。
3. **胸廓**：桶狀、橫膈肌位置較高、呼吸肌發育較差。

（二）生理特色

與成人比較，相對較弱。

1. **呼吸的頻率與節律**：頻率較快，節律不整。
2. **呼吸的型式**：嬰幼兒呈現腹膈式呼吸，隨著年齡的成長，會出現胸腹式呼吸。

（三）呼吸道免疫的特色

非特異性免疫功能及特異性免疫功能均較差。嬰幼兒體內的分泌型免疫球蛋白 A（SIgA）的含量較低，尤以分泌型 IgA 為甚，肺泡巨噬細胞免疫球蛋白 G（IgG）的功能不足，乳鐵蛋白、溶菌酶、干擾素、補體數量及活性不足。纖毛的運動功能較差；肺泡巨噬細胞功能不足；嬰幼兒期特異性和非特異性免疫均較差，易罹患呼吸道感染。

（四）呼吸功能的特色

呼吸功能的儲備能力較低。

1. **肺活量**：正常值為 50~70ml/kg。在安靜時，兒童僅使用肺活量的 12.5%，而嬰兒則需要使用 30%，證實嬰兒呼吸的代償能力較差。
2. **潮氣量**：小兒大約為 6ml/kg，若年齡越小，則潮氣量越小，其值隨著年齡的成長而增長。
3. **每分鐘通氣量**：正常的嬰幼兒每分鐘通氣量為 3500~4000ml/min，與成人相似。
4. **氣道阻力**：管徑細小，阻力大。小兒氣道阻力大於成人；氣道管徑隨著發育而增大；阻力隨年齡而遞減。
5. **呼吸系統檢查方法**：血氣分析、肺功能、胸部檢查等。血氣分析反映氣體交換和血液酸鹼的平衡狀態。

小兒的呼吸頻率與節律

年齡	呼吸（次／分鐘）	脈搏：呼吸
新生兒	40~45	3:1
1 歲以下	30~40	3~4:1
2~3 歲	25~30	3~4:1
4~7 歲	20~25	4:1
8~14 歲	18~20	4:1

上呼吸道的解剖特色

部位	特點	臨床表現
鼻	鼻道狹窄，黏膜柔嫩、血液營養豐富、無鼻毛、缺少海綿組織。	易於感染、堵塞、嬰幼兒少見鼻衄。
鼻竇	鼻竇口相對地較大，鼻副竇發育的先後不同，上頜在先，額頭在後。	急性鼻炎會波及上頜竇、篩竇感染。
咽鼓管	嬰幼兒相對較寬、較直、較短，為水平位。	在患鼻咽炎時，易於導致中耳炎。
咽	淋巴組織相當豐富；咽扁桃體（腺狀體）在 6 個月之前發育；齶扁桃體在 1 歲會增大，在 4~10 歲會達到高峰，在 14~15 歲會逐漸退化。	扁桃體炎大多發生於年長兒。
喉	聲帶及黏膜柔嫩，血液營養豐富；較長，較為狹窄，軟骨柔軟。	在患喉炎時，易於梗塞而導致呼吸困難。

下呼吸道的解剖特色

部位	特點	臨床表現
氣管、支氣管	狹窄，軟骨柔軟，缺乏彈性組織，血液營養豐富，黏液較少，纖毛運動較差。右側支氣管較直，似由氣管直接延伸。左側自氣管側方發出。	在感染之後易導致呼吸道阻塞；異物大多見於右側。
肺	彈力組織發育較差，血液營養豐富，間質豐富，肺泡數較少，含血較多，含氣較少。	易於感染易間質性發炎症，肺氣腫，肺不張。

8-2急性上呼吸道感染

（一）概念

急性上呼吸道感染（acute upper respiratory infection, AURI）簡稱為「上感」，主要是由病毒感染引起鼻、咽和喉部的發炎症，是小兒最常見的疾病。

（二）內因

由於上呼吸道的解剖、生理特點和免疫特點（小、弱、差），易患呼吸道感染。

（三）誘因

營養不良、貧血、維生素 D 缺乏性佝僂病、先天性心臟病易反覆發作、居住條件擁擠、室內的空氣混濁，冷暖失當及護理不當等因素，常會誘發本病。

（四）臨床表現

一般類型上感，療程大約 3~5 天。

1. **症狀**：(1) 輕症：大多見於年長兒以鼻咽部的症狀為主，例如鼻塞、噴嚏、流涕、乾咳、流淚、咽部不適等伴隨的症狀。(2) 重症：大多見於嬰幼兒驟然發病，發燒、寒顫、高燒、驚厥、納差、咳嗽、身乏力等。
2. **徵象**：咽部充血，扁桃體腫大，頜下淋巴結腫大觸痛。

（五）併發症

1. **局部蔓延**：中耳炎、鼻竇炎、喉炎、咽後壁膿腫、頸淋巴結炎、支氣管炎、肺炎。
2. **波及全身**：敗血症、心肌炎、腦炎。
3. 年長兒的鏈球菌感染，易引起急性腎炎和風濕熱等疾病。

（六）輔助性檢查

1. 外圍血液檢查：正常、降低或升高。
2. 病毒分離和血清反應會確認病原菌。
3. 鏈球菌感染：抗鏈球菌溶血素（ASO）滴度會增高。

（七）治療原則

主要是支援和對症治療。

1. 一般的治療：休息，多喝水，注意呼吸道隔離，預防併發症。
2. 抗病毒藥物：包括潘生丁、病毒唑等。
3. 對症治療：包括退燒藥、物理降溫、止驚等。
4. 若繼發細菌感染或有併發症者需要篩選抗生素。若確定為鏈球菌感染者，則使用青黴素 7~0 天或 10~14 天。

（八）護理評估

1. 健康史。
2. 症狀、徵象。
3. 社會、心理因素。
4. 實驗室檢查的結果。

兩種特殊類型的上感

疾病名稱	皰疹性咽峽炎	咽結合膜熱
病原體	柯薩奇 A 組病毒	腺病毒 3、7 型
季節	夏秋季	春夏季
症狀	發高燒、咽痛、流涎、拒食。	發高燒，咽炎，結合膜炎，會在團體兒童機構中流行。
徵象	咽部充血，咽齶弓、懸雍垂、軟齶等外面有 2~4mm 大小的皰疹，周圍紅暈，皰疹破裂之後形成小潰瘍。	頸部、耳後淋巴結腫大
療程	1 週左右	1~2 週

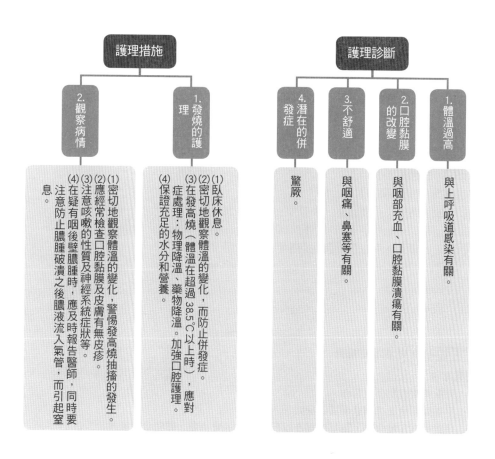

護理措施

2. 觀察病情

(1)密切地觀察體溫的變化，警惕發高燒抽搐的發生。

(2)應經常檢查口腔黏膜及皮膚有無皮疹。

(3)注意咳嗽的性質及神經系統症狀等。

(4)在疑有咽後壁膿腫時，應及時報告醫師，同時要注意防止膿腫破潰之後膿液流入氣管，而引起窒息。

1. 發燒的護理

(1)臥床休息。

(2)密切地觀察體溫的變化，而防止併發症。

(3)在發高燒（體溫在超過 38.5℃以上時），應對症處理：物理降溫、藥物降溫。加強口腔護理。

(4)保證充足的水分和營養。

護理診斷

4. 潛在的併發症

驚厥。

3. 不舒適

與咽痛、鼻塞等有關。

2. 口腔黏膜的改變

與咽部充血、口腔黏膜潰瘍有關。

1. 體溫過高

與上呼吸道感染有關。

8-3急性支氣管炎（Acute Bronchitis）

（一）病因
1. 凡是能夠引起上呼吸道感染的病原體皆會引起支氣管炎，大多數為混合性感染
2. 較常見的致病細菌有肺炎鏈球菌、溶血鏈球菌、葡萄球菌和流感桿菌等
3. 特異性素質、免疫功能失調、營養不良、佝僂病、副鼻竇炎等患兒，常易於反覆發作支氣管炎。

（二）臨床表現
1. **症狀**：大多先有上感的症狀，咳嗽為主要的症狀，最初為乾咳，以後有痰。嬰幼兒全身症狀較重，常會有發燒的症狀。
2. **徵象**：肺部呼吸音較粗，或有乾、濕性囉音。囉音的特點為不固定性，常在體位改變或咳嗽後隨分泌物的排出而暫時消失。
3. **哮喘性支氣管炎**（asthmatic bronchitis）：
   (1) 大多見於 3 歲以下的嬰幼兒，常會有濕疹和過敏史的體胖小兒。
   (2) 咳嗽、氣喘，呼氣性呼吸困難，肺部叩診呈現鼓音，兩肺滿布哮鳴音及少量的粗濕囉音，會有三凹症及鼻翼扇動。
   (3) 有反覆發作的傾向。
   (4) 肺部 X 光檢查有肺紋理增多、增粗或模糊及肺氣腫改變。

（三）輔助性檢查
1. **外圍的血液檢查**：若病毒感染，則白血球正常。若混合感染，則白血球總數和中性粒細胞均會升高。
2. **胸片**：正常或肺紋理增多。

（四）治療原則
　主要是控制感染和對症治療。
1. 一般性治療：要多休息，多喝水，並經常變化體位。
2. 控制感染：使用抗菌素及抗病毒藥來控制感染。
3. 喘息嚴重者：可以使用潑尼鬆來治療喘息嚴重者。

小博士解說 **專家的意見**

兒童哮喘
　1. 兒童哮喘會反覆地發作。
　2. 平喘藥對兒童哮喘有明顯的療效。
　3. 兒童哮喘在發作時，肺部會聞及以呼氣為主的哮鳴聲，呼氣會延長。

支氣管哮喘的發病機制

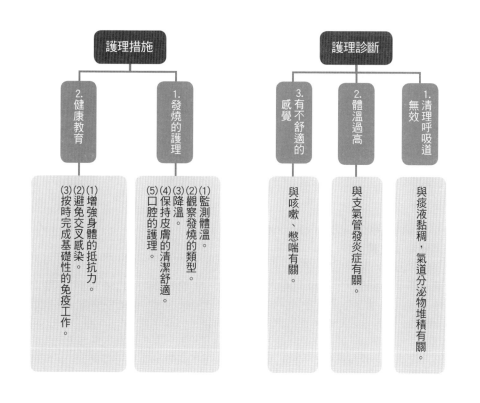

8-4肺炎（Pneumonia）（一）

（一）定義

肺炎係不同病原體或其他因素所導致的肺部發炎症，在臨床上以發燒、咳嗽、氣促、紫紺、肺部中細濕囉音。

（二）發病率

肺炎是兒科的一種常見疾病。世界衛生組織（WHO）的統計資料，證實小兒肺炎占 5 歲以下小兒死亡數的 1/3~1/4。國內小兒肺炎患兒占住院兒童總人數的 24.5~56.2%，是小兒死亡的第一位原因。

（三）分類

1. **按照病理及 X 光的表現**：(1) 支氣管肺炎：為小兒時期最常見的肺炎，以 3 歲以下嬰幼兒最為多見。易感的因素為低出生體重、營養不良、維生素 D 缺乏性佝僂病及先天性心臟病等。
2. **按照病因來分類**：(1) 感染性肺炎細菌性肺炎：病毒性肺炎、支原體肺炎、衣原體肺炎、真菌性肺炎、原蟲性肺炎。(2) 非感染性肺炎：吸入性、過敏性。
3. **按照療程來分類**：(1) 急性肺炎：療程在一個月以內。(2) 遷延性肺炎：療程在 1~3 個月。(3) 慢性肺炎：療程在 3 個月以上。
4. **按照病情來分類**：(1) 輕症肺炎：主要為呼吸系統的表現。(2) 重症肺炎：除了呼吸系統受到波及之外，也波及其他的系統，全身中毒的症狀相當明顯。
5. **按照住院 48 小時前後**：社區獲得性肺炎、院內獲得性肺炎。

（四）小兒肺炎病原體的變遷

1. 時間：小兒肺炎病原體最多發生的時期為 1960 年代至至 1980 年代。2. 地區：為發展中國家之發達地區。3. 不同的年齡層：易於感染的順序為由新生兒至嬰幼兒再至年長兒。

（五）支氣管肺炎（Bronchopneumonia）

1. 支氣管肺炎之病因

(1) **易感的因素**：解剖生理特點與免疫功能特點。
(2) **病原體**：[a] 細菌：以肺炎鏈球菌較為多見，一般經呼吸道入侵，也可以經由血行入肺。[b] 病毒：間質性肺炎大多由病毒感染所引起，例如腺病毒、呼吸道合胞病毒、流感病毒、副流感病毒以及某些柯薩基病毒等。
(3) **誘因**：氣候突變，冷暖失調，護理不當，通風不良，某些疾病因素（先天性心臟病、佝僂病、營養不良）、居住環境不良、維生素 D 缺乏性佝僂病、先天畸形以及免疫功能低落。

2. 病理

肺組織充血，水腫，發炎性細胞侵潤；在顯微鏡下會見到肺泡壁水腫，肺泡微血管充血，肺泡內充滿了中性粒細胞、紅血球、纖維滲出物及細菌。滲出物可以沿著肺泡間孔向周圍組織蔓延，形成點片狀病變。細菌性肺炎以肺泡發炎症為主，病毒性肺炎以間質波及為主。

不同年齡兒童肺炎的常見病原體

年　齡	常見病原體
出生 ~3 個月	B 型鏈球菌、革蘭氏陰性桿菌、巨細胞病毒、單純皰疹病毒
3 週 ~3 個月	沙眼衣原體、呼吸道合胞病毒、副流感病毒、肺炎鏈球菌、百日咳、金黃色葡萄球菌
4 個月 ~4 歲	呼吸道合胞病毒、副流感病毒、流感病毒、鼻病毒、肺炎鏈球菌、B 型流感嗜血桿菌、肺炎支原體
5~15 歲	肺炎支原體、肺炎衣原體、肺炎鏈球菌

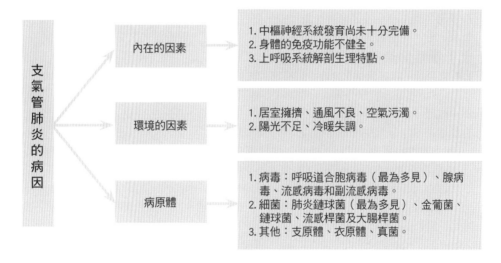

支氣管肺炎的病因

內在的因素
1. 中樞神經系統發育尚未十分完備。
2. 身體的免疫功能不健全。
3. 上呼吸系統解剖生理特點。

環境的因素
1. 居室擁擠、通風不良、空氣污濁。
2. 陽光不足、冷暖失調。

病原體
1. 病毒：呼吸道合胞病毒（最為多見）、腺病毒、流感病毒和副流感病毒。
2. 細菌：肺炎鏈球菌（最為多見）、金葡菌、鏈球菌、流感桿菌及大腸桿菌。
3. 其他：支原體、衣原體、真菌。

支氣管肺炎的臨床表現

輕型	以呼吸系統症狀為主。 1. 發燒：大多為不規則發燒，早產兒及重度營養不良兒可能不會發燒。 2. 咳嗽：較為頻繁，初為刺激性乾咳，以後有痰，新生兒表現為口吐白沫。 3. 呼吸：急促（氣促），呼吸頻率會增加至 40-80 次／分鐘，鼻翼扇動，重者會呈現點頭狀呼吸、三凹症，唇週發紺。 4. 肺部的徵象：早期並不明顯或呼吸音相當粗，以後肺部會聽到較為固定的中、細濕囉音。以背部、兩肺下方及脊柱兩旁較為多。在吸氣之末更為明顯。 5. 全身的症狀：精神不振、食慾減退、煩躁不安，輕度腹瀉或嘔吐。
重型	循環系統常併發心肌炎、心力衰竭及微循環障礙。

8-5肺炎（二）

（六）基本的病理生理

1. **低氧血症（最基本的改變）**：(1) 管腔狹窄，使進出交換的氣體量下降。(2) 在發炎症時，呼吸膜會增厚，而導致氣體彌散障礙。(3) 有效做氣體交換的肺泡數會下降，通氣／血流的比值小於 0.8。

2. **高碳酸血症**：氣道阻塞會導致二氧化碳的排出下降，再導致血液中的二氧化碳上升，最後導致高碳酸血症。

3. **毒血症**：病原體毒素進入血液會導致毒血症，再表現出感染中毒的症狀。

4. **呼吸系統**：呼吸衰竭。

5. **循環系統**：中毒性心肌炎、心力衰竭（右心衰）、微循環障礙。

6. **中樞神經系統**：中毒性腦病、腦水腫。

7. **消化系統**：中毒性腸麻痺、消化道出血。

8. **酸、鹼、電解質失衡**：酸中毒（代謝性、呼吸性、混合性）、稀釋性低鈉血症。

（七）重症肺炎的臨床表現

1. **呼吸系統（呼吸衰竭）**：(1)按照病變的部位來分類：周圍性（呼吸困難相當明顯）。(2)按照血氣分析來分類：分為第 I 型呼吸衰竭與第 II 型呼吸衰竭。

2. **中樞性**：會導致呼吸節律的改變。

3. **循環系統**：分為中毒性心肌炎及心力衰竭。

   (1) 中毒性心肌炎：煩躁，多汗，面色蒼白，心動過速，心率不整，心音低鈍；心電圖改變（ST 段會壓低，T 波會低平與倒置）。

   (2) 心力衰竭：呼吸加快，超過 60 次／分鐘；心率增快，超過 180 次／分鐘。肝臟進行性腫大；心音低鈍，奔馬律。患兒煩躁不安，面色青灰，尿少，雙下肢浮腫。

   (3) 微循環衰竭或彌散性血管內凝血（DIC）。

   (4) 心力衰竭的診斷標準：[a] 在安靜時心率會加快，嬰兒會超過 180 次／分鐘，幼兒會超過 160 次／分鐘，不能用發燒或缺氧來解釋。[b] 呼吸困難，在安靜時，呼吸會突然加快而超過 60 次／分鐘。[c] 突然發生極度煩躁不安，紫紺加重，臉色蒼白發灰，不能用原有的疾病來解釋。[d] 肝大達到肋下 3cm 以上，或短時間比之前的迅速增大。[e] 心音低鈍，奔馬律，頸靜脈怒張，心臟擴大。[f] 尿少或無尿，顏面及下肢浮腫，已精排除其他的疾病。

4. **消化系統**：臨床表現分為中毒性腸麻痺及消化道出血兩種。

5. **神經系統**：(1)會有腦水腫的症狀。(2)中毒性腦病：[a]煩躁、嗜睡，眼球上竄、凝視。[b] 球結膜水腫，前囟隆起。[c] 昏睡、昏迷、驚厥 [d] 瞳孔改變；對光反射遲鈍或消失。[e] 呼吸節律不整，呼吸心跳解離。[f] 腦膜刺激症陽性反應，腦脊液檢查壓力增高。

併發症

併發症	說明
膿胸 （empyema）	病變會波及一側胸膜，表現為呼吸困難加重，患側呼吸運動受到限制，語顫減弱，叩濁，呼吸音減弱。
膿氣胸 （pyopneumothrorax）	肺臟邊緣的膿腫破裂與肺泡或小支氣管相通即造成膿氣胸。
肺大皰 （pneumatocele）	細支氣管管腔形成活瓣導致肺泡擴大，破裂而形成肺大皰。此外，還會引起肺膿腫、肺不張、化膿性心包炎、敗血症等。

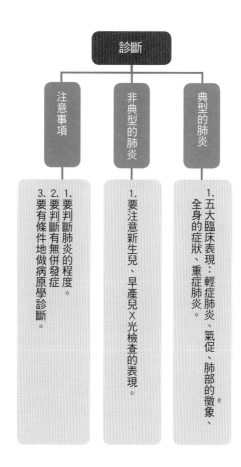

診斷

注意事項
1. 要判斷肺炎的程度。
2. 要判斷有無併發症。
3. 要有條件地做病原學診斷。

非典型的肺炎
1. 要注意新生兒、早產兒X光檢查的表現。

典型的肺炎
1. 五大臨床表現：輕症肺炎、氣促、肺部的徵象、全身的症狀、重症肺炎。

8-6肺炎（三）

（八）併發症
併發症包括膿胸、膿氣胸、肺大泡肺膿腫、化膿性心包炎等。

（九）輔助性檢查
1. **病原學檢查**：咽拭子做病毒分離，或取膿液、血液、胸水來做細菌的培養。
2. **外圍的血液檢查**：細菌、病毒。
3. **X 光檢查**：早期的肺紋理會增粗，之後會出現大小不等的斑片狀陰影，可以融合成片。以雙肺下野、中內帶及心隔區居多。

（十）治療的原則
1. 控制感染：原則為早期、合併、足量、充足的療程。
2. 止咳、止喘、糾正低氧血症。
3. 防治併發症：在肺炎中毒症狀明顯地合併其他合併症時，可以使用腎上腺皮質激素。

（十一）對症治療
1. 一般性的對症治療：發燒、咳嗽、咳痰者給予退燒、祛痰、止咳、鎮靜、止驚、通鼻。
2. 氧療法：氧療法分為鼻導管、面罩、頭罩三種方法；有缺氧症狀者應及時地吸氧。
3. 保持呼吸道的暢通：霧化、解痙、液體的攝取，可以保持呼吸道的暢通。
4. 心力衰竭：可以使用鎮靜劑，吸氧，強心、利尿、血管活性的藥物，來防止心力衰竭。
5. 中毒性腦病：可以使用鎮靜劑止驚，減輕腦水腫來防止中毒性腦病。
6. 中毒性腸麻痹：可以使用禁食、胃腸減壓、肛管排氣、藥物，來防止中毒性腸麻痹。
7. 煩躁不安者：可以使用鎮靜劑。
8. 腹脹嚴重者：應禁食、胃腸減壓，注射新斯德明。

（十二）腎上腺皮質的使用
適應症為：1. 中毒症狀明顯。2. 嚴重喘憋。3. 伴隨著腦水腫，中毒性腦病，感染性腦病等。4. 胸膜滲出。

（十三）併發症治療
併發症治療分為局部穿刺引流及閉式引流兩種。治療的原則為：採取綜合性療法，積極地控制發炎症改善肺通氣功能，防止併發症。

相關檢查

外圍血液檢查	1. 血液常規檢查	(1) 細菌：白血球中性粒細胞（N）的數目會增高。 (2) 病毒：白血球會保持正常或降低，淋巴細胞（L）會增高。
	2. 四唑氮藍實驗（NBT）	(1) 細菌 > 10% (2) 病毒 < 10%
	3. C 反應蛋白（CRP）	(1) 細菌 > 8mg/L (2) 病毒 < 8mg/L
病原學檢查	1. 細菌學檢查	使用細菌培養與塗片兩種方法。
	2. 病毒學檢查	使用特異性抗原、血清特異性免疫球蛋白 M（IgM）、免疫球蛋白 G（IgG）、病毒的分離，共四種方法。
	3. 其他的病原學檢測	使用肺炎支原體培養、血清免疫球蛋白 M（IgM）兩種方法。

X 光檢查

疾 病	說 明
肺炎	雙肺中內帶有中下野，有大小不等的斑片狀或片絮狀陰影，或融合成片狀陰影，常會併發肺氣腫和肺不張。
併發症	肺膿腫、膿胸、膿氣胸、肺大皰時，X 光有相應的改變。

8-7肺炎（四）

（十四）護理評估

分為 1. 健康史，2. 症狀與徵象（身體的狀況），3. 社會與心理的因素，4. 實驗室檢查的結果，共四種。

（十五）護理診斷

1. **有無低氧血症**。
2. **清理呼吸道無效**：與呼吸道分泌物黏稠排痰不利有關。
3. **體溫過高**：與肺部感染有關。
4. **潛在併發症**：心力衰竭、中毒性腦病、中毒性腸麻痺。

（十六）護理措施

1. 休息與體位：採半臥位或高枕臥位，定時更換體位。
2. 改善呼吸的功能（吸氧）：使用面罩 2~4L/min，不超過 40%。
3. 保持呼吸道的暢通：
   (1) 環境：溫度 18~22℃，濕度 55~65%。
   (2) 營養和水分的補充：飲食，多喝水，給予易消化、營養豐富的流質、半流質飲食，重症者可以做靜脈輸液營養。
   (3) 及時清除口鼻的分泌物，經常地更換體位；協助排痰（翻身、拍背、霧化等），在必要時吸痰。
   (4) 遵照醫囑給予祛痰劑、支氣管解痙劑，並觀察療效。
4. 發燒的護理：監測體溫 (維持正常的體溫)、高燒降溫、保持口腔及皮膚的清潔。
5. 密切地觀察病情：及時發現問題並協助醫師共同處理。
   (1) 心衰的觀察及處理：採取半臥位，保持安靜；控制輸液速度及數量。
   (2) 肺水腫的觀察。
   (3) 肺膿腫、膿胸或膿氣胸的觀察。
   (4) 顱高壓的觀察。
   (5) 腹脹的觀察。
6. 健康教育：
   (1) 正確護理的方法指導。
   (2) 病情觀察的內容。
   (3) 預防方法：給予適量的營養、戶外活動、加強運動，體質較差的兒童應做好保暖的工作；防治誘因。

（十七）預防

注意營養、精心護理、避免受涼、避免接觸呼吸道感染的患兒、接種疫苗。

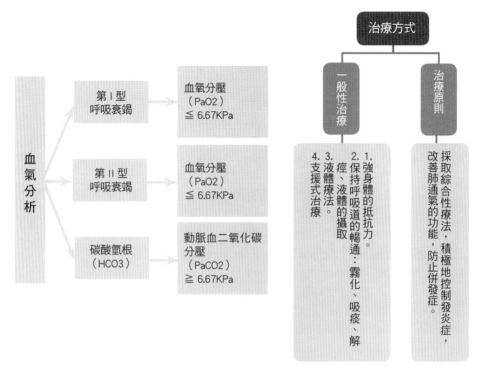

控制感染

病毒	目前並無特效的抗病毒藥，常用有三氮唑核苷、干擾素。
細菌	1. 原則：根據病原菌選用敏感藥物；早期用藥，足量，充足療程；合併用藥，重症靜脈用藥。 2. 常用的抗生素：青黴素類、頭孢類、大環內酯類。 3. 療程： 　(1) 普通細菌：用藥 1~2 週，或體溫正常後 5~7 天，臨床症狀消失之後 3 天。 　(2) 金黃色葡萄球菌：用藥 3~4 週，或體溫正常後 2~3 週。 　(3) 肺炎支原體：用藥 2~3 週。

抗生素的篩選

細菌	抗生素	療程
G+ 球菌	青黴素類，一、二代頭孢菌素。	7~10 天
G- 桿菌	二、三代頭孢菌素	1~2 週
金黃色葡萄球菌	半合成青黴素，若無效則使用萬古黴素。	3~4 週
肺炎支原體	大環內酯類	2~3 週

8-8幾種特殊類型的肺炎

（一）呼吸道合胞病毒肺炎（Respiratory Syncytial Virus Pneumonia）

1. **病因**：以呼吸道合胞病毒為主。
2. **病理**：微支氣管充血、水腫、發炎性滲出物，以及壞死脫落的上皮細胞，造成小氣道阻塞。
3. **臨床特色**：(1) 因年齡與季節而異。(2) 多發年齡為 2 歲以內，以 2~6 個月最多見。(3) 以喘憋為突出的表現。(4) 會有下呼吸道阻塞的表現。(5) 有微支氣管炎和合胞病毒肺炎兩種類型，前者全身中毒症狀較輕，後者中毒症狀較重，亦稱為喘憋性肺炎。(6) 肺部的徵象：在發作時會有哮鳴音。(7) 胸部 X 光及病原學檢查：肺紋理增多、絮狀影肺氣腫、肺不張。(8) 療程：1 週左右。
4. **治療**：保持呼吸道通暢，腎上腺皮質激素。抗生素治療無效。

（二）腺病毒肺炎（Adenovirus Pneumonia）

1. **病因**：腺病毒 3、7、11、21 型。
2. **病理**：主要為支氣管和肺泡間質炎。
3. **臨床特色**：(1) 因為年齡，季節，地域而異。(2) 多發年齡為6~24個月。(3) 發病較急，發燒時間長，呈現稽留熱。(4) 全身中毒症狀出現較早而且較重。(5) 咳嗽劇烈，出現喘憋、發紺症狀。(6) 呼吸系統症狀的出現較早，而徵象出現地較晚。(7) 必須做胸部 X 光檢查及病原學檢查。
4. **治療**：並無特殊的治療方式，各種治療方式皆有其限制性。

（三）金黃色葡萄球菌肺炎（Staphylococcal Aureus Pneumonia）

1. **病因**：金黃色葡萄球菌分泌多種毒素和酶。
2. **病理**：出血性壞死和多發性小膿腫。
3. **臨床特色**：(1) 因年齡而異。(2) 多發年齡為新生兒及嬰幼兒。(3) 發病急驟，發展迅速。(4) 全身中毒症狀重。(5) 易發生併發症，例如胸腔併發症、其他的系統表現。(6) 肺部的徵象出現較早。(7) 必須做胸部 X 光及病原學檢查。(8) 部分病人有皮疹。
4. **治療**：因病原體較為頑固，抗生素療程較長。一般抗生素治療治療無效時，可以使用萬古黴素。

（四）肺炎支原體肺炎（Mycoplasma Pneumoniae Pneumonia）

1. **臨床特色**：(1) 因年齡與季節而異。(2) 多發年齡為嬰幼兒及年長兒。(3) 發病大多相當緩慢，大多會有發燒的症狀，發燒的形式不定，病程約 1~3 週。(4) 刺激性乾咳，咳嗽劇烈，有時會呈現百日咳狀咳嗽，持續時間較長，小嬰兒會喘憋。(5) 肺部徵象並不明顯，少數會聞及乾濕囉音。(6) 部分會有肺外的表現，全身多重系統受到波及。(7) 必須做胸部 X 光檢查（徵象相當輕微，胸片肺門陰影相當顯著）及病原學檢查，其中 X 光的改變為以肺門陰影增濃為突出的表現、支氣管肺炎的改變、間質性肺炎的改變、具有均一的實變影像。
2. **治療**：一般抗生素並無效果，只有大環內酯類抗生素較為有效。

肺炎健康史的個案分析

1. 現在的病史	患兒於 2 天前受涼之後出現發燒，最高會高達 39.5℃，發燒的型式並不規則，伴隨著陣發性咳嗽，有痰。第二天會出現喘息，無青紫、呼吸困難。在醫院門診給予頭孢美唑、炎琥寧 3 天及口服退燒液並無好轉，為了做進一步的治療，在今天住院，療程中並無抽搐、嗆咳、盜汗，神智清醒，精神較差，飲食欠佳，小便量較少。
2. 以往的病史	患兒於一個月前罹患先天性心臟病：心室中隔缺損手術。否認有結核、B 肝病史及接觸史。否認有過敏史。
3. 個人史	出生史：懷孕過一次，生產過一次（G1P1），足月剖腹產，否認生後窒息及搶救史。
4. 餵養史	母乳，4 月添加輔食。
5. 生長發育史	營養發育尚可。
6. 接種疫苗史	並未按時預防接種。
7. 家族史	否認有家族性疾病史。

肺炎的個案病例

1. 基本資料	女生，8 個月大。因為咳嗽 5 天，喘息伴隨著發燒 4 天而住院。
2. 症狀	女患者於 5 天前著涼之後，出現咳嗽、單聲咳、喉中痰鳴。次日出現喘息伴隨著發燒，在當地醫院診斷為「微支氣管炎」，予以抗感染、平喘治療，症狀並無好轉。發病以來精神較差，哭吵不安。而在以往身體相當健康。
3. 住院檢查身體	微支氣管炎合併心衰。 (1) 小嬰兒，女，在咳嗽之後會出現喘息伴隨著發燒，發病較急。 (2) 檢查身體：哭吵不安，呼吸（R）：35 次／分鐘，脈搏（P）：180 次／分鐘，其三凹症相當明顯，滿肺哮喘音，心音低鈍，肝右肋下方大約 1.5 公分。 (3) 輔助性檢查：檢查血氣，顯示有酸中毒。胸片正常。結核菌素純蛋白衍化物實驗（PPD）紅血球沉降率（ESR）正常，C－反應蛋白（C-Reactive protein, CRP）、血液培養、病毒全套均無異常，排除肺結核等相關感染。
4. 治療分析	予以抗感染、平喘、強心、維持水電解質、酸鹼平衡治療，在治療之後病癒出院。

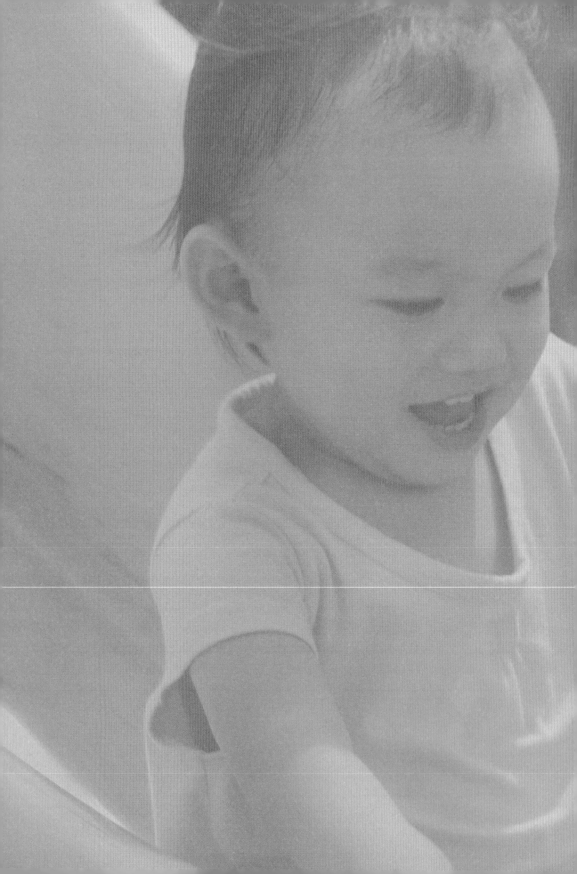

第九章
消化系統疾病患兒的護理

單元

學習目標

1. 瞭解小兒消化系統解剖生理特色、熟悉常見口炎的病因、臨床表現、治療原則和護理措施。

2. 熟悉小兒腹瀉的病因、掌握其臨床表現、治療原則和護理措施。

3. 瞭解小兒體液平衡特點，掌握脫水的分類、脫水的性質、液體療法的原則、方法和護理。

4. 掌握酸鹼平衡紊亂的分類、臨床表現及治療原則。

5. 鉀血症的病因，瞭解其臨床表現及治療原則。

6. 瞭解小兒腹瀉病的病因、病理生理與臨床表現的關係。

7. 熟悉小兒體液平衡的特點。

8. 掌握小兒水、電解質的臨床表現。

9. 掌握小兒液體療法及護理。

9-1小兒消化系統的特色

（一）解剖生理特色

1. **口腔**：(1) 消化道起端，具有吸吮、吞嚥、咀嚼、消化、味覺、感覺和語言功能。(2) 新生兒口腔黏膜薄嫩、血管豐富、唾液腺不發達。(3) 在出生 3~4 個月之後，唾液分泌會增加。(4) 口底淺，常發生生理性流涎。

2. **食道**：漏斗狀，黏膜纖弱、彈力組織及肌層尚不十分發達，控制能力較差，常會發生胃食道逆流。

3. **胃的容量**：嬰兒的胃呈現水平位，平滑肌發育尚未十分完備，在充滿液體之後，容易胃擴張賁門和胃低部肌張力較低。幽門括約肌的發育較好，易幽門痙攣而出現嘔吐。

4. **腸**

(1) 腸管在比例上相對較成人長：[a] 小腸：小腸具有運動、消化、吸收及免疫保護的功能。[b] 大腸：可以儲存食物殘渣與形成糞便。[c] 結腸易發生扭轉和套疊。

(2) 易引起感染和變態反應：會有胃－結腸反射的現象，大便的次數多於成人。

(3) 腸道菌群的發生發展過程：[a] 剛出生時：沒有腸道菌群。[b] 在出生之後 2~4 小時：需氧菌和兼性厭氧菌會上升，例如大腸桿菌、鏈球菌、乳酸桿菌、腸球菌等。[c] 在出生之後 2~3 天：厭氧菌（雙歧桿菌）會上升。[d] 在出生之後 5~7 天：雙歧桿菌達到高峰並趨於穩定。[e] 在轉變到固態食物之後，雙歧桿菌會下降；類桿菌、優桿菌、厭氧鏈球菌等厭氧菌會有種類的變化。[f] 在老年時：雙歧桿菌會下降，大腸桿菌及腸球菌等會上升。

5. **肝**：(1) 肝臟結締組織發育差，肝細胞再生能力強，不易發生肝硬變，易受到各種不利因素的影響。(2) 膽汁分泌少，對脂肪消化、吸收功能差。

6. **胰腺**：(1) 胰腺分泌量會隨著年齡的成長而增多。 (2) 酶類出現的順序為：胰蛋白酶→糜蛋白酶→羧基肽酶→脂肪酶→澱粉酶。

7. **腸道菌群**：(1) 主要分布在結腸和直腸。(2) 單純母乳餵養以雙歧桿菌占絕對的優勢。(3) 人工餵養兒的各個菌群幾乎相等。

（二）消化系統功能發育的病症

1. **口腔炎**：是指口腔黏膜由於各種感染所引起的發炎症。

2. **鵝口瘡**：白色念珠菌感染在黏膜表面形成白色斑膜的疾病。(1) 其治療的方式為 2% 碳酸氫鈉或制黴菌素魚肝油。(2) 口腔黏膜表面覆蓋白色乳凝塊狀小點或小片狀物，不易擦去，一般不影響吃奶，重症涵蓋整個口腔、喉頭、咽、食道、氣管、肺而危及生命。

3. **皰疹性口腔炎**：為單純皰疹病毒 I 型感染所導致。(1) 治療方式為口腔清潔，多飲水，禁用刺激性藥物。可以噴灑西瓜霜或金黴素魚肝油。(2) 齒齦、唇內、舌、頰黏膜等黏膜，出現單一或成簇小皰疹周圍有紅暈，迅速地破損之後會形成潰瘍，有黃白色纖維速素性分泌物覆蓋。

健康的小兒糞便

	外觀與顏色	性狀與味道	氫離子濃度指數（PH 值）	次數
母乳餵養	糊狀，黃色或金黃色。	均勻膏狀或少許黃色顆粒；較為稀薄，綠色；較酸、不臭。	4.7~5.1	每天 2~4 次
人工餵養	成形，淡黃色或灰黃色。	較為乾稠，中性或鹼性；有臭味。	6~8	每天 1~2 次，易發生便祕的症狀。
混合餵養	稍軟，深黃色。	有臭味	6 ~8	每天 1 次
胎便	黏稠，深綠色。	不臭	—	不定

（＊新生兒 3 天內的大便，是由羊水、膽汁、腸液、脫落上皮細胞所組成。）

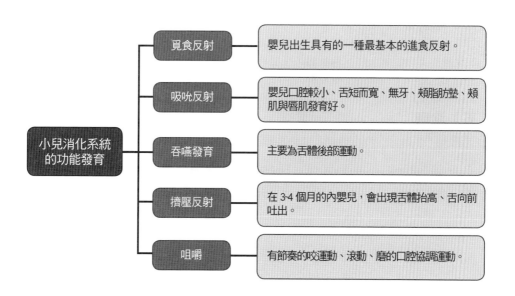

9-2小兒腹瀉（一）

（一）概論

1. 由多病原、多重因素所引起的，以大便次數增多及性狀改變為特點的一組消化道症候群。
2. 6 個月 ~2 歲嬰幼兒的發病率較高，1 歲以內大約占半數左右。
3. 一年四季均會發病，但是夏秋季發病率最高。

（二）病因

1. 易感的因素：消化系統特點、身體防禦能力較差與人工餵養。
2. 感染的因素：
   (1) 腸道內感染：[a] 病毒感染（占 80%）：輪狀病毒、星狀病毒。[b] 細菌感染：大腸桿菌（具有致病性、產毒性、侵襲性、出血性和黏附集聚性）、空腸彎麴菌。[c] 真菌感染：白色念珠菌。[d] 由於寄生蟲的感染。
   (2) 腸道外感染：中耳炎、上呼吸道感染、肺炎、泌尿系統感染、皮膚感染、急性傳染病。
3. 非感染的因素：
   (1) 飲食的因素：與食餌性腹瀉、過敏性腹瀉、其他因素有關。
   (2) 氣候因素。

（三）發病機制

包括滲透性、分泌性、滲出性、腸道功能異常共四種。

（四）急重症病情分析

1. 胃腸道的症狀：症狀為噁心嘔吐，腹痛，腹瀉。
2. 全身中毒的症狀：症狀為發燒，淺度昏迷，休克症狀。
3. 脫水的症狀：症狀為全身皮膚彈性較差，無尿，眼窩凹陷。
4. 水電紊亂的症狀。

（五）診斷

診斷結果共有 1. 慢性小兒腹瀉，2. 重度營養不良，3. 生長發育障礙，4. 繼發二重感染四種。

世界衛生組織 2003 年日內瓦會議統計的兒童主要死亡原因為：急性上呼吸道感染 18%，腹瀉 15%。

病毒性腸炎的發病機制

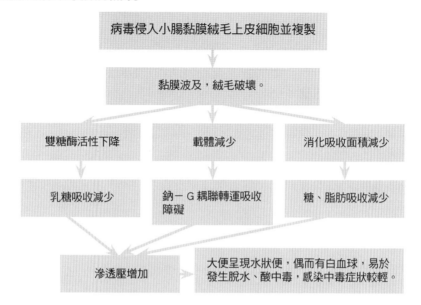

病毒侵入小腸黏膜絨毛上皮細胞並複製

黏膜波及，絨毛破壞。

| 雙糖酶活性下降 | 載體減少 | 消化吸收面積減少 |

| 乳糖吸收減少 | 鈉－G 耦聯轉運吸收障礙 | 糖、脂肪吸收減少 |

滲透壓增加

大便呈現水狀便，偶而有白血球，易於發生脫水、酸中毒，感染中毒症狀較輕。

腸毒素性腸炎的發病機制

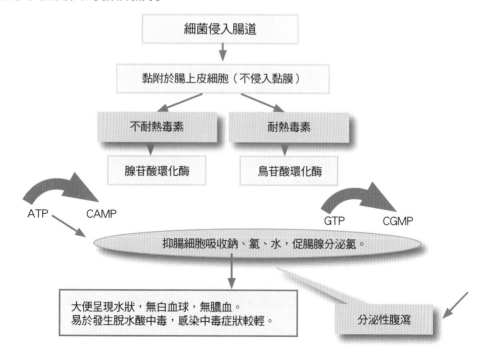

細菌侵入腸道

黏附於腸上皮細胞（不侵入黏膜）

| 不耐熱毒素 | 耐熱毒素 |

| 腺苷酸環化酶 | 鳥苷酸環化酶 |

ATP　　CAMP　　　　　　　　GTP　　CGMP

抑腸細胞吸收鈉、氯、水，促腸腺分泌氯。

大便呈現水狀，無白血球，無膿血。
易於發生脫水酸中毒，感染中毒症狀較輕。

分泌性腹瀉

9-3小兒腹瀉（二）

（六）流行病學

1.5 歲以下的兒童輪狀病毒感染者，在全球每年有 44 萬人死亡，全球每年住院的人數為 210 萬人，全球每年門診就診的人數為 2500 萬人，全球每年發生 1 億 1000 萬次。

（七）大便性狀的改變

1. **稀便、水狀便**：病毒、產毒性細菌。
2. **黏液便、膿血便**：侵襲性細菌。
3. **酸味多泡沫**：碳水化合物消化不良。
4. **奶油狀**：脂肪消化不良。
5. **含有大量的奶瓣半稀便**：脂肪消化不良。
6. **臭稀便**：蛋白消化不良。

（八）臨床的分期

1. **急性腹瀉**：療程在 2 週以內。
2. **遷延性腹瀉**：療程 2 週至 2 個月。
3. **慢性腹瀉**：療程超過 2 個月。

（九）臨床表現

1. **輕型腹瀉**：(1) 大多由飲食因素或腸道外感染、腸道內病毒或侵襲性細菌感染所引起的。(2) 以胃腸道症狀為主，大便次數增多及性狀改變，一天大便會高達十次左右，每次的大便量較少，呈現黃色或黃綠色，有酸味，糞質數量不多，稀薄或帶水，大便內視鏡檢查有大量的脂肪球。(3) 一般並無脫水及全身中毒的症狀，大多在數天之內會痊癒。
2. **重型腹瀉**：(1) 大多為腸道內感染所導致，急性發病。(2) 全身中毒症狀：發燒、煩躁、精神萎靡、嗜睡甚至昏迷、休克。
3. **胃腸道症狀**：嘔吐，大便次數明顯地增多，每天十次至數十次，大多呈現黃綠色水狀大便或蛋花湯狀大便，數量較多，會有少量的黏液。
4. **水、電解質紊亂**：主要表現為等滲透、低滲透性脫水，代謝性酸中毒，低鉀血症以及低鈣、低鎂、低磷血症。

（十）幾種常見腸炎的臨床特色

1. **輪狀病毒腸炎**

(1) 秋、冬季較為多見，又稱為秋季腹瀉，呈現散發或小流行。 經過糞、口傳播，也可以透過氣溶膠型式，經過呼吸道感染而致病。

(2) 大多見於 6 個月 ~2 歲的嬰幼兒，4 歲以上者較為少見。(3) 臨床表現：[a] 潛伏期 1~3 天，發病較急，常會伴隨著發燒和上呼吸道感染症狀。[b] 大便：次數多、數量多，水多，糞質較少（三多一少），呈現蛋花湯狀。[c] 併發脫水、酸中毒。[d] 本病症為限制性疾病，大約 3~8 天會自行恢復。

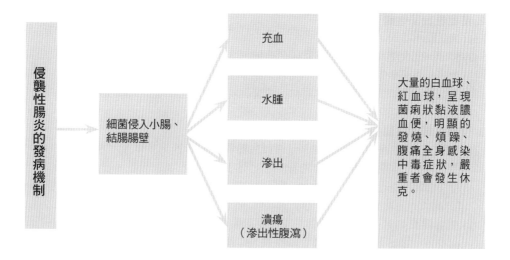

腹瀉類型

生理性腹瀉	1. 大多見於 6 個月以內嬰兒，外觀虛胖，常有濕疹，在出生之後不久即會出現腹瀉。 2. 可能為乳糖不耐受的一種特殊類型。 3. 在添加副食之後，大便即轉為正常。
輕型腹瀉	1. 大多為飲食因素、腸道外感染或腸道內病毒或非侵襲性細菌感染所引起。 2. 以胃腸道症狀為主：數量不多，稀薄或帶水，大便鏡片檢查大量的脂肪球。 3. 並無明顯的脫水及全身中毒的症狀。

9-4小兒腹瀉（三）

（十）幾種常見腸炎的臨床特色（續）

2. 產毒性細菌性腸炎
(1) 潛伏期 1~2 天，發病較急。
(2) 輕症：僅大便次數稍增，性狀輕微改變。
(3) 重症：腹瀉頻繁，數量較多，呈現水狀或蛋花湯狀，混有黏液，內視鏡檢查並無白血球。伴隨著嘔吐，嚴重者會伴隨著發燒、脫水、電解質和酸鹼平衡紊亂。
(4) 自我限制性疾病，自然的療程 3~7 天或較長。

3. 侵襲性細菌性腸炎
(1) 特點：[a] 發病較急，發高燒甚至會發生熱驚厥。[b] 腹瀉頻繁，大便呈現黏液狀，帶有膿血，有腥臭味。常伴隨著噁心、嘔吐、腹痛和裏急後重，會出現嚴重的全身中毒症狀甚至休克。[c] 大便內視鏡檢查：大量的白血球及數量不等的紅血球。[d] 糞便細菌培養可以找到相關的致病細菌。
(2) 相關腸炎：[a] 空腸彎麴菌腸炎：侵犯空腸和迴腸，有膿血便，腹痛劇烈。[b] 耶爾森菌小腸結腸炎：引起淋巴結腫大，亦會產生腸系膜淋巴結炎，嚴重病例會產生腸穿孔和腹膜炎。[c] 鼠傷寒沙門菌小腸結腸炎：常會引起暴發性流行，會排出深綠色黏液膿便或白色膠凍狀大便，有特殊的臭味。

4. 出血性大腸桿菌腸炎：
(1) 特點：[a] 開始為黃色水狀便，後轉為血水便，有特殊臭味，伴隨著腹痛。[b] 大便鏡檢有大量紅血球，一般並無白血球。

5. 抗生素誘發的腸炎：
(1) 特點：[a] 大多繼發於使用大量抗生素之後。[b] 營養不良、免疫功能低落、長期使用腎上腺皮質激素者更易於發病。療程和症狀常與耐藥菌株的不同及菌群失調的程度有關。
(2) 相關的腸炎：[a] 金黃色葡萄球菌腸炎：典型大便為暗綠色，數量多，帶黏液，少數為血便。大便鏡檢有大量膿細胞和成簇的 G+ 球菌，培養有葡萄球菌生長，凝固酶陽性。[b] 偽膜性小腸結腸炎：由難辨梭狀芽胞桿菌所引起，主要的症狀為腹瀉。輕症為大便每天數次，停用抗生素後會很快地痊癒。重症為頻瀉，黃綠色水狀便，會有毒素致腸黏膜壞死所形成的偽膜排出。大便厭氧菌培養、組織培養法檢測細胞毒素，可以協助確診。[c] 真菌性腸炎：大多為白色念珠菌所導致，常併發於其他感染。大便的次數會增多，黃色稀便，泡沫較多帶有黏液，有時會見到豆腐渣狀細塊（菌落）。大便內視鏡檢查有真菌孢子體和菌絲。

5. 遷延性腹瀉和慢性腹瀉
(1) 大多與營養不良和急性期治療不徹底有關，以人工餵養兒、營養不良兒較為多見。
(2) 臨床表現：腹瀉遷延不癒，病情反覆，大便次數和性質極不穩定，嚴重時會出現水、電解質紊亂。

偽膜性小腸結腸炎	1.難辨梭狀芽胞桿菌所導致（產生腸毒素和細胞毒素）。
	2.使用抗生素 1 週內或停藥 4-6 週發病。
	3 黃綠色水狀便或血便，會見到偽膜。
	4.會有脫水、電解質紊亂、酸中毒、腹痛、脹，全身中毒症狀。
	5.結腸鏡、厭氧菌培養助診。

對症治療

症　狀	治　療　方　式
腹脹	補鉀、用茶辣來敷臍、肛管來排氣。
止吐	維生素 B6、冬眠靈。
止瀉	前 3 天避免使用止瀉藥。

✚ 知識補充站

出血性大腸桿菌腸炎	1.一開始為黃色水狀大便，之後轉化為血水便，有特殊的臭味，伴隨著腹痛。 2.大便鏡片檢查有大量的紅血球，一般並無白血球。
腸毒素性腸炎	以腸毒性大腸埃希桿菌（ETEC）為例，其所導致的腹瀉，由於病原菌並不侵入腸上皮細胞，故腸上皮細胞並無充血壞死，對鈉和糖的耦聯轉運不會受到影響，雙糖酶活性不受到影響，而是以腸腺分泌增加為主，稱為分泌性腹瀉，大便呈現水狀、蛋花湯狀，並無紅血球、白血球。

9-5小兒腹瀉（四）

（十）幾種常見腸炎的臨床特色（續）

6. 生理性腹瀉

(1) 大多見於出生 6 個月以內的嬰兒，小兒虛胖，常會伴隨著濕疹。

(2) 在出生後不久即會出現腹瀉，但是除了大便次數增多之外，並無其他的症狀，食慾較佳，生長發育正常。

(3) 可能與嬰兒食奶較多，小腸乳糖酶相對不足有關，或由於母乳中前列腺素 E2 含量較高所導致。

(4) 在添加輔食之後，大便即會逐漸地轉為正常。

（十一）輔助性檢查

1. **血液常規檢查**：(1) 細菌感染：白血球總數及中性粒細胞增多顯示細菌感染。(2) 寄生蟲感染或過敏性病變者：嗜酸性粒細胞會增多。

2. **血液生化檢查**：(1) 血鈉濃度：血鈉測定會顯示脫水的性質。(2) 血鉀濃度：會反映出體內缺鉀的程度。(3) 血氣分析：根據血氣分析進一步瞭解體內酸鹼平衡的程度和性質。(4) 重症患兒應同時測尿素氮，在必要時要檢查血鈣和血鎂。

3. **大便檢查**：(1) 大便常規檢查沒有或偶而見到白血球者，大多為侵襲性細菌以外的病因所引起。(2) 大便內有較多的白血球，常由於各種侵襲性細菌感染所引起。(3) 大便培養可以檢查出致病的細菌。(4) 大便塗片發現念珠菌孢子及假菌絲有助於真菌性腸炎診斷。(5) 疑為病毒感染者應做病毒學檢查。

（十二）治療的重點

1. 調整飲食

強調持續穩定進食，不要突然中斷。

2. 糾正水、電解質紊亂和酸鹼失衡

(1) **口服補液鹽（ORS）**：預防脫水及糾正輕、中度脫水。

(2) **靜脈液**：中、重度脫水伴隨著周圍循環衰竭者。

(3) **補充碳酸氫鈉**：糾正酸中毒、低鉀、低鈣和低鎂血症。

3. 控制感染

(1) **水狀便腹瀉**：大約占 70%，大多為病毒及非侵襲性細菌所導致，一般不用抗生素，應適度使用液體療法、微生態製劑和黏膜保護劑。

(2) **黏液、膿血便**：大約占 30%，為侵襲性細菌感染所導致，應根據臨床特色，整合大便細菌培養和藥敏實驗結果篩選針對病原菌的抗生素，並隨時加以調整。避免使用止瀉劑。

(3) **微生態療法**：恢復腸道正常菌群的生態平衡，抑制病原菌定植和侵襲。常用雙歧桿菌、乳酸桿菌製劑。

(4) **腸黏膜保護劑**：吸附病原體和毒素，阻止病原微生物的攻擊，例如蒙脫石粉（必奇）。

(5) **避免使用止瀉劑**：因為會抑制胃腸動力的功能，增加細菌繁殖和毒素的吸收。

```
          ┌─────────────┐
          │   對症治療   │
          └─────────────┘
```

| 1.難辨梭狀芽胞桿菌所致（產生腸毒素和細胞毒素）。 | 2.使用抗生素一週內或停藥4～6週發病。 | 3.黃綠色水狀便或血便，會見到偽膜。 | 4.會有脫水、電解質紊亂、酸中毒、腹痛、脹，全身中毒症狀。 | 5.結腸鏡、厭氧菌培養助診。 |

預防的方法	1. 適量地餵養，提倡母乳餵養，及時添加輔食。
	2. 生理性腹瀉嬰兒避免不適當藥物治療。
	3. 養成良好衛生習慣，定期消毒。
	4. 要避免過冷與過熱，過冷與過熱會導致小兒腹瀉；居室要通風，不通風會導致小兒腹瀉。
	5. 感染性腹瀉若有流行，要積極地治療患者，要做好消毒隔離，以防止交叉感染。
	6. 避免長期濫用抗生素。
	7. 針對輪狀病毒腸炎，以疫苗為理想的預防辦法。

9-6小兒腹瀉（五）

（十二）治療重點（續）

4.預防併發症

(1) 遷延性、慢性腹瀉常伴隨著營養不良和其他併發症，病情複雜，必須採取綜合性的治療措施。(2) 注意腸道菌群失調的問題及飲食療法的問題。

（十三）護理評估

分為健康史、身體狀況、心理社會狀況。

（十四）護理診斷

1. **體液不足**：與腹瀉、嘔吐失漏過多和攝取量不足有關。
2. **營養失調**：與腹瀉、嘔吐失漏過多和攝取量不足有關。
3. **體溫過高**：與腸道感染有關。
4. **有皮膚完整性受損的危險**：與大便次數增多刺激臀部皮膚有關。
5. **潛在性併發症（酸中毒、低血鉀的知識缺乏）**：患兒家長缺乏合宜的餵養知識、衛生知識以及腹瀉患兒的護理知識。
6. **腹瀉**：與餵養不當、感染導致胃腸功能紊亂有關。

（十五）護理評估的預期目標

1. 患兒腹瀉、嘔吐次數逐漸減少至停止，大便性狀正常。患兒脫水、電解質紊亂等臨床表現得以糾正，體重恢復正常，尿液量正常。
2. 患兒的體溫逐漸恢復正常。
3. 患兒的皮膚保持完整，並無破損。
4. 患兒家長能在醫護人員指導下正確地護理患兒，瞭解有關知識，掌握相關的護理措施。

（十六）護理措施

1.調整飲食

(1) 腹瀉脫水患兒除了嚴重嘔吐者暫禁食 4~6 小時（不禁水）之外，均應持續地進食。

(2) 母乳餵養者持續哺乳，暫停輔食。

(3) 人工餵養者，可以餵以等量的米湯或稀釋的牛奶或其他代乳品。

(4) 病毒性腸炎不宜使用蔗糖，對可疑病例暫停乳類餵養，改為豆製代用品或發酵奶。

2.糾正水、電解質紊亂及酸鹼失衡

(1) **口服補液**：口服補液鹽（ORS），預防脫水及糾正輕、中度脫水。

(2) **靜脈補液**：用於中、重度脫水。

　　[a] 第 1 天的補液：要注意輸液的總量、溶液的種類、輸液的速度；要糾正酸中毒、低鉀、低鈣和低鎂血症。

　　[b] 第 2 天的補液：補充生理需求量和持續損失量。

小兒腹瀉的細部護理措施

1. 調整飲食	限制飲食過嚴或禁食過久常造成營養不良，並發酸中毒，造成病情遷延不癒而影響生長發育，故腹瀉脫水患兒除了嚴重嘔吐者暫禁食 4~6 小時（不必禁水）之外，均應持續地進食，以緩解病情，縮短療程，促進病情的恢復。
2. 糾正水、電解質紊亂及酸鹼失衡	(1) 口服補液鹽（ORS）：預防脫水及糾正輕、中度脫水。 (2) 靜脈補液：用於中、重度脫水。
3. 控制感染	(1) 嚴格地執行消毒隔離措施，包括患兒排泄物、用物及標本的處置。 (2) 護理患兒前後要認真地洗手，以為防止交叉感染。 (3) 指示家屬及探視人員執行隔離制度，特別是洗手措施。
4. 維持皮膚完整性	(1) 嬰幼兒使用柔軟布類尿布，要勤更換；每次便後要用溫水來回清洗臀部並吸乾。 (2) 局部皮膚發紅處塗以 5% 鞣酸軟膏或 40% 氧化鋅油並且按摩片刻，以促進局部的血液循環。 (3) 皮膚潰瘍局部可以增加暴露或用燈泡照射，以促進癒合。 (4) 避免使用不透氣塑膠布或橡皮布，以防止尿布皮發炎的發生。
5. 嚴密地觀察病情	(1) 觀察排便的情況。 (2) 監測生命的徵象。 (3) 密切地觀察代謝性酸中毒、低鉀血症等表現。
6. 健康教育	(1) 護理諮詢。 (2) 做好預防的措施。

9-7液體療法（一）

（一）代謝性酸中毒

小兒常見的酸鹼平衡紊亂，是由於代謝紊亂氫離子／碳酸氫根（〔H^+〕/〔HCO_3^-〕）比值的下降而導致。

1. **常見的原因**：小兒腹瀉、小腸和膽管引流或瘻管造成體內鹼性物質大量失漏、糖尿病酮症酸中毒或肌餓時酸性代謝產物增多、長期服用水楊酸等酸性物質過多等。
2. **臨床表現**：輕度僅有呼吸稍快，在較重時，會出現呼吸深長、精神委靡、煩躁不安、噁心嘔吐、嬰兒口唇櫻紅及昏睡等症狀。
3. **治療的重點**：去除病因，加強原發病的治療。輕度酸中毒一般無須使用鹼性治療，中、重度酸中毒則需要補充鹼劑，碳酸氫鈉可以作為藥物的第一選擇。

（二）呼吸性鹼中毒

因為通氣過度致使身體的二氧化碳減少過多，與碳酸氫根（HCO_3^-）的下降而引起。

1. **常見的原因**：見於長時間的劇烈啼哭、發高燒、腦膜炎、腦外傷及肺炎伴隨著呼吸加快的症狀。
2. **臨床表現**：其突出的表現為呼吸增強、手足搐搦、二氧化碳的排放量（OP）會下降，氫離子濃度指數（PH 值）會上升，常會伴隨著低鉀血症。
3. **治療的重點**：積極地去除病因，若有手足搐搦症時，則要補充鈣劑。

（三）液體療法

1. 常用溶液

(1) **非電解質溶液**：5% 葡萄糖等滲透溶液、10% 葡萄糖溶液最為常用。

(2) **電解質溶液**：

　[a]0.9% 氯化鈉（NaCl）溶液（生理鹽水）和複方氯化鈉（NaCl）（林格氏液）都為等滲液。

　[b] 鹼性溶液：碳酸氫鈉溶液、乳酸鈉溶液。

　[c] 氯化鉀（KCl）：用於鉀的補充，使用時嚴格掌握稀釋濃度，禁忌靜脈直接推入，以免造成心肌抑制。

(3) **混合溶液**：

　[a]1:1 溶液：1 份 0.9% 氯化鈉溶液、1 份 5~10% 葡萄糖溶液，為 1/2 張溶液，常用於輕、中度等滲脫水。

　[b]2:3:1 溶液：2 份 0.9% 氯化鈉溶液、3 份 5~10% 葡萄糖溶液、1 份 1.4% 碳酸氫鈉溶液。

　[c]2:1 溶液：2 份 0.9% 氯化鈉溶液、1 份 1.4% 碳酸氫鈉溶液。

　[d]4:3:2 溶液：4 份 0.9% 氯化鈉溶液、3 份 5~10% 葡萄糖溶液、2 份 1.4% 碳酸氫鈉溶液，為 2/3 張溶液。

代謝性酸中毒的原因	1. 腹瀉失漏大量的鹼性物質。
	2. 進食較少，脂肪氧化，酮體增多。
	3. 血液容量減少，血液濃縮，循環遲緩，組織缺氧，乳酸堆積。
	4. 腎血流量不足，尿液量減少，排酸保鹼功能低落。

糾正酸中毒

| 使用溶液 | 1. 若服用 1.5% 碳酸氫鈉（NaHCO₃），而每次服用 5ml/kg，則可以補鈣補鎂。
2. 10% 葡萄糖酸鈣 5~10ml，加上等量的 GS 蛋白，做靜脈推注。
3. 25% 硫酸鎂（MgSO4），每次 0.1ml/kg，肌肉注射，每 8 小時注射一次。 |
| 溶液用法 | 糾正酸中毒的用法有兩種，一是 50~80ml/kg，要在 8-12 小時之內將累積的損失補足，二是 80~100ml/kg，將餘下的口服補液鹽（ORS）加上等量的水稀釋來使用。 |

補液的注意事項

1. 三定：定量、定性、定時間。

2. 全天補液總量（包含累積的損失、持續的損失、生理的需求）。

9-8液體療法（二）

（三）液體療法（續）

2. 途徑與步驟

先「靜脈補液」，後「口服補液」。

(1) **口服補液**：[a] 定量：輕度脫水者（脫水量為 50ml/kg），中度脫水者（脫水量為 80~100ml/kg），於 4~6 小時補足脫水量之後，要再補充持續的損失量，損失量以大便的次數和含水量來計算，一般可以估計為大便量的一半補給。[b] 定性：口服補液鹽（ORS）。[c] 定時：若為兩歲以下，則每 1~2 分鐘餵食 5ml，稍大的患兒可以使用杯子少量多次喝。[d] 禁忌症：液體療法的禁忌症包括頻繁嘔吐、嚴重腹脹、重度脫水，嚴重的器官疾病，心、肝、腎疾病經過治療無效或者反而加重者。

(2) **靜脈補液**：補液總量 = 累積的損失量＋持續的損失量＋生理的需求量，適用於中度以上脫水、吐瀉較重的患兒。

[a] 第 1 天補液：

[a-1] 擴容糾酸：針對重度失水，有休克及中重度酸中毒。定量：20ml/kg 小於 300ml。定性：1.4% 碳酸氫鈉（NaHCO），碳酸氫鈉與水的比值為 2 比 1 的溶液。定時：30~60 分鐘。

[a-2] 補充累積的損失量：扣除擴容量與糾酸量。定量：輕度脫水（脫水量為 50ml/kg），中度脫水（脫水量為 50~100ml/kg），重度脫水（脫水量為 100~120ml/kg），嬰幼兒要給予計算結果的 2/3 量，學齡前及學齡小兒給予 3/4 量。定性：低滲性脫水補 2/3 張含鈉液，等滲性脫水補充 1/2 張含鈉液，高滲性脫水補充 1/3 張含鈉液。定時：一般在 8~12 小時之內完成。

[a-3] 補充持續的損失量：定量：為 10~40 ml/kg。定性：等滲透（要給予補充量計算結果張數的 1/2~1/3）。低滲透（要給予補充量計算結果張數的 2/3~1/2），高滲透（要給予補充量計算結果張數的 1/3~1/5）。定時：補液的第 12~16 小時，每小時要補充 5 ml/kg。

[a-4] 補充生理的需求量：寧少勿多，先補充少的，再補充多的。定量：補充生理的需求量為 60~80ml/kg。定性：要給予生理需求量計算結果張數的 1/4~1/5，定時：為補液的第 12~16 小時，每小時要補充 5ml/kg。

[b] 第 2 天補液：主要補充持續的損失量加生理的需求量。

小博士解說

個案：患兒，女，1 歲半，持續 2 天腹瀉，每天 15-20 次，為黃色蛋花狀大便，數量較多，會伴隨著奶瓣。嘔吐，每天 3~4 次，為所進的食物。體溫為 37.5℃。今天早上 2 小時無尿，體重為 9 公斤，血鈉為 136mmol/l，四肢稍冷。

題目：1. 此患兒為何種脫水？2. 請制定第 1 天的補液方案。

解答：1. 等滲性中度脫水。2. 累積的損失量：9×90=810ml，先擴容：20×9=180ml，2:1 等張溶液，在 1/2~1 小時輸入完畢。810 － 180 = 630ml，1/2 張溶液在 7~11 小時輸入完畢。持續的損失量：30×9=270ml，1/3 張溶液。生理的需求量：60×9=540ml，1/5 張溶液。共需要 12~16 小時。有尿則要補鉀。

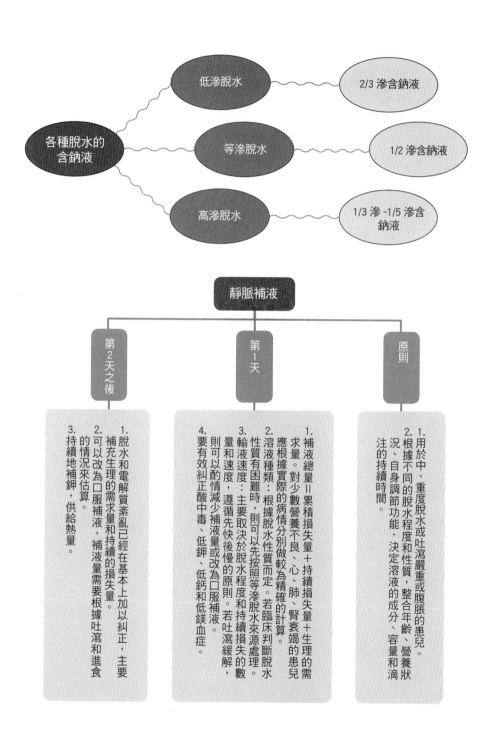

各種脫水的含鈉液

低滲脫水 —— 2/3 滲含鈉液

等滲脫水 —— 1/2 滲含鈉液

高滲脫水 —— 1/3 滲 ~1/5 滲含鈉液

靜脈補液

第2天之後

1. 脫水和電解質紊亂已經在基本上加以糾正,主要補充生理的需求量和持續的損失量。

2. 可以改為口服補液,補液量需要根據吐瀉和進食的情況來估算。

3. 持續地補鉀,供給熱量。

第1天

1. 補液總量=累積損失量+持續損失量+生理的需求量。對少數營養不良、心、肺、腎衰竭的患兒應根據實際的病情分別做較為精確的計算。

2. 溶液種類:根據脫水性質而定。若臨床判斷脫水性質有困難時,則可以先按照等滲脫水來源處理。若吐瀉緩解,則可酌情減少補液量或改為口服補液。

3. 輸液量和速度:主要取決於脫水程度和持續損失的數。遵循先快後慢的原則。

4. 要有效糾正酸中毒、低鉀、低鈣和低鎂血症。

原則

1. 用於中、重度脫水或吐瀉嚴重或腹脹的患兒。

2. 根據不同的脫水程度和性質,整合年齡、營養狀況、自身調節功能,決定溶液的成分、容量和滴注的持續時間。

第十章
循環系統疾病患兒的護理

學習目標

1.瞭解胎兒心臟發育及胎兒血液循環的特點。

2.熟悉心臟發育的關鍵時期和先天性心臟病的血液動力學特點。

3.掌握先天性心臟病的分類和臨床表現。

4.掌握先天性心臟病的護理措施。

10-1先天性心臟病患兒的護理概論

（一）概論

1. 先天性心臟病（Congenital Heart Diseases, CHD）是小兒最常見的心臟病，是胎兒時期心臟血管發育異常而導致的畸形。
2. 其發病率大約占活產嬰兒的 0.7~0.8%。
3. 目前絕大多數先天性心血管病均能獲得明確的診斷和手術矯正治療，預後比以前有明顯的改觀。
4. 預防先天性心臟病，要掌握「動」字，即多做運動。
5. 運動的方位：以上下、左右、前後的方位做運動。
6. 先天性心臟病的程度：與缺損大小、壓力高低、血量多少有關。

（二）胎兒血液循環的特點

1. 胎兒營養和氣體代謝是透過臍血管、胎盤來做交換的。
2. 胎兒時期的左、右心臟都向全身供血；若肺無呼吸，則只有體循環。
3. 靜脈導管、卵圓孔、動脈導管皆為胎兒循環的特殊通道。
4. 胎兒體內大多為混合性血液。

（三）病因和預防

發病的原因不明，胎兒時期的任何因素皆會影響心臟胚胎發育，導致心臟先天性畸形。

1. 內在的因素：遺傳，例如染色體易位、畸變、基因突變。
2. 外來的因素：環境因素，例如子宮內的感染、放射、藥物、母親罹患心臟病等。

（四）先天性心臟病的分類

根據心臟左右兩側及大血管有無分流，和臨床上有無青紫分為三類：

1. 左向右分流型（left to right shunt lesions，潛伏青紫型）：常見有心室中隔缺損（VSD），心房中隔缺損（ASD）和動脈導管閉鎖不全（PDA）等。
2. 右向左分流型（right to left shunt lesions，青紫型）：常見法洛四合症（TOF）和大動脈錯位等。
3. 無分流型（Non shunt lesions，無青紫型）：常見有主動脈狹窄與肺動脈狹窄等。

（五）先天性心臟病的預防

1. 從婚檢、孕期檢查和新生兒疾病篩檢，這三道關口來做嚴格的控制。
2. 製鞋業、橡膠業等工種的企業應為孕婦做好職業病的防護，改善其工作環境。
3. 在懷孕前 3 個月對胎兒的健康有相當重要的影響，要避免家庭的裝修、電腦的輻射、X 光等污染。
4. 在妊娠早期要適量地補充葉酸、預防風疹、流感等病毒性疾病，以及避免與發病有關的因素接觸。
5. 個人的一些不良生活習慣，例如吸菸、喝酒等都要及時地停止。

出生之後胎兒血液循環的改變

1. 臍帶結紮	臍血管閉鎖，臍靜脈和靜脈導管變為肝圓韌帶，臍動脈變為膀胱韌帶。
2. 肺循環形成	隨著肺呼吸的建立，肺臟膨脹肺血管阻力會逐漸下降，肺血流量會增加，而肺循環開始形成。
3. 動脈導管閉合	肺循環血管張開，阻力下降，血流暢通進入肺內，流經動脈導管的血流會逐漸減少，直到最後停止為止，才完成功能上的關閉。95% 在出生之後 1 年之內，導管會完成解剖學上的關閉。
4. 卵圓孔關閉	左房的壓力增高，先出現功能關閉，在出生之後 5~7 個月，在解剖上大多會關閉。

胚胎的發育

心臟胚胎發育的關鍵時期是在第 2-8 週，也是先天性心臟病的主要形成期。

時間	發育的狀況
2 週	出現原始的心臟
4 週	具備循環的功能
8 週	四腔心的形成

出生之後循環系統的解剖生理特點

1. 心臟位置	2. 心率	3. 血壓
由橫位轉換為斜位。	較快	在兩歲之後可以採用的公式 (1) 收縮壓 = 年齡 ×2 + 80(mmHg) (2) 舒張壓為收縮壓的 2/3。 (3) 下肢比上肢高大約 20mmHg。

正常胎兒的血液循環

A 胎兒期	B 出生之後
由母體循環來完成氣體交換。	由肺循環來完成氣體交換。
大多為混合血，心、腦、上半身血氧含量高於下半身。	靜脈血和動脈血分開。
卵圓孔、動脈導管、靜脈導管開放。	卵圓孔、動脈導管、靜脈導管閉合。
肺動脈壓與主動脈相似，肺循環阻力高。	肺動脈壓下降，肺循環阻力低。
右心室高負荷。	左心室高負荷。

10-2臨床常見的先天性心臟病類型（一）

（一）心室中隔缺損（Ventricular Septal Defect, VSD）

1. 根據缺損來分類

(1) 缺損的部位：分室間隔肌部、膜週部、圓錐部（肺動脈之下）。

(2) 缺損的大小：小型缺損小於 0.5 公分；中型缺損為 0.5~1.0 公分；大型缺損大於 1.0 公分。

2. 臨床表現症狀

(1) **小型缺損**：並無明顯的症狀。

(2) **體循環供血不足**：全身乏力、氣促、餵養困難（在吸吮時，會氣急、蒼白、多汗），青紫（常見於屏氣、劇烈哭鬧或病理情況時）。

(3) **肺循環充血**：呼吸急促，患呼吸道感染及心血衰竭，擴大的肺動脈壓迫喉返神經，會引起乾咳及聲音嘶啞。

3. 徵象

(1) 生長發育落後。

(2) **心臟檢查**：[a] 望診：心前區隆起，心尖搏動彌散。[b] 觸診：抬舉感，收縮期震顫。[c] 叩診：心界增大。[d] 聽診：胸骨左緣第 3、4 肋間 III ～ IV 級粗糙全收縮期雜音，第二心音（P2）亢進。

(3) **併發症**：支氣管肺炎、肺水腫、充血性心力衰竭、次急性細菌性心內膜炎等。

(4) **實驗室檢查**：[a]X 光檢查：小型的 X 光檢查，可以檢查輕度左室大或肺充血。大型的 X 光檢查，可以檢查左房左室擴大、右室擴大、肺門舞蹈。[b] 心電圖：可以檢查左室擴大，若肺動脈高壓時，可以合併右室擴大。[c] 超音波心動圖：可以檢查心腔大小，室缺部位、大小、血流。[d] 心導管檢查：可以檢查右心室血氧含量大於右心房，右心室與肺動脈壓力升高的症狀。

4. 治療的原則

(1) **內科治療**：維護心臟功能，防治併發症。

(2) **外科治療**：選擇最佳的手術時期，中型缺損有症狀者，宜於學齡前期執行修補術。大型缺損在 6 個月以內發生內科難以控制的充血性心力衰竭，應予以手術治療；6 個月至 2 歲嬰兒肺動脈壓力持續增高，也應及時做手術根治。

（二）心房間隔缺損（atrial septal defect, ASD）

心房間隔缺損（ASD）是小兒先天性心臟病第二位常見的類型，大約占 20~30%。心房間隔缺損可能會在 1 歲之內關閉，在 1 歲之後自然關閉的可能性極小。

1. 概論

包括：(1) 卵圓孔未閉。(2) 第 1 孔（原發）缺損未閉。(3) 第 2 孔（繼發）缺損未閉：中央型（位於卵圓窩處）、上腔型（位於上腔靜脈的入口處）、下腔型（位於下腔靜脈的入口處）、混合型（存在兩種以上的畸形，為巨大的缺損）。

心房中隔缺損與心室中隔缺損

	一般性的臨床表現	心臟的話檢查
心房中隔缺損	1.小而分流量少者，並無明顯的症狀。 2.大而分流量多者，會有活動之後心悸、氣短，易於罹患呼吸道感染。	(1)望診：心前區隆起。 (2)觸診：不會伴隨著震顫。 (3)叩診：心濁音界會擴大。 (4)聽診：胸骨左緣第 2~3 肋之間 II～IV 會有收縮期雜音，P2 會亢進，呈現噴射性。P2 亢進會伴隨著分裂，會有喀喇音。
小型心室中隔缺損	1.常無自覺的症狀或活動之後會稍感疲乏。 2.生長發育正常，常在正常體檢中發現。	(1)望診：心前區不隆起，搏動並無異常。 (2)觸診：一般並不伴隨著震顫。 (3)叩診：心濁音界界大小相當正常。 (4)聽診：胸骨左緣第 3-4 肋之間 III、IV 級會有全收縮期雜音，P2 正常或輕度亢進。
中、大型心室中隔缺損	1.嬰兒期會出現哭或吸吮之後的氣急症。 2.年長兒會出現活動後氣急、心悸、胸悶，生長發育較差，易於罹患呼吸道感染。	(1)望診：心前區飽滿，心尖搏動彌散。 (2)觸診：胸骨左緣第 3-4 肋之間會有收縮期的震顫。 (3)叩診：心濁音界會向兩側擴大。 (4)聽診：胸骨左緣第 3-4 肋之間 III、IV 級會有全收縮期雜音。P2 亢進，肺動脈瓣區會聞及吹風狀舒張期雜音。心尖區短而響亮的舒張期雜音。
大型心室中隔缺損	1.伴隨著肺阻力的增高。 2.患兒期會出現活動後發紺或持續發紺，有時有杵狀指，生長發育明顯地落後，晚期會有心衰的表現。	(1)望診：心前區隆起。 (2)觸診：胸骨左緣第 3-4 肋之間會有收縮期震顫。 (3)叩診：心濁音界會明顯地擴大。 (4)聽診：早期胸骨左緣第 3-4 肋之間會有短促收縮期雜音，P2 亢進。晚期胸骨左緣第 2-3 肋之間會聞及一個高調的舒張期雜音。

10-3臨床常見的先天性心臟病類型（二）

（二）心房間隔缺損（續）

2. 臨床表現症狀

(1) **體循環供血不足**：在活動之後乏力、氣短；當劇哭、患肺炎或心力衰竭時，會出現暫時性青紫；生長發育落後等。

(2) **肺循環充血**：易於罹患呼吸道感染、聲嘶。

3. 徵象

(1) **心臟檢查**：[a] 望診：心前區會隆起，心尖搏動彌散。[b] 觸診：有抬舉感。[c] 叩診：心界增大。[d] 聽診：胸骨左緣第 2、3 肋間有 II ～ III 級的收縮期雜音；第二個心音（P2）會亢進。

(2) **輔助性檢查**：[a]X 光檢查：右房、右室大，肺動脈段明顯突出，肺門血管影增粗，會有「肺門舞蹈」。[b] 心電圖：電軸右偏，不完全右邊。[c] 超音波心動圖：右房右室內徑大。[d] 心導管檢查：右房血氧含量超過上、下腔靜脈平均血氧含量。

4. 治療的原則

(1) 較小的房缺在 1 歲之內會有自然閉合的可能，缺損較大會影響生長發育，宜於在學齡之前做房間隔修補術。

(2) **內科治療**：維護心臟功能，防治併發症。

(3) **外科治療**：選擇最佳的手術時期。

（三）動脈導管閉鎖不全（patent ductus arteriosus, PDA）

動脈導管閉鎖不全（PDA）是小兒先天性心臟病第三位常見類型，大約占 5~20%，女性較為多見。

1. 類型

(1) **管型**：臨床最為多見，導管的主動脈端與肺動脈端粗細大致相等。

(2) **漏斗型**：導管呈現漏斗狀，大多為主動脈端大於肺動脈端。

(3) **窗型**：導管較短，管腔較粗，呈現窗形，流量最大。

2. 臨床表現

(1) 在一般的情況下並無青紫，在併發肺動脈高壓時，會出現差異性青紫，有時擴張的肺動脈壓迫喉返神經會引起聲嘶。

(2) **肺循環充血**：易於罹患呼吸道疾病。

(3) **體循環減少**：生長發育落後，周圍血管症。

3. 常見併發症

支氣管肺炎、次急性細菌性心內膜炎，分流量大者早期併發充血性心力衰竭。

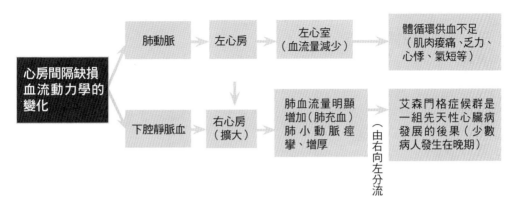

動脈導管血流動力學的變化

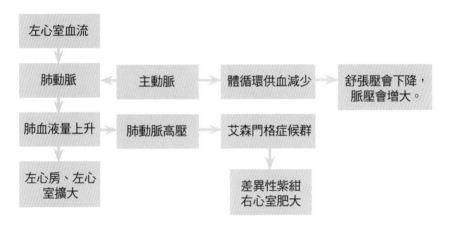

動脈導管閉鎖不全

一般性表現	1. 導管細者者，分流量小，並無明顯症狀。 2. 導管粗大者，會有活動後心悸、氣短，易於罹患呼吸道感染。
心臟檢查	1. 望診：心前區隆起。 2. 觸診：L2 雙期震顫，以收縮期較為明顯。 3. 叩診：心濁音界擴大。 4. 聽診：L2 之第 II～IV 相當粗糙、會有持續性、機器狀雜音，肺動脈區第二心音亢進（P2）亢進。
治療	1. 手術結紮或切斷導管即可治癒，宜於學齡之前執行，在必要時，任何年齡均可以做手術。 2. 介入式治療封閉導管已經廣泛地使用，可以篩選彈簧，蘑菇傘等堵塞裝置。

10-4臨床常見的先天性心臟病類型（三）

（三）動脈導管閉鎖不全（續）

4. 徵象
(1) 體格發育落後、消瘦；杵狀指。
(2) 心臟檢查：[a]望診：心前區隆起，心尖搏動彌散。[b]觸診：抬舉感，震顫。[c]叩診：心界增大。[d]聽診：胸骨左緣第 2 肋間持續性雜音，第二心音（P2）亢進。
(3) 脈壓增寬、微血管搏動、水沖脈。

5. 輔助性檢查
(1) X 光檢查：左室大、左房大，肺動脈段突出，肺門血管影增粗，會見到肺門舞蹈，主動脈弓往往會有所增大。
(2) 心電圖：左室較大。

6. 治療的原則
(1) 內科治療：維護心臟功能，防治併發症。
(2) 外科治療：手術結紮或切斷導管即可以治癒，宜於學齡前期來執行。
(3) 介入式治療：可以選擇彈簧、蘑菇傘等關閉動脈導管。

7. 病理生理學變化
在一般情況下，主動脈壓力高於肺動脈，左向右分流。分流量大小主要取決於導管口徑粗細和主、肺動脈壓力差。肺動脈壓力大於主動脈時，即會產生右向左分流，形成下半身青紫，稱為差異性紫紺。

8. 周圍血管症的臨床表現
包括脈壓增寬、微管搏動症、水沖脈、股動脈槍擊音等四種。

（四）法洛四合症（TOF）
法洛四合症由肺動脈狹窄、心室中隔缺損、主動脈騎跨、右心室肥厚等，四個畸型所組成。

1. 臨床表現
(1) 紫紺：最主要表現。
(2) 蹲踞：蹲踞時的狀況，[a] 典型表現為減少回心血量，增加體循環阻力，減輕右向左分流。[b] 缺氧的症狀會暫時地緩解，流向上部的血流會增加，而緩解中樞神經系統的缺氧。
(3) 杵狀指趾。
(4) 腦缺氧發作。

2. 徵象
(1) 體格發育落後、消瘦、杵狀指。
(2) 心臟檢查：[a]望診：心前區隆起，心尖搏動彌散。[b]觸診：抬舉感，震顫。[c]叩診：心界增大。[d]聽診：胸骨左緣第 2~4 肋間 II～III 級噴射性收縮期雜音，第二心音（P2）減弱或消失。

3. 併發症
腦血栓、腦膿腫、次急性細菌性心內膜炎。

法洛四合症（TOF）

- 概況 → 小兒先天性心臟病的第四位常見類型，大約占 10-15%。存活嬰兒中最常見的青紫型先天性心臟病，大約占 76%。本病的預後與肺動脈狹窄的嚴重程度有關，本病的預後之一般平均年齡為 15 歲。

- 病理生理學變化 →
  1. 肺動脈狹窄是主要的畸形，其部位和程度是決定體肺循環血流量的最重要因素。
  2. 肺動脈狹窄輕者，若右室壓力小於左室，則會產生左向右分流或雙向分流。
  3. 肺動脈狹窄重者，若左室壓力超過右室，則會產生右向左分流。

- X 光檢查 → 右室大、心尖上翹呈靴形，肺動脈段凹陷，肺野清晰。

- 臨床表現
  - 青紫 → 其程度和出現的早晚與肺動脈狹窄程度有關。患兒表現為唇、指甲、耳垂、鼻尖、口腔黏膜等微血管豐富的部位發紺。
  - 氣促 → 患兒在餵養、啼哭、行走、活動之後，氣促會加重。
  - 缺氧發作 → 20-70% 患兒有發作史，表現為陣發性呼吸困難，青紫加重，重症會突然昏厥和抽搐。
  - 蹲踞現象 → 減輕心臟負荷，減少右向左分流，緩解缺氧的症狀。
  - 杵狀指

10-5臨床常見的先天性心臟病類型（四）

（四）法洛四合症（TOF）（續）

4. 實驗室檢查：包括 (1)X 光檢查（肺血較少，靴型的心臟，肺動脈段凹陷）。(2) 心電圖檢查（右心較大）。(3) 超音波心動圖檢查。(4) 導管檢查。(5) 心血管造影檢查。

5. 治療的原則：對症處理，預防與處理併發症，使嬰兒能夠持續地存活並爭取在較好的條件下動手術。

6. 預防併發症

(1) **常見的併發症**：[a] 左向右的分流者：會有感染（肺炎、細菌性心內膜炎）、心臟衰竭的症狀。[b] 右向左的分流者：會有腦血栓的症狀。

(2) **預防感染**：保持個人衛生與環境衛生，避免去人潮集中的地方，避免交叉感染，在感染後應給充足抗菌素預防心內感染（發燒、皮膚瘀點、心臟雜音的變化）

(3) **預防心臟衰竭**：密切地觀察記錄、減輕心臟負荷。

(4) **預防腦血栓**：供給充足水分，預防脫水。

(5) **預防腦缺氧發作**：在法洛四合症（TOF）缺氧發作時可以採取胸膝體位，緩解缺氧，在必要的時間要歇吸氧。

（五）先天性心臟病的護理評估

1. 共有 (1) 健康史，(2) 症狀、徵象，(3) 社會、心理因素，(4) 實驗室的檢查結果，(5) 身體狀況，(6) 輔助性檢查等六種。

2. 護理診斷：(1) 活動無耐力：與氧的供需失調有關。(2) 有生長異常的危險：與心臟結構及功能異常有關。(3) 有感染的危險：與肺充血有關。(4) 潛在的併發症：心力衰竭、感染性心內膜炎、腦血栓。(5) 焦慮：與疾病的威脅及陌生的環境有關。

3. 護理目標及護理評估：(1) 患兒的活動量能得到適當限制，基本生活所需得到滿足。(2) 患兒的體溫、呼吸、心率住院期間維持在正常的範圍。(3) 患兒在住院期間並不會發生感染、心力衰竭。(4) 患兒及家長能夠熟悉本病的有關知識，獲得心理上的支持，較好地配合手術及診斷、治療。

4. 護理措施

(1) 建立合宜的生活制度。

(2) **供給充足的營養**：保證營養的需求，在心功能不全時，有水鈉瀦留者，應根據病情，採用無鹽飲食或低鹽飲食。

(3) **注意觀察病情，防止併發症的發生**：[a] 注意觀察患兒的缺氧發作，一旦發生應將小兒置於膝胸臥位，給予吸氧，並與醫師合作給予嗎啡及普萘洛爾搶救治療。[b] 要注意供給充足液體，在必要時可以靜脈輸液。[c] 觀察有無心衰的症狀。

(4) **心理護理**：對患兒關心愛護、態度和藹，建立良好的護患關係，消除患兒的緊張心理。對家長和患兒解釋病情和檢查、治療經過，取得他們的瞭解和配合。

(5) **健康教育**：[a] 指導家長掌握先天性心臟病的日常護理，建立合宜的生活制度，適量地用藥，預防感染和其他的併發症。[b] 定期回診，調整心功能到最佳的狀態，使患兒能夠安全地到達手術年齡，安度手術的關卡。

法洛四合症（TOF）的治療與護理

治療	內科治療	1 防治感染、改善心臟的功能、定期做訪視的工作、預防併發症，以安全過渡到手術的年齡。 2.改善血液高凝的狀態（要注意糾正脫水），要防治缺氧的發作（服用心得安、碳酸氫鈉）。
	介入式治療	導管介入封堵術
	外科治療	1.肺A處發育良好：若肺A處發育良好時，則可以進行根治的手術，手術的年齡為2-6歲。 2.肺A處發育不良：若肺A處發育不良時，則只能進行姑息性的手術，例如左鎖骨下A處與左肺A處的吻合術。
護理	適度安排生活	1.注意休息，適當地限制活動或臥床，目的是不出現明顯氣促、乏力為度。 2.避免劇烈哭吵、激動。 3.保持大便的暢通。 4.在必要時，就餐前後吸氧。
	保證充足的營養	1.數量：供給充足的熱量、維生素及優質蛋白，注重食物的色、香、味。 2.品質：高維生素、優質蛋白、易消化、適當的低鹽飲食。 3.方法：耐心哺餵、少量多餐、避免過飽。

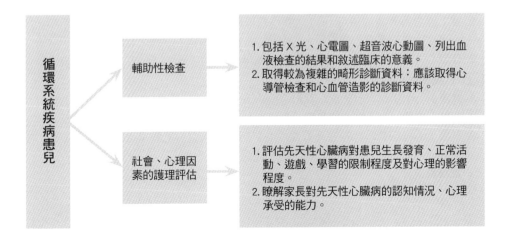

10-6病毒性心肌炎

（一）病因與發病機制
1. 以柯薩奇病毒 B 組最為常見。
2. 病毒性心肌炎的發病機制尚不十分清楚。

（二）臨床表現
1. **前驅症狀**：主要有呼吸道及胃腸道的症狀。
2. **輕型的患兒**：心電圖（ECG）會見到早搏或心電圖 T 波低平。
3. **典型病例**：(1) 徵象：心動過速、心律失常。(2) 心電圖（ECG）：頻發早搏、陣發性心動過速或第 II 型以上的房室傳導阻滯。
4. **急重症的病例**：心力衰竭、心源性休克、死亡。

（三）實驗室檢查
1. **心電圖（ECG）**：心電圖之 ST 段偏移和 T 波低平、雙向或倒置重症會見到 Q-T 間期延長。室早最為常見。
2. **血清酶的測定**：早期血清門冬氨酸氨基轉移酶、穀草轉氨酶、肌酸激酶及其同工酶均升高。
3. **病原學檢查**：需要整合血清抗體才有意義。

（四）治療的原則
無特殊的治療方式。主要是減輕心臟負荷，改善心肌代謝及心臟的功能，促進心肌的修復。
1. **大劑量維生素 C 及能量合成劑的使用**：(1) 維生素 C 能清除自由基，增加冠狀動脈血流量，改善心肌代謝，有助於心肌炎的恢復。(2) 肌急性期維生素 C，0.1~0.2/kg 靜脈注射，每天一次，療程 1 個月；能量合劑有加強心肌營養、改善心肌的功能，常用三磷酸腺苷（ATP）、凝固酶（COA）、RI、氯化鉀（KCℓ）、等加入葡萄糖液體中靜脈滴注。
2. **腎上腺皮質激素的使用**：(1) 在療程的早期及輕症病例不主張使用。(2) 臨床用於心源性休克、嚴重心律失常、心力衰竭。(3) 常用氫考或地米等藥物。
3. **控制心力衰竭**：常使用地高辛、西地蘭等藥物。

（五）護理評估
1. **健康史**：誘因、有無心前區不適、發熱、胸悶、乏力、飲食、睡眠及活動耐力情況。
2. **症狀、徵象**：生命徵象的測量、精神、有無心源性休克的表現、心律、率及心音。
3. **社會、心理因素**：預後主要取決於心肌病變的輕重、治療是否及時與適當、有無足夠的休息。評估家長對本病症的瞭解程度。
4. **實驗室檢查**

病毒性心肌炎的護理診斷

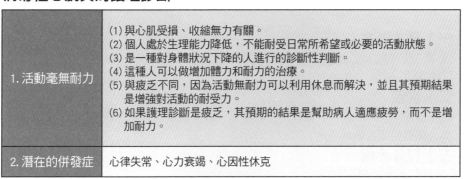

1. 活動毫無耐力	(1) 與心肌受損、收縮無力有關。 (2) 個人處於生理能力降低，不能耐受日常所希望或必要的活動狀態。 (3) 是一種對身體狀況下降的人進行的診斷性判斷。 (4) 這種人可以做增加體力和耐力的治療。 (5) 與疲乏不同，因為活動無耐力可以利用休息而解決，並且其預期結果是增強對活動的耐受力。 (6) 如果護理診斷是疲乏，其預期的結果是幫助病人適應疲勞，而不是增加耐力。
2. 潛在的併發症	心律失常、心力衰竭、心因性休克

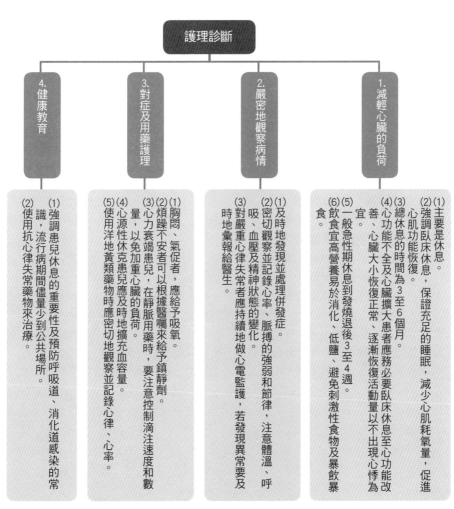

護理診斷

1. 減輕心臟的負荷

(1) 主要是休息。

(2) 強調臥床休息，保證充足的睡眠，減少心肌耗氧量，促進心肌功能恢復。

(3) 總休息的時間為3至6個月。

(4) 心功能不全及心臟擴大患者應務必要臥床休息至心功能改善，心臟大小恢復正常，逐漸恢復活動量以不出現心悸為宜。

(5) 一般急性期休息到發燒退後3至4週。

(6) 飲食宜高營養易於消化、低鹽、避免刺激性食物及暴飲暴食。

2. 嚴密地觀察病情

(1) 及時地發現並處理併發症。

(2) 密切觀察並記錄心率、脈搏的強弱和節律，注意體溫、呼吸、血壓及精神狀態的變化。

(3) 對嚴重心律失常者應持續地做心電監護，若發現異常要及時地彙報給醫生。

3. 對症及用藥護理

(1) 胸悶、氣促者，應給予吸氧。

(2) 煩躁不安者可以根據醫囑來給予鎮靜劑。

(3) 心力衰竭患兒，在靜脈用藥時，要注意控制滴注速度和數量，以免加重心臟的負荷。

(4) 心源性休克患兒應及時地擴充血容量。

(5) 使用洋地黃類藥物時應密切地觀察並記錄心律、心率。

4. 健康教育

(1) 強調患兒休息的重要性及預防呼吸道、消化道感染的常識，流行病期間儘量少到公共場所。

(2) 使用抗心律失常藥物來治療。

10-7充血性心力衰竭

（一）基本概念

　　心臟在充足的回心血液量的前提下，不能泵出足夠的血液，以滿足正常代謝和生長發育的需求。

（二）病因

　　1. 心源性，2. 肺源性，3. 腎源性，4. 其他。以 1 歲以內發病率最高，其中以先天性心臟病引起者最為多見。

（三）臨床表現

1. 嬰幼兒心衰的臨床特點

(1) 呼吸較快與速較淺，頻率為 50~100 次／分鐘。

(2) 餵養困難，體重成長緩慢，煩躁多汗，哭聲相當低弱，肺部會聞及乾囉音或哮鳴音。

(3) 心臟增大，心率會達到 150~200 次／分鐘，大多能夠聽到奔馬律。

(4) 肝臟增大達到肋下 3 公分以上。

(5) 浮腫首先見於顏面與眼瞼等部位。

2. 年長兒心衰的症狀與成人相類似

(1) **左心功能不全（肺瘀血）的表現**：會咳出大量的粉紅色泡沫痰、呼吸極度困難、發紺、皮膚濕冷、極度煩躁等。

(2) **右心功能不全（體循環）的表現**：例如肝腫大、頸靜脈怒張、肝頸反流實驗陽性反應、水腫、尿量減少。

(3) **心排出量不足的表現**：心動過速、心臟擴大、奔馬律、脈細弱、膚色蒼白、濕冷。

（四）心衰的臨床診斷指標

1. 在安靜時，心率會增快，嬰兒超過 180 次／分鐘，幼兒超過 160 次／分鐘，不能運用發燒或缺氧來解釋。

2. 呼吸困難，青紫會突然加重，在安靜時，呼吸高達每分鐘 60 次以上。

3. 肝大達到肋下 3 公分以上，或在密切的觀察下，短時間內比前面的增大。

4. 心音明顯地低鈍或出現奔馬律。

5. 突然出現煩躁不安，面色蒼白或發灰，不能以原有疾病來解釋。

6. 尿液較少、下肢浮腫除外，由營養不良、腎炎、維生素 B1 缺乏等原因所導致。

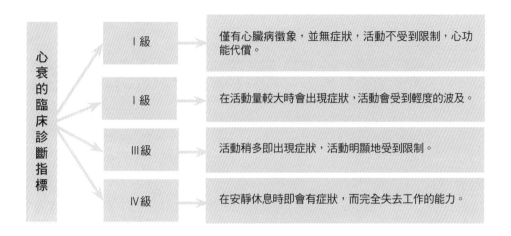

心衰的臨床診斷指標

I 級	僅有心臟病徵象，並無症狀，活動不受到限制，心功能代償。
I 級	在活動量較大時會出現症狀，活動會受到輕度的波及。
III 級	活動稍多即出現症狀，活動明顯地受到限制。
IV 級	在安靜休息時即會有症狀，而完全失去工作的能力。

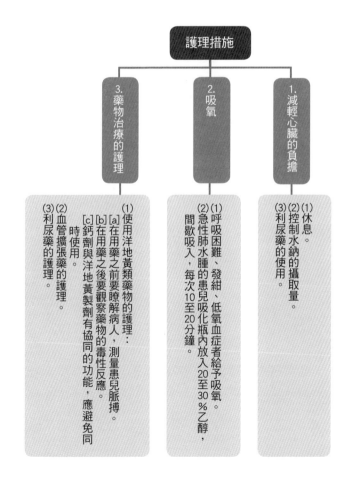

護理措施

3. 藥物治療的護理

(1) 使用洋地黃類藥物的護理：
[a] 在用藥之前要瞭解病人，測量患兒脈搏。
[b] 在用藥之後要觀察藥物的毒性反應。
[c] 鈣劑與洋地黃製劑有協同的功能，應避免同時使用。
(2) 血管擴張藥的護理。
(3) 利尿藥的護理。

2. 吸氧

(1) 呼吸困難、發紺、低氧血症者給予吸氧。
(2) 急性肺水腫的患兒吸化瓶內放入20至30％乙醇，間歇吸入，每次10至20分鐘。

1. 減輕心臟的負擔

(1) 休息。
(2) 控制水鈉的攝取量。
(3) 利尿藥的使用。

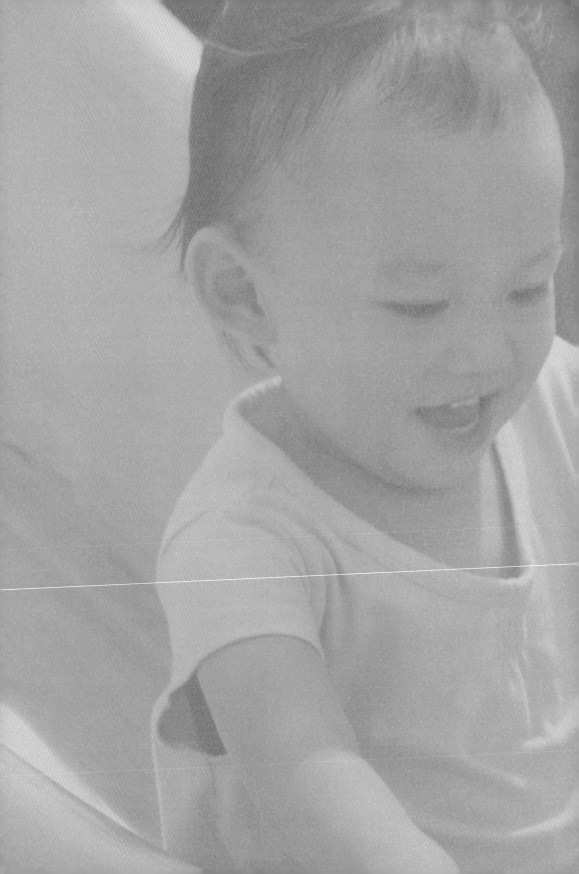

第十一章
泌尿系統疾病患兒的護理

學習目標

1.瞭解小兒泌尿系統解剖生理特色。

2.瞭解急性腎小球腎炎的病因與發病機制，熟悉其常見護理診斷，掌握臨床表現、治療原則及護理措施。

3.瞭解原發性腎病症候群的病因、病理生理，熟悉常見護理診斷，掌握臨床表現、治療原則及護理措施。

4.瞭解泌尿道感染的病因和發病機制，熟悉其臨床表現及護理措施。

5.掌握急性腎功能衰竭護理診斷及措施。

11-1泌尿系統疾病患兒的護理（一）

（一）解剖特色

1. **腎臟**：(1) 年齡越小，相對越大。(2) 嬰兒腎臟位置較低，其下極可能低至髂脊以下第 4 腰椎的水準。2 歲以後達髂脊以上。(3)2 歲以內健康小兒腹部觸診會捫及腎臟。(4) 腎臟表面分葉，2~4 歲時分葉消失。
2. **輸尿管**：(1) 嬰兒輸尿管長而彎曲，管壁肌肉和彈力纖維發育不良，易受壓及扭曲而導致梗塞，易發生尿瀦留而誘發感染。
3. **膀胱**：位置比成人高，在充盈時頂部常在恥骨合併處之上，頂入腹腔而容易觸到。
4. **尿道**：(1) 女嬰尿道僅 1cm，外口暴露而接近肛門，易受到細菌的污染。(2) 男嬰尿道雖長，但常有包莖，尿垢積聚易引起上行細菌感染。

（二）生理特色

1. 腎臟主要的生理功能：(1) 排泄體內代謝終產物。(2) 調節身體水、電解質、酸鹼平衡。(3) 內分泌功能，產生激素和生物活性物質。(4) 主要是透過腎小球的濾過和腎小管而重新吸收、分泌及排泄。
2. 胎齡 12 週末，已形成尿液，此時主要透過胎盤來完成身體排泄和調節內部環境，若無腎仍然可以存活。
3. 胎齡在 36 週時，腎單位數量會達到成人的水準。
4. 新生兒腎小球濾過功能低落，不能有效的排除體內過多水分和溶質。
5. 新生兒腎糖閾低，易於出現糖尿。
6. 嬰兒髓袢較短，尿素形成較少，抗利尿激素分泌不足，濃縮尿液功能不足，大量水負荷或輸液過快易出現水腫。
7. 排鈉、鉀能力均較低。
8. 調節能力差，儲備能力差。1~2 歲時接近成人水準。

（三）小兒排尿的特色

1. **開始排尿**：
   (1)93% 新生兒出生之後 24 小時內開始排尿。
   (2)99% 在 48 小時內排尿。
   (3) 最遲可以延遲到出生之後 36 小時左右。
2. **尿液量**：
   (1) 新生兒正常的尿量為每小時 1~3ml/kg，每小時尿量小於 1.0ml/kg 為少尿，每小時尿量小於 0.5ml/kg 為無尿。
   (2) 一晝夜的尿液量，若嬰幼兒少於 200ml、學齡前兒童少於 300ml，即為少尿。少於 30~50ml，則為無尿。

小兒每天的排尿量

	正 常	少 尿
嬰兒	400~500ml	200ml
幼兒	500~600ml	200ml
學齡前	600~800ml	300ml
學齡	800~1400ml	400ml

小兒泌尿系統的生理學特點

胎兒腎功能	在胚胎 12 週會產生尿液；使用胎盤來替代腎臟的功能。
腎小球濾過率	較低。
濃縮和稀釋功能	濃縮功能較差；稀釋功能接近正常。
酸鹼平衡	碳酸氫鈉腎閾較低、泌氫和生成胺較低，易於出現酸中毒。
腎臟的內分泌功能	腎素、醛固酮分泌較多，胎兒促紅素較高。

小兒排尿及尿液的特色

排尿的控制	1. 在 1.5 歲至 3 歲能夠控制排尿。

尿液的性質	1. 尿液顏色及酸鹼度
	2. 尿蛋白
	3. 尿液比重和尿滲透壓
	4. 尿細胞和管型：
	  (1) 尿液紅血球（RBC）小於：3 個／血液值（HP）。白血球（WBC）小於：5 個／血液值（HP）。
	  (2) 愛迪（Addis）計數：蛋白質（Pr）小於 50mg，紅血球（RBC）小於 50 萬個，白血球（WBC）小於 100 萬個，管型小於 5000 個。

11-2泌尿系統疾病患兒的護理（二）

（三）小兒排尿的特色（續）

4. **排尿的次數：**

(1) 出生後最初幾天，每天皆排尿 4~5 次。

(2) 在 1 週後增至每天皆排尿 20~25 次。

(3) 在 1 歲時每天排尿 15~16 次。

(4) 在 3 歲之後減至每天排尿 6~7 次。

5. **排尿的控制：**

(1) 在 3 歲左右會建立腦幹（大腦皮層控制），能夠控制排尿。

(2) 1.5~3 歲：在尿道外括約肌和會陰肌做排尿的控制。

(3) 3 歲之後：仍然會保持尿道外括約肌和會陰肌的控制，而不透過膀胱來逼迫尿肌收縮，則會出現不穩定的膀胱，即頻尿、尿急、尿失禁和夜間遺尿等症狀。

6. **小兒尿液特色：**

(1) 新生兒在出生之後 1~2 天，因尿液含黏液和較多的尿酸鹽，呈現酸性，且顏色較深濃。尿酸鹽分解後，會使尿布染成淡紅色。之後的尿液顏色會較清。

(2) 嬰幼兒的尿液較接近中性或弱酸性，其 PH 值在 5~7 之間。

(3) 寒冷季節，尿液排出之後會出現乳白色沉澱，此為鹽類結晶而使得尿液變為混濁。

7. **尿滲透壓和尿比重：**

(1) 新生兒的尿滲透壓平均為 240mmol/L，比重為 1.006~1.008。

(2) 嬰幼兒的尿滲透壓平均為 50~600mmol/L，

(3) 在 1 歲後接近成人水準，兒童通常為 500~800mmol/L，尿液比重範圍為 1.011~1.025。

8. **尿蛋白：**新生兒尿液中會有微量蛋白；正常小兒尿蛋白定性實驗陰性反應，定量不超過每天 100mg/m²。

9. **尿液細胞和管型：**在清潔新鮮尿液離心之後沉渣內視鏡檢查，(1) 紅血球（RBC）小於 3 個／血液值〔HP〕。(2) 白血球（WBC）小於 5 個／血液值（HP）。(3) 管型一般不會出現。

10. **12 小時尿沉渣（Addis）計數：**紅血球小於 50 萬、白血球小於 100 萬，管型小於 5000 個，為正常。

11. **泌尿道感染（UIT）：**病原體會直接侵入尿道，在尿液中生長繁殖，並侵犯尿道黏膜或組織而引起的損傷。

泌尿道感染的臨床表現

1. 急性單純性膀胱炎	(1) 發病突然，女性患者發病大多與性活動有關。 (2) 主要表現是膀胱刺激症，即頻尿、尿急、尿痛，膀胱區或會陰部不適及尿道燒灼感；尿頻程度不一，嚴重者會出現急迫性尿失禁；尿混濁、尿液中有白血球，常見終端血尿，有時為全程血尿，甚至見血塊排出。 (3) 一般並無明顯的全身感染症狀，體溫正常或有低度發燒。
2. 急性單純性腎盂腎炎	(1) 泌尿系統症狀包括頻尿、尿急、尿痛等膀胱刺激症；血尿；患側或雙側腰痛；患側脊肋角有明顯的壓痛或叩擊痛等。 (2) 全身感染的症狀，例如寒顫、發高燒、頭痛、噁心、嘔吐、食慾不振等，常會伴隨血白血球的數目升高和血沉增快。
3. 無症狀菌尿	無症狀菌尿是一種隱匿性尿道感染，大多見於老年女性和妊娠期婦女，患者並無任何尿道感染的症狀，發病率隨著年齡的成長而增加。
4. 複雜性的尿道感染	(1) 臨床表現差異相當大，常會伴隨增加獲得感染或治療失敗風險的其他疾病，會伴隨或不伴隨臨床症狀（例如頻尿、尿急、尿痛，排尿困難，腰背部疼痛，脊肋角壓痛，恥骨上區疼痛和發燒等）。 (2) 常會伴隨其他的疾病，例如糖尿病和腎功能衰竭；其所導致的後遺症也較多，最嚴重和致命的情況包括尿膿毒血症和腎功能衰竭，腎衰竭可以分為急性和慢性、可逆和不可逆等。

泌尿道感染的診斷

1. 病史的採集	(1) 臨床表現尿道感染相關症狀的特色、持續的時間及伴隨的症狀。(2) 以往史、藥物史及相關疾病史等尋找發病的可能原因、伴隨的疾病、曾經的藥物治療史及可能影響疾病發展、轉化的因素等。
2. 體格檢查	(1) 包括泌尿外生殖器的檢查，腹部和腎區的體檢。(2) 盆腔和直腸指診對鑑別是否合併其他的疾病有意義。
3. 輔助性檢查	(1) 實驗室檢查包括血液常規檢查、尿液常規檢查、尿液塗片內視鏡檢查細菌、中段尿液細菌培養＋藥物過敏、血液細菌培養＋藥物過敏、腎功能檢查等。(2) 影像學檢查包括超音波檢查、腹部X光片檢查、靜脈腎盂造影檢查等，在必要時可以選擇電腦斷層掃瞄（CT）或磁振造影（MRI）檢查。

腎功能檢查

檢查項目	目的
血尿素氮（BUN）	腎小球濾過率
血清肌酐（Scr）測定	腎小球濾過率
肌酐清除率（Ccr）測定	腎小球濾過率
血液和尿 β2M 測定	腎小球濾過功能、腎小管功能
尿酶測定	腎小管受損的情況
腎穿刺活組織檢查（Renal biopsy）	確診、瞭解病理的類型、估計預後、指導治療

✛ 知識補充站

1. 在發燒加上白血球升高時，要取尿液標本並且警惕中耳炎 。
2. 尿道反覆感染會形成腎臟疤痕。

11-3泌尿道感染

（一）病因

1. **原因**：病原體會直接侵入尿道，在尿液中生長繁殖，並侵犯尿道黏膜或組織而引起的損傷。
2. **致病細菌**：任何致病細菌均會引起，絕大多數為革蘭陰性桿菌，大腸桿菌最常見。1 歲以上的男孩大多被變形桿菌所感染。10~16 歲的女孩大多被白色葡萄球菌所感染。
3. **易感因素**：(1) 輸尿管長而彎曲，彈力纖維不發達，易被壓扁、扭曲，發生尿滯留而感染。(2) 泌尿系統畸形。(3) 膀胱輸尿管逆流。(4) 儀器檢查、留置尿管、尿布。

（二）發病機制

1. **感染的途徑**

   (1) 血源性：金黃色葡萄球菌。

   (2) 上行性：上行的順序為由尿道口→膀胱→輸尿管→腎臟。

   (3) 淋巴感染和直接蔓延。

   (4) 結腸內細菌和盆腔感染。

2. **宿主的內在因素**

   (1) 尿道周圍菌種的改變及尿液性質的變化。

   (2) 細菌黏附於尿道上皮細胞為先決的條件。

   (3) 具有先天性或獲得性的尿道畸形。

   (4) 抗感染的能力較差。

   (5) 疾病的原因，例如腎病症候群。

   (6) 神經源性膀胱：膀胱的控制能力會減弱。

（三）臨床表現

1. **新生兒**：全身症狀為主，發燒、蒼白、嘔吐、腹瀉；生長發育停滯，以敗血症、黃疸待查、體重不增而住院。
2. **嬰幼兒**：全身症狀重，局部症狀輕微，拒食、嘔吐、腹瀉。
3. **兒童**：

   (1) 上尿道感染：發燒、寒顫、腹痛等症狀突顯，伴隨著腰痛。

   (2) 下尿道感染：頻尿、尿急、尿痛、尿液渾濁。

   (3) 往後症狀並不明顯。

4. **成人**：頻尿、尿急、尿痛。

（四）治療

1. **一般性治療**：(1) 鼓勵飲水，清潔外陰部。(2) 口服碳酸氫鈉以鹼化尿液。
2. **抗菌治療**：(1) 上尿道感染：[a] 在細菌培養之後，要予以兩種抗菌藥物。[b] 持續 3 天做尿液細菌的培養。(2) 輕型和下尿道感染要做抗菌治療。(3) 復發與慢性感染要做抗菌治療。

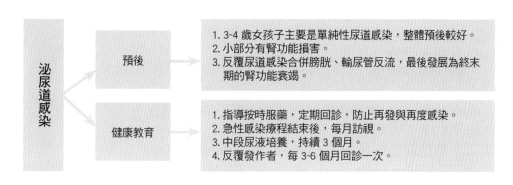

泌尿道感染

預後
1. 3~4 歲女孩子主要是單純性尿道感染，整體預後較好。
2. 小部分有腎功能損害。
3. 反覆尿道感染合併膀胱、輸尿管反流，最後發展為終末期的腎功能衰竭。

健康教育
1. 指導按時服藥，定期回診，防止再發與再度感染。
2. 急性感染療程結束後，每月訪視。
3. 中段尿液培養，持續 3 個月。
4. 反覆發作者，每 3~6 個月回診一次。

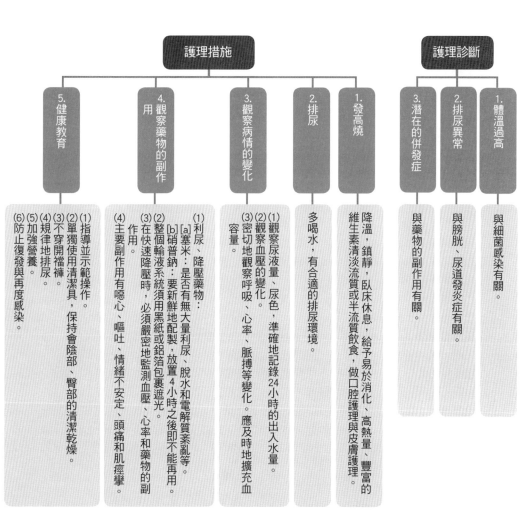

護理措施

5. 健康教育
(1) 指導並示範操作。
(2) 單獨使用清潔具，保持會陰部、臀部的清潔乾燥。
(3) 不穿開襠褲。
(4) 規律地排尿。
(5) 加強營養。
(6) 防止復發與再度感染。

4. 觀察藥物的副作用
(1) 利尿、降壓藥物：
[a] 塞米：是否有無大量利尿、脫水和電解質紊亂等。
[b] 硝普鈉：要新鮮地配製，放置 4 小時之後即不能再用。
(2) 整個輸液系統須用黑紙或鋁箔包裹遮光。
(3) 在快速降壓時，必須嚴密地監測血壓、心率和藥物的副作用。
(4) 主要副作用有噁心、嘔吐、情緒不安定、頭痛和肌痙攣。

3. 觀察病情的變化
(1) 觀察尿液量、尿色，準確地記錄 24 小時的出入水量。
(2) 觀察血壓的變化。
(3) 密切地觀察呼吸、心率、脈搏等變化。應及時地擴充血容量。

2. 排尿
多喝水，有合適的排尿環境。

1. 發高燒
降溫，鎮靜，臥床休息，給予易於消化、高熱量、豐富的維生素清淡流質或半流質飲食，做口腔護理與皮膚護理。

護理診斷

3. 潛在的併發症
與藥物的副作用有關。

2. 排尿異常
與膀胱、尿道發炎症有關。

1. 體溫過高
與細菌感染有關。

11-4小兒腎小球疾病

（一）臨床分類

1. **原發性腎小球疾病**：(1) 腎小球腎炎：急性腎小球腎炎、急進性腎小球腎炎、遷延性腎小球腎炎、慢性腎小球腎炎。(2) 腎病症候群。
2. **繼發性腎小球疾病**：紫癜性腎炎、狼瘡性腎炎、B 肝病毒腎炎。
3. **遺傳性腎小球疾病**：先天性腎病症候群。

（二）急性腎小球腎炎（Acute glomerulonephritis, AGN）

其臨床表現為急性發病，大多有前驅感染，以血尿為主，會伴隨著不同程度蛋白尿，會有水腫、高血壓或腎功能不全等特色的腎小球疾患。

1. **病因**：(1)A 組 β 溶血性鏈球菌急性感染後所引起的。(2) 國內各地區均以上呼吸道感染或扁桃體炎最常見 51%。(3) 膿皮病或皮膚感染占 25.8%。(4) 其他的細菌，例如鏈球菌、肺炎球菌、金黃色葡萄球菌、傷寒桿菌、流感桿菌均會導致。
2. **發病機制**：(1)A 組 β 溶血性鏈球菌（具有抗原性）：[a]抗原抗體免疫合成物所引起。[b] 會造成腎小球微血管發炎症病變。(2) 急性腎小球腎炎與身體免疫球蛋白結合，會改變其免疫原性，產生自身的抗體和免疫合成物而致病。
3. **臨床表現**：(1) 前驅感染：[a]90% 的鏈球菌感染有前驅感染，以呼吸道及皮膚感染較為多見。在第 1~3 週並無症狀的間歇期而急性發病。[b] 咽炎在前 6~12 天大多有發燒、頸淋巴結大及咽部滲出。[c] 皮膚感染見於發病之前 14~18 天。
4. **典型表現**：(1) 急性期有全身不適、乏力、食慾不振、發燒頭痛、頭暈、咳嗽、氣急、噁心、嘔吐、腹痛及鼻出血。水腫：70% 的病例有水腫，僅會波及眼瞼及顏面部，重者 2~3 天遍及全身，呈現非凹陷性。(2) 血尿：50~70% 有肉眼血尿，持續 1~2 週即轉鏡下血尿。(3) 蛋白尿：嚴重系膜增生。(4) 高血壓：30~80%。(4) 尿量減少：肉眼血尿嚴重者會伴隨著排尿困難。
5. **嚴重的表現**：(1) 嚴重循環充血：因水、鈉潴留，血漿容量增加而出現循環充血。(2) 呼吸急促和肺部出現濕囉音時，要加以警惕。(3) 呼吸困難、只能做端坐呼吸、頸靜脈怒張、頻咳、粉紅色泡沫痰、肝大而硬、心臟大、奔馬律、水腫加劇。
6. **高血壓腦病**：罹患急性腎小球腎炎疾病的年長兒會劇烈頭痛、嘔吐、複視或過性失明，嚴重者會驚厥、昏迷，而導致高血壓腦病。
7. **急性腎功能不全**：在急性腎小球腎炎疾病的初期發生，會有尿少、尿閉的症狀。
8. **診斷**：臨床表現加上輔助性檢查。
9. **治療原則**：(1) 控制感染、對症治療、併發症治療。(2) 水腫：要服用速尿 1~2mg/kg，可以口服、肌注或注射靜脈。(3) 高血壓：要服用心痛錠 0.2~0.3mg/kg。
10. **護理診斷**：為體液過多、活動無耐力、存在潛在的併發症、高血壓腦病、嚴重的循環充血、急性腎功能不全症。

急性腎小球腎炎

基本概念	簡稱為急性腎炎，是一組不同病因所致的感染之後免疫反應所引起的急性彌漫性非化膿性腎小球病變。	
分類	1. 急性鏈球菌感染後腎炎：溶血性鏈球菌感染，占 90%。 2. 急性非鏈球菌感染後腎炎：其他的感染，占 10%	
流行病學	大多見於 5-14 歲兒童，男：女為 2：1。	
病因	細菌	最常見的是 A 組 β- 溶血性鏈球菌的致腎炎菌珠，葡萄球菌、肺炎鏈球菌、G- 桿菌等。
	病毒	流感病毒、腮腺炎病毒。
	其他	真菌、支原體等。
發病機制	細菌感染透過抗原－抗體免疫反應而引起急性腎炎。	1. 循環免疫合成物形成學說。 2. 原位免疫合成物形成學說。
病理	典型的表現	彌漫性（diffuse）、滲出性（exudative）和增生性（proliferative）腎小球腎炎
	光學顯微鏡 （On light microscopy）	病變幾乎波及到所有的腎小球，微血管內皮細胞和系膜細胞會增生腫脹。
	電子顯微鏡 （On electron microscopy）	基底膜上皮側可以見到「駝峰狀」沉積物，為本病症的特徵性改變。

護理措施

1. 休息	(1) 2 週之內臥床休息。 (2) 水腫消退、血壓正常、肉眼血尿消失後：下床輕微活動。 (3) 1~2 個月內限制活動量。 (4) 3 個月之內避免劇烈活動。 (5) 尿液內紅血球會減少、血沉相當正常：可以上學，要避免體育活動。 (6) 愛迪（Addis）計數的數目正常，可以恢復正常的生活。
2. 飲食	(1) 若有尿少水腫的症狀，則要服用低鹽飲食，每天 60~120mg/kg。 (2) 若有氮質血症的症狀，則每天要服用蛋白質 0.5g/kg。 (3) 高糖飲食，滿足熱量。 (4) 少尿期限制高鉀食物。 (5) 在尿量增加、水腫消退、血壓正常之後，可以恢復正常的飲食。
3. 利尿、降壓	(1) 凡是限制水、鈉輸入量之後水腫、少尿仍然相當明顯，或有高血壓、全身循環充血，要遵從醫囑給予利尿劑、降壓藥。 (2) 使用速尿需注意有無大量利尿、脫水、電解質紊亂的現象。 (3) 若用來蔽光，有副作用（噁心、嘔吐）、情緒不穩定、頭痛，則可以使用銷普鈉（要在蔽光的 4 小時之內）。
4. 觀察病情的變化	(1) 注意尿液量、尿液顏色、記錄 24 小時的出入量。 (2) 送檢尿液常規檢查每週 2 次。 (3) 密切地注意四大生命徵象。 (4) 定期監測血漿之中電解質的變化。
5. 觀察治療效果和藥物副作用	
6. 健康教育及出院指導	(1) 以預防為主，主要為預防感染。 (2) 限制性疾病，強調限制患兒活動是控制病情發展的重要措施（要在 2 週之內加以控制）。

11-5 腎病症候群（一）

腎病症候群（Nephrotic syndrome, NS）是由各種病因所引起的腎小球基底膜通透性增高，導致大量血漿蛋白從尿中失漏的臨床症候群，其特點為大量蛋白尿、低蛋白血症、高脂血症和不同程度的水腫（三高一低）。發病的高峰期為 2~7 歲，男與女的比例為 2~4 比 1。

（一）臨床表現
1. **單純性腎病**：全身會有凹性水腫，並會有腹水、胸水。
2. **腎炎性腎病**：血尿、高血壓。
3. **併發症**：感染、電解質紊亂、低血液容量休克、急性腎功能衰竭、生長延遲。

（二）治療原則
1. **一般性治療**：(1) 休息、限制鹽的攝取。(2) 防治感染：[a] 預防接種在病情緩解且停用激素之後 3 分鐘。[b] 補充維生素及礦物質，例如維生素 D、鈣質等。
2. **利尿**：使用利尿劑、低右旋糖苷、人血清蛋白。
3. **激素治療**：(1) 腎上腺皮質激素為第一選擇。(2) 甲基強的鬆龍衝擊療法：10% 葡萄糖 250ml ＋甲基強的鬆龍 15~30mg/kg，每天一次；療程為 3 次，第 5 天服用潑尼鬆 2-3mg/kg，而隔日即停止服用；4 週之後要減量；顯效較快，不會出現肥胖等副作用。

（三）護理診斷
包括體液過多、營養失調、皮膚完整性受損、感染的危險、潛在的併發症、藥物副作用、焦慮、知識缺乏等。

（四）護理措施
1. **休息**：(1) 並無高度水腫、低血容量及感染的患兒無需臥床，休息即可以防止血管栓塞。(2) 若嚴重水腫和高血壓則需要臥床休息，以避免過勞，一般並不需要嚴格地限制活動。
2. **飲食**：優質蛋白、低脂肪、足量碳水化合物及豐富維生素的飲食，保證熱量供給，每天服用蛋白質 2g/kg，進食含鉀、鈣豐富的食物。
3. **皮膚的護理**：(1) 保護水腫皮膚避免受到損傷。(2) 防止皮膚感染。
4. 嚴重水腫者避免肌肉注射。
5. 觀察浮腫變化，記錄 24 小時的出入量。
6. 預防感染，避免受涼。
7. 觀察藥物的療效及副作用

腎病症候群之分類、病因與臨床表現

基本的概念	1. 由各種病因引起的腎小球基底膜通透性增高，導致大量血漿蛋白從尿液中失漏的臨床症候群，其特點為大量蛋白尿，低蛋白血症，高脂血症和不同程度的水腫（三高一低）。 2. 發病的高峰：為 2~7 歲；男與女的比例為 2~4 比 1。 3. 發病率的上升：31%（92 年）上升至 36%（102 年）	
分類	臨床分類	1. 原發性腎病症候群：單純性腎病、腎炎性腎病。 2. 繼發性腎病症候群。 3. 先天性腎病症候群。
	依糖皮質激素的治療效應來分類	以潑尼鬆治療 8 週之後才能夠做分類。 1. 激素敏感。 2. 激素耐藥。 3. 激素依賴。
	病理的分類	1. 微小的病變（MCD）：微小的病變占腎病症候群的 76.4%，兒童以此型最為常見。 2. 局部性節段性腎小球硬化（FSGS）：占腎病症候群的 6.9%。 3. 膜性增生性腎小球腎炎（MPGN）：占腎病症候群的 7.5%。 4. 系膜增生性腎炎（MSPGN）：占腎病症候群的 2.3%。 5. 增生性腎小球腎炎（PGN）：占腎病症候群的 2.3%。 6. 膜性腎病（MGN）：占腎病症候群的 1.5%。
病因和發病機制	原發性對照組（NS）	病因未明，尤其是微小的病變（MCD）。可能與免疫功能紊亂有關。
	腎炎性腎病	與免疫病理損傷有關。
	先天性腎病	與遺傳因素有關。
病理生理	靜電屏障受損	大多為選擇性蛋白尿。
	分子屏障受損	大多為非選擇性蛋白尿。
臨床表現	單純性腎病	具有典型三高一低的表現。
	腎炎性腎病	水腫不如前者顯著，除了具備腎病四大特徵（大量蛋白尿、低蛋白血症、高脂血症和不同程度水腫）之外，會出現肉眼血尿、高血壓、血清補體下降和氮質血症，療程大多相當遷延而反覆。

11-6 腎病症候群（二）

（五）急性腎衰竭（ARF）

由於腎臟自身和（或）腎外各種原因引起的腎功能短期內急劇下降的一組臨床症候群。

1. **腎前性腎衰竭**：[a] 任何的原因皆會引起有效血循環量急劇降低，腎血流量不足、腎絲球過濾率值（GFR）的降低。[b] 常見的原因：嘔吐、腹瀉和大手術、感染性休克等。

2. **腎實質性腎衰竭**：各種腎實質病變所導致的，或由於腎前性進一步發展而來。

3. **腎後性腎衰竭**：各種原因導致的泌尿道梗塞所引起。

（六）發病機制

1. 腎小管損傷：腎缺血或中毒所引起，小管上皮細胞變性、壞死和脫落、腎小管基膜斷裂，引起腎小管堵塞，管內壓升高，腎小球有效濾過壓降低和少尿；腎小管液回漏，導致間質水腫。2. 腎血流動力學的改變。3. 缺血：因為缺血而注射傷腎藥物所導致。

（七）病理的改變

1. **肉眼**：腎臟體積增大，蒼白色，剖面皮質腫脹，髓質呈現暗紅色。

2. **光學顯微鏡**：近端小管直段，早起上皮細胞腫脹，脂肪變性；晚期融合狀壞死。

（八）臨床表現

1. **少尿期**：(1) 水鈉瀦留：全身水腫、高血壓、心力衰竭。(2) 電解質紊亂：三高（鉀、磷、鎂），三低（鈉、鈣、氯）。(3) 代謝性酸中毒。(4) 尿毒症：嚴重程度與血中尿素氮及肌酐濃度一致，全身中毒症狀。(5) 感染：呼吸道和尿道感染較為多見。(6) 尿毒症（嚴重的程度與血液中尿素氮及肌酐濃度相當一致）：尿毒症會影響。[a] 消化系統：食慾不振、噁心嘔吐和腹瀉，嚴重的消化道出血或黃疸。[b] 神經系統：嗜睡、神智混亂、意識行為障礙、抽搐。[c] 血液系統：貧血、出血的傾向。

2. **多尿期**：大量排尿會出現脫水、低鈉和低鉀血症。

3. **恢復期**：少數病人遺留不可逆性的腎功能損害

（九）治療的方式

1. 去除或治療病因，爭取腎病變的恢復。

2. 維持水電解質的平衡。

3. 減輕腎的負荷，保護腎功能。

4. 要有效地控制高血壓，否則會罹患腎病症候群。

5. 防治併發症，預防出血。

（十）護理診斷

腎病症候群之預後與治療

預後	1. 預後主要取決於病理類型、治療是否合宜、有無嚴重併發症。 2. 腎病症候群的轉化：(1) 臨床治癒：完全緩解，停止治療超過 3 年無復發。(2) 完全緩解：血液、尿常規生化檢查正常。(3) 部分緩解：尿蛋白檢查結果小於 3+。(4) 未緩解：尿蛋白檢查結果大於 3+。
併發症	1. 因為感染所導致的併發症。 2. 電解質紊亂：低鈉、低鉀、低鈣。 3. 高凝狀態和血栓形成。 4. 急性腎功能衰竭。 5. 生長延遲。
治療方式	**一般性治療**：休息、飲食、防治感染、補充維生素及礦物質。
	利尿：利尿劑、低右旋糖苷、人血清蛋白皆有利尿的功能。
	腎上腺皮質激素 1. 是誘導緩解的首選藥物。 2. 短程的療法：每天服用潑尼鬆 2mg/kg，分 3~4 次來服用，共服用 4 週；之後改為每天服用潑尼鬆 1.5mg/kg，在隔日早晨開始服用，服用 4 週。直至停藥為止，全程共為 8 週，易於復發。 3. 誘導緩解階段：潑尼鬆每天 1.5~2mg/kg，最大劑量每天 60mg，分次口服。尿蛋白轉為陰性反應之後，將之鞏固 2 週，一般足量不少於 4 週，最長 8 週。 4. 鞏固的維持階段：潑尼鬆兩日服用量的 2/3 或 2mg/kg，在隔日早晨開始服用 4 週。若為尿蛋白陰性反應，則每 2~4 週減量 2.5~5mg，至 0.5~1mg/kg 時維持 3 個月，以後每 2 週減量 2.5~5mg 至停藥為止。 5. 療程 6 個月者為中程療法，療程 9 個月者為長程療法。
	激素療效判斷：激素敏感、激素耐藥、激素依賴、復發和反覆：尿蛋白已經轉為陰性反應，停用激素 4 週以上，尿蛋白又大於或等於強度（++）陽性反應為復發。若在激素用藥過程中出現上述的變化則為反覆。頻頻復發或頻繁反覆，意指在半年之內復發或反覆 2 次以上，1 年復發或反覆 3 次以上。
	頻繁復發、頻繁反覆、激素依賴性腎病的治療 1. 調整激素的用量，延長治療的時間。 2. 更換激素製劑、使用甲基潑尼鬆龍衝擊式治療法。

11-7 腎病症候群（三）

包括 1. 體液過多。2. 活動無耐力。3. 營養失調。4. 有感染的危險。5. 恐懼與焦慮。6. 潛在的併發症等六種。

（十一）護理措施

1. 密切地觀察病情，維持體液的平衡。
2. 保證營養的均衡。
3. 預防感染。
4. 心理的支持與健康教育：關心、愛護患兒；講解激素治療對本病的重要性；採取有效的措施來預防感染；教會家長使用試紙來監測尿蛋白的變化。

（十二）實驗室檢查

包括下列六種：

1. 尿蛋白：定性為 3+~4+ 陽性反應（異常），定量為 24 小時大於 0.05g/kg。
2. 血漿蛋白：血漿蛋白為白蛋白小於 30g/L 膽固醇、低密度、極低密度的脂蛋白。
3. 血沉。
4. 腎功能。
5. 補體、高凝聚的狀態。
6. 腎活體檢查。

（十三）診斷

1. **診斷的標準**：大量蛋白尿和低蛋白血症為必備的條件
2. **臨床分類診斷**：
(1) 單純性腎病：具有大量蛋白尿、低蛋白血症、高脂血症和不同程度水腫的四大特徵者。
(2) 腎炎性腎病：除了上述的四大特徵之外，凡有下列之一或多項者：
　[a] 尿液的紅血球（RBC）多次檢查超過：10 個／血液值（HP）。
　[b] 反覆出現高血壓。
　[c] 尿素氮超過 10.7mmol/L，並排除由於血容量不足所導致者。
　[d] 血液血清總補體（CH50）和血清補體 C3 值會反覆地降低。

腎病症候群的護理措施

1. 適當休息	(1) 在嚴重水腫和高血壓時，需要臥床休息，不需要嚴格地限制活動。 (2) 經常變換體位，以防血管栓塞等併發症。
2. 調整飲食、減輕水腫	(1) 給予優質蛋白與鈣片。 (2) 在大量蛋白尿的期間，每天蛋白的攝取量要小於 2g/kg。 (3) 在尿蛋白消失之後，長期用糖皮質激素治療期間，應多補充蛋白。 (4) 在重度水腫時，要適當地限制鈉、水的攝取量。
3. 預防感染	(1) 向患兒及家長解釋預防感染的重要性。 (2) 腎病患兒與感染性疾病患兒要分房治理。 (3) 加強皮膚的護理工作。 (4) 做好會陰部的清潔工作。 (5) 嚴重水腫者，應盡量避免做肌肉注射。 (6) 注意監測體溫與血象。
4. 觀察藥物的療效及副作用	(1) 激素的副作用：庫欣氏症候群、高血壓、消化道潰瘍、骨質疏鬆。 (2) 利尿劑的副作用：低血容量性休克、靜脈血栓形成、電解質紊亂。 (3) 環磷醯胺：白血球下降，脫髮、胃腸道會過度反應、出血性膀胱炎，在用藥期間要多喝水及定期檢查血象。 (4) 肝素：注意監測凝血時間（clotting time, CT）及凝血酶原時間（prothrombintime, PT）。

第十二章
造血系統疾病患兒的護理

單元

學習目標

1.熟悉小兒造血和血液的特點。

2.瞭解小兒貧血的診斷標準。

3.瞭解營養性缺鐵性貧血的發病機制，熟悉實驗室檢查及治療重點，
　掌握病因、臨床表現、護理評估、常見的護理診斷、護理措施。

4.瞭解急性白血病病因、實驗室檢查、治療；熟悉臨床表現、護理。

5.瞭解原發性血小板減少性紫癜病因及發病機制，熟悉其臨床表現、
　實驗室檢查、治療重點，掌握其護理措施。

12-1小兒造血和血液的特點

（一）造血的特點

小兒造血分為胚胎期造血和生後造血。

1.胚胎期造血

(1) **中胚葉造血期**：自胚胎第 3 週開始即為中胚葉造血期，有卵黃囊、原始有核紅細胞。

(2) **肝、脾造血期**：為胎兒的中期，此時期有肝臟、脾，紅血球及粒細胞。

(3) **骨髓造血期**：為胎兒後期主要的造血器官，在出生 2~5 週之後，骨髓會成為唯一的造血場所。

2.生後造血

在出生之後主要是骨髓造血。

(1) **嬰幼兒**：紅髓，全部參與造血。

(2)5~7 歲時，長骨中的紅骨髓逐漸被脂肪組織（黃髓）所代替。

(3)成年時，紅髓僅限於顱骨、鎖骨、胸骨、肋骨、肩胛骨、脊柱、盆骨和長骨近端。

(4)**髓外造血**：當嚴重感染或溶血性貧血等需要增加造血時，肝脾淋巴結恢復到胎兒時期的造血狀態。表現為肝、脾、淋巴結腫大，外圍的血液中會見到幼紅血球或（和）幼稚粒細胞。

（二）血液的特點

1. **紅血球數目與血紅蛋白量**：生理性貧血（在出生之後 2~3 個月大會出現），紅血球（RBC）之數目為 3.0×10^{12} ／ L，血紅蛋白（Hb）為 110g ／ L。

2. **白血球的數目與分類**：在出生時膿細胞（NC）大約占 65%，原始細胞（LC）大約占 30%，在出生之後 4~6 天時兩者比例大約相等。嬰幼兒期的淋巴細胞大約占 60%，中性粒細胞大約占 35%，至 4~6 歲時兩者又相等。

3. **血小板數目**：150~250×10⁹/L，與成人相類似。

4. **血紅蛋白種類**：在出生時以胎兒血紅蛋白為主，之後被成人型血紅蛋白所代替。

5. **血液的容量**：小兒血液容量相對較成人多，新生兒血液容量大約占體重的 10%，兒童大約占體重的 8~10%，成人大約占體重的 6~8%。

（三）貧血的分類

貧血的分類分為病因學分類與形態學分類。

1.病因學分類

(1) **紅血球及血紅蛋白生成不足**：[a] 造血物質缺乏：缺鐵性貧血、巨幼紅血球性貧血。
[b] 骨髓造血功能障礙：會有再度發生障礙的可能。

(2) **溶血性貧血**：[a] 內在的因素：6- 磷酸葡萄糖脫氫酶（G-6-PD）缺陷症、海洋性貧血。[b] 外在的因素：自身免疫性溶貧。

小兒貧血的診斷標準

年齡	血紅蛋白（g/L）
新生兒期	小於 145
1~4 個月大	小於 90
4~6 個月大	小於 100
6 個月大 ~6 歲	小於 110
6~14 歲	小於 120
超過 14 歲	小於 110

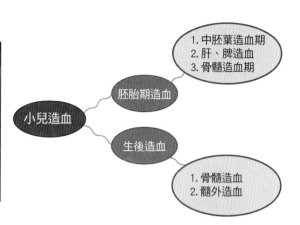

小兒造血

胚胎期造血
1. 中胚葉造血期
2. 肝、脾造血
3. 骨髓造血期

生後造血
1. 骨髓造血
2. 髓外造血

兒童貧血的分類

	縮寫與單位	輕度	中度	重度	極重度
血紅蛋白	Hb(g/L)	90~120	60~90	30~60	小於 30
紅血球	RBC(10^{12}/L)	3~4	2~3	1~2	小於 1

貧血的細胞形態學分類

	平均紅血球體積	平均紅血球血紅素量	平均紅血球血紅素濃度
縮寫與單位	MCV(fL)	MCH (pg)	MCHC (%)
正常值	80~94	28~32	32~38
大細胞性	> 94	> 32	32~38
正細胞性	80~94	28~32	32~38
單純小細胞性	< 80	< 28	32~38
小細胞低色素性	< 80	< 28	< 32

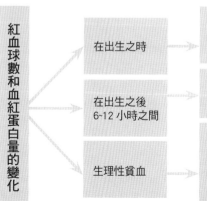

紅血球數和血紅蛋白量的變化

在出生之時	紅血球（RBC）數約為 5.0~7.0×10^{12}/L，血紅蛋白（Hb）大約為 150~220g/L，未成熟兒會稍低。
在出生之後6~12 小時之間	紅血球數和血紅蛋白量往往比出生時高。
生理性貧血	在出生之後，由於紅血球生成素減少、胎兒血紅蛋白破壞增加、循環血液量增加等原因，紅血球數和血紅蛋白含量會逐漸降低，至 2-3 個月時紅血球數降至 3.0×10^{12}/L，血紅蛋白量降至 110g/L 左右，會出現輕度貧血，為自我限制性。

12-2營養性缺鐵性貧血（一）

（一）概論

1. 定義：小兒貧血是指末梢血中單位容積內紅血球數目或血紅蛋白量低於正常值。

2. 貧血的分類

(1) **形態分類：**主要以平均紅血球體積（MCV）、平均紅血球血紅素量（MCH）、平均紅血球血紅素濃度（MCHC）來進行。這些指標由紅血球（RBC）數、血紅蛋白（Hb）量及血紅蛋白壓積計算得出。平均紅血球體積為紅血球平均容積，平均紅血球血紅素量為紅血球平均血紅蛋白量，平均紅血球血紅素濃度為紅血球平均血紅蛋白濃度。

(2) **貧血的病因學分類：**[a] 紅血球或血紅蛋白生成不足：造血物質不足（缺鐵性貧血）、骨髓功能不全。[b] 紅血球破壞的增加（溶血性貧血）：內在因素為 6- 磷酸葡萄糖 酶（G-6-PD）缺陷症、海洋性貧血；外在因素為自身免疫性溶貧。[c] 紅血球失漏增加：急性失血、慢性失血。

3. 貧血的診斷

診斷貧血按照下列的方式來進行：(1) 病史，(2) 體檢，(3) 實驗室檢查。尤其是實驗室檢查，是貧血鑑別不可缺少的措施，其中包括：(1) 紅血球的形態，(2) 網織紅的數目，(3) 白血球及血小板的數目，(4) 骨髓檢查，(5) 溶血性貧血的特殊檢查等。

（二）營養性缺鐵性貧血（Iron Deficiency Anemia, IDA）

營養性缺鐵性貧血是由於體內鐵缺乏致使血紅蛋白合成減少，而引起的一種小細胞低色素性貧血，以 6 個月至 2 歲的嬰幼兒發病率最高。臨床上以小細胞低色素性貧血、血清鐵蛋白減少和鐵劑治療有效為特點。為國內四大病症防治之一。

1. 缺鐵的原因

先天儲鐵不足（早產、多胎、胎兒失血），生長發育快，鐵吸收減少（胃腸炎、消化道畸形、慢性腹瀉），鐵失漏過多（慢性失血）等。鐵攝取量不足為導致缺鐵性貧血的主要原因，如以單純的母乳、牛奶及穀物等低鐵食品餵食，而未及時添加輔食，年長兒偏食及挑食。

2. 鐵在體內的代謝

鐵在體內的代謝來源為食物和衰老紅血球破壞，一般食物中所含的鐵僅大約僅有 5~10% 能被吸收。植物中的鐵鹽吸收率低，而人體對肉類食物中的鐵吸收率較高。二價鐵比三價鐵容易吸收。攝取維生素 C、果糖，胺基酸以及胃液中的鹽酸均有利於鐵的吸收，而食物中的磷酸、草酸，植酸則有礙於鐵的吸收。鐵的吸收主要在十二指腸及空腸上段進行。從腸道吸收的鐵進入血漿之後，與一種轉鐵蛋白結合，被輸送到組織中貯存或至骨髓中參與造血。

3. 發病機制

(1) **對造血的影響：**身體缺鐵與缺鐵貧血會經過下列三個階段：[a] 鐵減少期（ID）：在此時期會儲存鐵，血紅蛋白量相當正常。[b] 紅血球生成缺鐵期（IDE）：在此時期會儲存鐵，血紅蛋白量相當正常。[c] 缺鐵性貧血期（IDA）：小血球低色素性貧血、非血液系統症狀。其特點為紅血球數量少於血紅蛋白數量，其數量均降低。

小兒貧血值

	年齡	血紅蛋白的數值
國內小兒血液會議暫定	新生兒期	< 145g/L
	1~4 個月大	< 90g/L
	4~6 個月大	< 100g/L
世界衛生組織暫定	6 月~6 歲	< 110g/L
	6~14 歲	< 120g/L

貧血的分類

程度	血紅蛋白量		紅血球的數目
	新生兒	小兒	
輕度	145~120g/L	120~90g/L	$3.0~4.0 \times 10^{12}$/L
中度	120~90g/L	60~90g/L	$2.0~3.0 \times 10^{12}$/L
重度	90~60g/L	30~60g/L	$1.0~2.0 \times 10^{12}$/L
極重度	< 60g/L	< 30g/L	$< 1.0 \times 10^{12}$/L

形態的分類：有助於病因的診斷

	MCV(fl)	MCH(pg)	MCHC(%)
正常值	80~94	28~32	32~38
大 C 性	>	>	—
正 C 性	—	—	—
單純小 C 性	<	<	—
小 C 低色素性	<	<	<

12-3營養性缺鐵性貧血（二）

（二）營養性缺鐵性貧血（續）

3. 發病機制（續）

(2) **缺鐵對身體的影響**：肌紅蛋白合成降低、酶活性低落（胃腸功能紊亂、皮膚黏膜損害、免疫功能低落、肌肉運動缺陷）。

(3) **鐵的分布**：體內的鐵質之 60~70% 的成分為血紅蛋白和肌紅蛋白；鐵質之 30% 的成分為鐵蛋白和含鐵血黃素（儲存鐵質）；其中極少量含有鐵酶及血液；其特點為缺鐵之早期並無貧血的表現，缺鐵性貧血是缺鐵的晚期表現。

4. 臨床表現

以 6 個月 ~2 歲較為多見。

(1) **骨髓外造血表現**：肝、脾輕度腫大。

(2) **一般性表現**：皮膚黏膜的表現。

(3) **非造血系統症狀**：消化系統（消化及吸收不良）、神經系統（注意力不集中）、免疫功能（反覆感染）、上皮系統（過度角質化、口腔炎）。

5. 實驗室檢查

(1) **血象**：小血球增多和低色素性。[a] 血紅蛋白和紅血球均減少。[b] 血塗片可以見到紅血球大小不等，以小血球為多，中央淡染區擴大。[c] 網織紅血球數目正常或輕度減少。

(2) **骨髓象**：幼紅血球增生活躍，以中、晚幼紅血球增生為主。

(3) **有關鐵代謝的檢查**：[a] 血清鐵蛋白（SF）：數值可以較靈敏地反映體內儲鐵情況，低於 12 μg/L 顯示缺鐵。[b] 血清鐵（SI）、總鐵結合力（TIBC）：在缺鐵性貧血期時，血清鐵值會降低，總鐵結合力會增高。

6. 治療重點

原則：去除病因、補充鐵劑。

(1) **一般性治療**：加強護理、避免感染。

(2) **去除病因**：[a] 餵養不當者應適度地安排飲食，及時添加輔食，糾正不良的生活習慣和食物組成，增加含鐵豐富及富含維生素 C 的食物。[b] 治療原發病：例如驅除鉤蟲、手術治療消化道畸形、控制慢性失血。

(3) **鐵劑治療**：[a] 補鐵途經的選擇，大多採用口服。鐵劑口服的常用製劑為二價鐵，劑量以元素鐵來計算，一般為 1~2mg/kg/ 次，每天 2~3 次。至血紅蛋白達到正常水準之後 2 個月左右停藥。[b] 要注意鐵劑的使用指標和副作用。[c] 注射鐵劑：右旋糖酐鐵。

(4) **輸血指徵和注意事項**：一般病例並不需要輸血。嚴重貧血者可以少量輸注濃縮紅血球或壓積紅血球，以盡快改善貧血症狀。要注意輸注的數量和速度。

7. 護理評估

分為 (1) 健康史：病因。(2) 身體的狀況：臨床表現及實驗室。(3) 社會心理狀況共三種。

營養性缺鐵性貧血

概論	定義	是由於體內鐵缺乏致使血紅蛋白合成減少而引起的一種小細胞低色素性貧血。
	發病的年齡	6 個月至 2 歲的嬰幼兒發病率最高。
病因	先天儲鐵不足	早產、多胎、胎兒失血。
	鐵攝取不足	為主要的原因。 單純的人乳、牛奶及穀物等低鐵食品餵養，而未及時添加輔食，年長兒偏食、挑食。
	生長發育快	
	鐵失漏過多	慢性失血。
	吸收減少	胃腸炎、消化道畸形、慢性腹瀉。
臨床表現	一般性表現	1. 皮膚黏膜蒼白，以唇、口腔黏膜及甲床最明顯。 2. 疲乏、無力，不愛活動。 3. 煩躁不安或精神不振。 4. 體重不增或增加緩慢。 5. 年長兒會訴諸頭暈、眼前發黑、耳鳴。
	髓外造血表現	1. 肝、脾輕度腫大。 2. 淋巴結腫大較輕。
非造血系統的表現	消化系統	食慾減退、嘔吐、腹瀉、異食癖、口腔炎、舌炎或舌乳頭萎縮。
	神經系統	注意力不集中，易激惹，記憶力減退，學習成績下降，智能多較同齡兒低。
	心血管系統	心率加快，心臟擴大或心力衰竭。
	其他	皮膚乾燥、毛髮枯黃易脫落。
治療重點	去除病因	1. 合宜地餵養，及時地添加輔食。 2. 治療原發病如驅除鉤蟲、手術治療消化道畸形、控制慢性失血。
	鐵劑治療	1. 血紅蛋白達到正常水準之後 2 個月左右停藥。 2. 口服製劑：硫酸亞鐵（含鐵 20%）、富馬酸鐵（含鐵 30%）、葡萄糖酸亞鐵（含鐵 11%）。 3. 注射鐵劑：右旋糖酐鐵。
護理評估	1. 患兒倦怠乏力症狀有無減輕，活動耐力是否增強。 2. 能否正確篩選含鐵較多的食物。 3. 糾正不良飲食習慣，合宜地搭配飲食。	

12-4營養性缺鐵性貧血（三）

（二）營養性缺鐵性貧血（續）

8. 護理診斷

(1) **活動無耐力**：與貧血導致組織缺氧有關。

(2) **營養失調（低於身體的需求量）**：與缺乏餵養知識，先天鐵的供應不足，吸收不良、失漏過多或消耗增加、生長發快，鐵吸收利用障礙有關。

(3) **知識缺乏**：家長及年長兒缺乏有關人體需要鐵營養的防護常識。

(4) **有感染的危險**：與身體的免疫功能下降有關。

9. 預期目標

(1) 患兒倦怠乏力減輕，患兒的活動能力增加，氣促、虛弱和疲乏逐漸改善。(2) 患兒正確選擇含鐵較多的食物，正確地服用鐵劑，將缺鐵的因素加以消除，將貧血病加以糾正。(3) 家長及年長兒能敘述缺鐵原因，糾正不良的飲食習慣。

10. 護理措施

(1) **注意休息，適量活動。**

(2) **適度地安排飲食：**

[a] 解釋不良飲食習慣會導致本病，協助糾正不良的飲食習慣。

[b] 指導適量地搭配患兒的飲食：多攝取含鐵豐富且易於吸收的食物，例如動物血、肉類、魚類、肝臟及大豆製品。攝取會促進鐵的吸收的營養素和食物，例如維生素 C、氨基酸、果糖、肉類。少碰會抑制鐵的吸收的食物：例如茶、咖啡、牛奶、蛋類、麥麩、植物纖維與抗酸的藥物。

[c] 提倡母乳餵養，按時添加含鐵豐富的輔食或補充鐵強化食品。

[d] 指導家長對早產兒和低體重兒，及早（大約 2 個月的年齡）給與予鐵劑（元素鐵 0.8~1.5mg/kg/d）來預防，但是每天不能超過 15mg。

(3) **指導正確使用鐵劑，觀察療效與副作用：**

[a] 告知並讓家長掌握服用鐵劑的正確劑量和療程。

[b] 為了減少胃腸道的刺激，口服鐵劑宜從小劑量開始，並在兩餐之間服藥。液體鐵劑會使牙齒染黑，使用吸管或滴管服之。鐵劑可以與維生素 C、果汁等同時服用；忌與抑制鐵吸收的食物一同服用。

[c] 在服用鐵劑之後，大便變黑或呈現柏油狀，在停藥之後會恢復。

[d] 觀察療效：有效者在用藥 3~4 天之後網織紅血球會升高，在 2 週之後血紅蛋白會逐漸上升；患兒症狀會減輕，食慾會增加。

[e] 副作用：噁心、嘔吐、腹瀉或便祕。

[f] 注射鐵劑採深度肌肉注射，每次要更換注射部位，來減少局部的刺激。

(4) **觀察療效**

[a]12~24 小時：臨床症狀會好轉，食慾會增加。[b]36~48 小時：骨髓會出現紅血球增生的現象。[c] 網織紅血球（Ret）：在 2~3 天之後會升高，在 5~7 天達到高峰，在 2~3 週會降至正常的水準。[d] 血紅蛋白（Hb）：在 1~2 週後會升高，在 3~4 週之後會恢復正常。

發病機制（對造血的影響）

鐵 → 動態紅血球及儲存鐵組織＋原卟啉 → 血紅素＋球蛋白 → 血紅蛋白

（其特點為紅血球數量的下降小於血紅蛋白的下降。）

營養性缺鐵性貧血對其他系統的影響

系　統	影　響
消化系統	口腔炎、舌炎、胃酸缺乏。
神經系統	神經功能紊亂。
免疫系統	細胞免疫功能和中性粒細胞功能下降。

缺鐵性貧血的護理評估	1. 患兒倦怠乏力症狀有無減輕，活動耐力是否增強。 2. 能否正確地篩選含鐵較多的食物。 3. 糾正不良的飲食習慣，適量地搭配飲食。

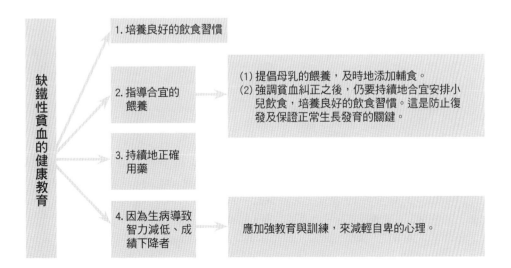

12-5營養性巨細胞性貧血
（Natritional Megaloblastic Anemia, NMA）（一）

（一）概論
1. 定義：由於維生素 B12 或葉酸缺乏，或兩者同時缺乏，所引起的大細胞性貧血。
2. 發病年齡：以 6 月至 2 歲較為多見，會緩慢地發病。

（二）特點
1. 紅血球（RBC）數目的減少比血紅蛋白（Hb）減少明顯。
2. 紅血球胞體變大，紅血球準點（BM）中還有巨幼紅血球。
3. 維生素 B12 及葉酸治療有效。

（三）病因
1. **攝取量不足**：在單一地使用羊奶、牛奶中較為多見。
2. **吸收障礙**：主要是長期慢性腹瀉。
3. **需求量會增加**：慢性溶血、早產兒易缺乏。
4. **藥物的影響**：免疫調節劑（MTX）化療患者。
5. **代謝障礙**：先天性代謝障礙。

（四）發病機制
1. DNA 合成障礙，DNA 減少使紅血球的分裂延遲，胞漿成熟而核發育落後，紅血球胞體變大，骨髓中巨幼紅血球增生而出現巨幼紅血球貧血。
2. 維生素 B12 缺乏時會導致周圍神經變性、脊髓次急性合併變性和大腦損害，出現神經精神症狀，還會使中性粒細胞和巨噬細胞作用減退而易感染。

（五）臨床表現
1. 貧血表現：往往會伴隨著營養不良，面色蠟黃，伴血傾向，乏力，虛胖。
2. 徵象：肝脾往往腫大明顯。
3. 神經的症狀：煩躁，易怒；呆板、嗜睡、反應遲鈍、少哭不笑、維生素 B12 缺乏者之智力及動作發育落後及倒退，震顫，重者會出現肢體、軀幹、頭部甚至全身震顫，抽搐。
4. 面色蒼黃，全身乏力，毛髮稀黃，虛胖。
5. 厭食、噁心、嘔吐、腹瀉、舌炎、口腔及舌下潰瘍等消化道症狀。

（六）實驗室檢查
1. 紅血球（RBC）的下降程度大於血紅蛋白（Hb）的下降程度（不成比例）。平均的紅血球容積（MCV）大於 94，平均紅血球血色素（MCH）大於 32Pg；白血球（WBC）分葉過多（5 葉以上大於 50%），則具有早期的診斷價值。
2. 一般性檢查（BM）：各系均有巨幼變，需要在未用藥之前做檢測。
3. 血清維生素 B12、葉酸的測定：維生素 B12 少於 100ng/L，葉酸少於 3ug/L。

營養性巨幼紅血球性貧血的的發病機制

含維生素 B12 的輔酶會影響葉酸 (F)，葉酸 (F) 會影響四氫葉酸 (FH4)，四氫葉酸 (FH4) 會影響碳的單位，碳的單位會影響 DNA 的合成，DNA 的合成不佳會導致營養性巨細胞性貧血。

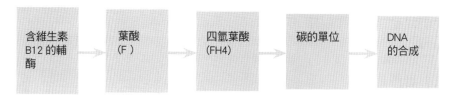

（註：此階段為葉酸、維生素 B12 引起大細胞貧血的共同機制。）

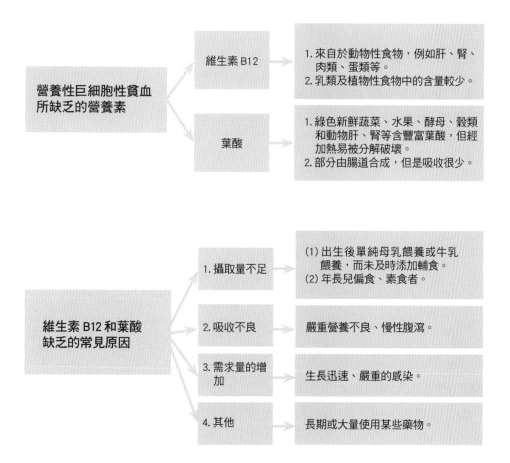

12-6營養性巨細胞性貧血（二）

（七）治療

1. 能明確地診斷維生素 B12 缺乏或葉酸缺乏，應予以相關的治療。
2. 如果不能確認：應選擇使用維生素 B12 2~3 天，再使用葉酸。
3. 注意：在檢查之前，不要用藥（維生素 B12 在檢查前的 6~72 小時不要使用，葉酸在用藥之後的 24~48 小時，會導致骨髓會變正常）。

（八）治療重點

1. 去除誘因，加強營養，防治感染。
2. 維生素 Bl2 肌肉注射和（或）葉酸口服，至臨床症狀明顯好轉，血象恢復正常為止。單純維生素 B12 缺乏者，不宜增加使用葉酸，以免加重精神神經的症狀。
3. 因使用抗葉酸製劑而致病者，給予甲醯四氫葉酸鈣來治療。
4. 重度貧血者可以輸注紅血球製劑。
5. 肌肉震顫者可以給予鎮靜劑。

（九）護理措施

包括1.注意休息，適當活動。2.指導餵養，加強營養。3.監測生長發育。4.健康教育。

（十）血清維生素 B12 和葉酸的測定

1. 維生素 B12 小於 100mg/L（正常值為 200~800mg/L）。
2. 葉酸小於 3μg/L（正常值為 5~6μg/L）。

小博士 解說 專家的意見

紅血球體積增大，中央蒼白區增大或消失，顯示血紅蛋白增多。

營養性巨細胞性貧血的共同點

1. 維生素 B12 下降會導致 DNA 下降	維生素 B12 下降→四氫葉酸（FH4）下降→ DNA 下降
2. 葉酸下降會導致 DNA 下降	葉酸下降→四氫葉酸（FH4）下降→ DNA 下降
3. 細胞分裂時間延長 會導致血紅素過多	細胞分裂時間延長→增殖變慢→核糖核酸（RNA） 合成正常→血紅素（HB）合成正常→血紅素過多

營養性巨細胞性貧血的實驗室檢查

實驗室檢查	血象	大細胞性貧血，紅血球胞體大，中心淡染區並不明顯，紅血球數大於血紅蛋白量。 巨大幼稚粒細胞和中性粒細胞分葉過多的現象。
	骨髓象	骨髓紅血球系統增生明顯活躍，各期幼紅血球巨幼變，核漿發育不一，巨核細胞核分葉過多。
	血清維生素 B12 和葉酸測定	1. 維生素 B12 小於 100ng/L（正常值為 200-800ng/L）。 2. 葉酸小於 3μg/L（正常值為 5-6μg/L）。
護理診斷	活動無耐力	與貧血導致組織缺氧有關。
	營養失調	與維生素 B12、葉酸攝取不足，吸收不良有關。
	生長發育的改變	與營養不良、貧血及維生素 B12 缺乏影響生長發育有關。

12-7小兒出血性疾病

（一）概要

出血性疾病是指由於正常止血機制發生異常所導致的一類疾病。臨床上以自發性出血或輕微損傷後出血不止為特徵。根據發病機制的不同，一般可以分為三大類。

1. **血管壁異常性疾病**：例如過敏性紫癜、維生素 C 缺乏症、遺傳性微管擴張症等。
2. **血小板異常性疾病**：(1)血小板量異常：血小板減少性紫癜等。(2)血小板功能異常：例如血小板病。
3. **凝血功能異常性疾病**：(1) 凝血因子缺乏：例如血友病等。(2) 抗凝血物質增多：在兒童中較為少見。

（二）原發性血小板減少性紫癜

原發性（特發性）血小板減少性紫癜（idiopathic thrombocytopenic purpura, ITP）在小兒出血性疾病中最常見。臨床上以自發性皮膚黏膜出血，血小板減少為基本的特徵。

1. 發病機制

(1) 血小板數量減少是導致出血的主要原因：血小板相關抗體（相關自身抗體）加上血小板作用至單核巨噬系統之中，會導致血小板減少。巨核細胞結構的破壞及活性的下降會影響血小板的生成。

(2) 患者血小板的功能減低，微血管脆性及通透性增加，是出血的促進因素。目前認為原發性血小板減少性紫癜是一種自身免疫性疾病。慢性型原發性血小板減少性紫癜主要是由 IgG 型血小板相關抗體所介導。急性原發性血小板減少性紫癜主要是由 IgM 型血小板相關抗體所介導。

2. 臨床表現

按照療程及發作型式可以分為急性、慢性、復發性三型。兒童中以急性型占多數。

大多數患兒在發病之前 1~3 週有上呼吸道感染。常以自發性皮膚黏膜出血發病。血小板數目經常會低於 50×10^9／L，甚至低於 20×10^9／L。

3. 治療原則

(1) **一般性治療**：在明顯出血時應臥床休息。

(2) **激素治療**：出血嚴重者可以使用地塞米鬆衝擊療法，在症狀緩解之後改服潑尼鬆，用藥至血小板數回升至接近正常水準時，即可以逐漸減量，療程一般為 4 週。

(3) **慢性及難治性**：可以給予免疫抑制或脾切除。

4. 護理診斷

(1) 潛在的併發症：會有出血的症狀。

(2) 有感染的危險：與使用皮質激素，免疫功能的下降有關。

(3) 恐懼：與嚴重出血有關。

急慢性特發性血小板減少性紫癜的鑑別

項目	急 性 型	慢 性 型
發病年齡	1~5 歲較為多見	學齡期較為多見
發病	較急	較緩
出血程度	較重	較輕
療程	小於或等於 6 個月	超過 6 個月
血小板數目	大多小於 20×10^9／L	一般為（20-80）$\times 10^9$／L
骨髓巨核細胞	數目正常或增多，胞體大小不一，以小型為主，幼稚巨核細胞比例正常或稍高，產血小板巨核細胞減少。	數目明顯地增多，核漿發育不平衡，胞漿出現空泡變性，產血小板巨核細胞明顯地減少。

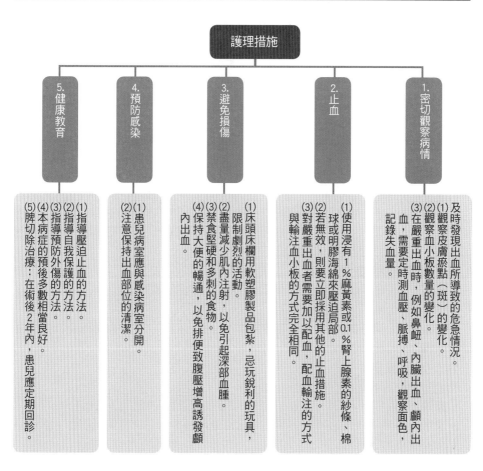

護理措施

5. 健康教育

(5) 脾切除治療：在術後 2 年內，患兒應定期回診。

(4) 本病症的預後多數相當良好。

(3) 指導預防外傷的方法。

(2) 指導自我保護的方法。

(1) 指導壓迫止血的方法。

4. 預防感染

(2) 患兒病室應與感染病室分開。

(1) 注意保持出血部位的清潔。

3. 避免損傷

(4) 患兒病室欄用軟塑膠製品包紮，忌玩銳利的玩具，限制劇烈的活動。

(3) 盡量減少肌內注射，以免引起深部血腫。

(2) 禁食堅硬和多刺的食物。

(1) 保持大便的暢通，以免排便致腹壓增高誘發顱內出血。

2. 止血

(3) 若無效，則要立即採用其他的止血措施。

(2) 對嚴重出血者需要加以配血，配血輸注的方式完全相同。

(1) 使用浸有 1％麻黃素或 0.1％腎上腺素的紗條、棉球或明膠海綿來壓迫局部。與輸注血小板的方式完全相同。

1. 密切觀察病情

(3) 在嚴重出血時，需要定時測血壓、脈搏、呼吸，觀察面色，記錄失血量。

(2) 觀察血小板數量的變化。

(1) 及時發現出血所導致的危急情況，例如鼻衄、內臟出血、顱內出血，需要觀察皮膚瘀點（斑）的變化。

12-8急性白血病

（一）概論

　　白血病（1eakemia）是造血系統的惡性增生性疾病，占小兒各種惡性腫瘤的首位。其特點：為造血組織中某一血細胞系統過度增生、進入血流並浸潤至其他各組織與器官，從而引起一系列臨床表現。

（二）病因和發病機制

　　病因尚未明瞭可能與下列因素有關：1.遺傳因素，2.逆轉錄病毒，3.免疫因素，4.物理及化學因素。

（三）分類與分型

1. 根據增生的白血球種類不同，主要分為急性淋巴細胞白血病和急性非淋巴細胞白血病兩大類。小兒多數為急性淋巴細胞白血病。
2. 目前常採用形態學（M）、免疫學（I）及細胞遺傳學（C），即最低抑菌濃度（Minimal inhibition concentration, MIC）綜合分型。

（四）臨床表現

　　任何年齡均會發病，以學齡前及學齡兒童最多。主要表現為發燒、出血、貧血及白血病細胞浸潤的表現。

1. **發燒**：最常見；原因之一是白血病性發燒，大多為低發燒且抗生素治療無效；另一個原因是感染所導致。
2. **貧血**：出現較早；其主要的原因為骨髓造血幹細胞受到抑制。
3. **出血**：以皮膚和黏膜出血較為多見；主要原因由於骨髓被白血病細胞浸潤，巨核細胞受到抑制使血小板的生成減少而引起。
4. **浸潤性表現**：(1) 肝脾淋巴結腫大。(2) 骨和關節浸潤骨之關節疼痛較為常見。(3) 中樞神經系統浸潤。(4) 睪丸浸潤：表現為腫大變硬、觸痛。(5) 綠色瘤：是急性粒細胞白血病的一種特殊類型，白血病細胞浸潤眼眶骨、顱骨、胸骨、肋骨或肝、腎、肌肉等，在局部呈塊狀隆起而形成綠色瘤。

（五）實驗室檢查

1. **血象**：白血球的數目會增高，分類可以有較多原始細胞和幼稚細胞。呈現正細胞正色素性貧血。血小板會減少。
2. **骨髓象**：骨髓檢查是確立診斷和評定療效的重要依據。典型的骨髓象為該類型白血病的原始及幼稚細胞極度增生。

（六）治療原則

　　採用以化療為主的綜合性措施。

1. **原則**：採取早期、合併、足量、間歇、交替和長期的正規性化療方案。
2. **次序**：(1) 誘導緩解治療。(2) 鞏固強化治療。(3) 髓外白血病的預防性治療。(4) 維持治療：骨髓移植。

護理診斷

1. 有感染的危險	與中性粒細胞減少，服用激素類藥物有關。
2. 活動無耐力	與貧血致組織缺氧有關。
3. 潛在性的併發症	抗腫瘤治療的副作用、出血。
4. 自我形象紊亂	與化療造成脫髮有關。
5. 有執行治療方案無效的危險	與治療方案複雜、療程長、藥物的毒副作用，以及家長缺乏白血病的知識有關。
6. 焦慮	與本病症的危險程度及預後不良有關。

護理措施

1. 維持正常體溫	切忌使用安乃近和酒精來擦浴。
2. 休息	需要臥床休息，但是一般不需要一定要臥床。
3. 防治感染	(1) 保護性隔離。 (2) 注意個人衛生。 (3) 嚴格執行無菌技術操作，遵守操作章程。 (4) 觀察感染的早期徵象：監測生命的徵象，觀察有無牙齦腫痛，咽紅、咽痛，皮膚有無破損、紅腫，肛週、外陰有無異常。發現感染的先兆，及時處理，遵照醫囑來使用抗生素。監測血象的結果。
4. 防治出血	(1) 注意有無出血的表現。 (2) 每天三次薄荷油或石蠟油點鼻，勸阻小兒勿挖鼻孔，勿用力擦鼻涕。 (3) 各種穿刺之後需要按壓穿刺部位 10 分鐘。 (4) 避免損傷。
5. 正確地輸血	(1) 白血病患兒常有貧血、出血，在治療過程中，常需要輸血（血液成分製劑）。 (2) 在輸注時應有嚴格的輸血制度，觀察療效及有無輸血的反應。
6. 正確地給藥， 觀察療效	(1) 熟悉各種化療藥物的藥理功能和特性，瞭解化療方案及給藥的途徑，正確地給藥。 [a] 確認血管，防止外部的滲透，一旦外滲，應及時加以處理. [b] 詢問用藥史及過敏史，用藥過程中要觀察有無過敏反應。 [c] 避光：要避免陽光的直接照射。 [d] 在鞘內注射時，在手術後要平臥 4-6 小時。 [e] 護理人員要注意自我保護。 (2) 觀察及處理藥物毒性反應： [a] 觀察有無出血傾向和貧血表現。 [b] 給予止吐藥。 [c] 加強口腔的護理。 [d] 環磷醯胺應保證液量的攝取。 [e] 糖皮質激素使用會出現滿月臉及情緒改變等，應告知家長及年長兒在停藥之後會消失。

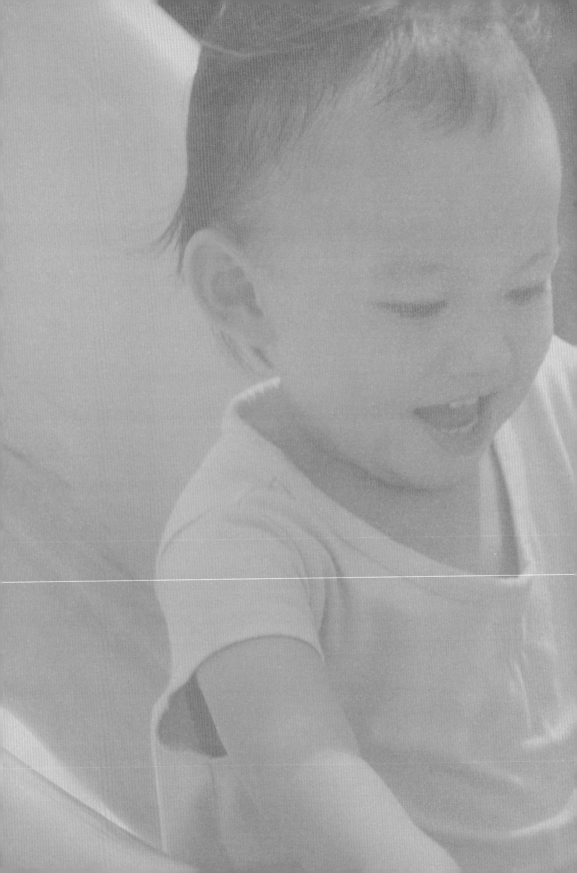

第十三章
神經系統疾病患兒的護理

單元

學習目標

1. 瞭解化膿性腦膜炎的病因和發病機制，掌握其臨床表現、護理措施。

2. 瞭解病毒性腦炎的病因，熟悉臨床表現和護理措施。

3. 瞭解腦性癱瘓的病因、臨床表現，熟悉護理措施。

13-1 小兒神經系統特徵及檢查

（一）一般性檢查
1. 神智和精神行為檢查。
2. 根據小兒對各種刺激的反應來判斷意識的水準。

（二）常用的檢查方法
1. **精神發育的行為**：(1) 小兒行為主要表現在與其他人接觸的能力。(2) 活動的多少：是否活動過度。(3) 注意力：是否精神集中。(4) 情緒：有無憂鬱、欣喜、易變。
2. **頭顱的大小（頭圍）與形狀**：用頭圍來檢查頭顱的大小與形狀。
3. **前囟的閉合與張力**：檢查前囟是否閉合，並檢查前囟張力的大小。
4. **叩診有無「破壺音」**：顱內壓增高和骨縫分離時，由於震動增強而產生。
5. **顱骨透視照片**：用於嬰兒期，在暗室中將電筒亮端纏以有彈性的橡皮圈或海綿緊貼頭部，觀察其透亮程度，檢查不同部位並比較兩側是否對稱。在正常時，只沿著電筒邊緣會見到狹窄的透光帶。
6. **脊柱有無畸形或脊柱裂等。**
7. **運動檢查**：(1) 在小兒哭吵時，檢查肢體的肌張力不準確，需要反覆地做。(2) 手呈現握拳的狀態，屬於異常的狀況，而在 3 個月之後每個患兒才能自然地鬆開而恢復正常。(3) 在 6 個月之後可以做「蒙面實驗」。

（三）反射性檢查
1. 反射性異常的表現為：(1) 不對稱。(2) 在應該出現時並未出現。(3) 在應該消失時並未消失。(4) 病理反射：在 2 歲之內會出現踝陣攣、巴賓斯基症、戈登症、奧本海默症陽性反應為生理現象，若單側出現或 2 歲之後，出現則為病理現象。
2. 腦膜刺激症：(1) 出生之後 3~4 個月呈現陽性反應，並無病理上的意義。(2) 嬰兒的顱縫和囟門可以有效地緩解顱內壓。(3) 腦膜刺激症可能會不明顯或較晚出現。
3. 解剖生理特點：胎兒的中樞神經系統是由胚胎時期的神經管發育而成。
4. 大腦：(1) 小兒在出生時，大腦的重量大約為 370 公克，占體重的 1/9 至 1/8。(2) 大腦皮質細胞的分化是從胎兒 5 個月開始的，在 3 歲時，分化已大致完成，在 8 歲時與成人相類似，以後的變化主要是細胞功能的成熟和複雜化。
5. 小兒腦耗氧量在基礎代謝狀態下占總耗氧量的 50%，而成人則為 20%，缺氧的耐受性比成人差。
6. 長期的營養不良會引起腦的發育落後。
7. 脊髓：(1) 在出生時，發育已經較為成熟，大約重 2~6 公克，是成人脊髓的 1/4~1/5。(2) 脊髓的發育與運動發展的功能成正比。(3) 隨著年齡的成長，則脊髓會加長增重。(4) 胎兒時：脊髓的末端在第 2 腰椎的下緣。(5) 新生兒：新生兒的脊髓達到第 3 個腰椎的水準。
8. 腰椎穿刺：(1) 嬰幼兒以 4~5 間隙為宜。(2) 在 4 歲後以 3~4 間隙為宜。(3) 忌做高位穿刺。

正常小兒的暫時性反射

反射	出現的年齡	消失的年齡
擁抱反射	初生	3-6 個月
握持反射	初生	3-4 個月
吸吮反射、覓食反射	初生	4-7 個月
腹壁反射、提睪反射	在 4~6 個月之後才會比較明顯，在 1 歲之時才會穩定下來。	終生

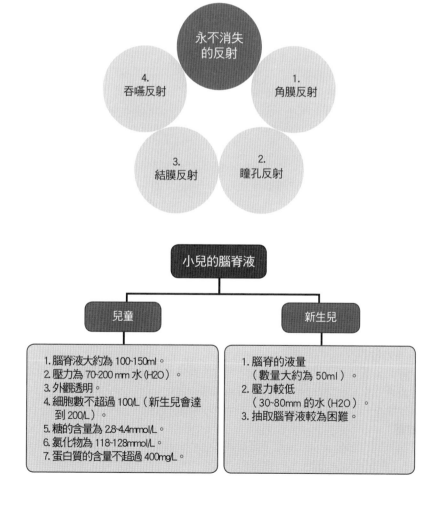

13-2 小兒癲癇

（一）概論

1. 癇性發作

(1) 大腦神經元異常放電引起的發作性腦功能異常。

(2) 時間短暫且呈現自我限制性。

2. 驚厥

(1) 意指伴隨著骨骼肌強烈收縮的癇性發作。

(2) 無論癇性發作或驚厥，都是指一組臨床症狀。它們雖是癲癇患者的基本臨床表現，但類似的臨床發作同樣可以多次地在許多非癲癇患者之中出現。若僅是急性病患中的臨床症狀，隨急性病的好轉而消失，不具備癲癇患者長期慢性和反覆發作的基本特徵，並不能診斷為癲癇。癇性發作和癲癇是完全不相同的兩個概念。

(3) 癇性發作：指發作性皮層功能異常所引起的一組臨床症狀。

(4) 癲癇：是指臨床呈現長期反覆癇性發作的疾病過程。同一位患者在無發燒或其他誘因情況下，長期反覆地出現至少兩次或兩次以上癇性發作者。

(6) 60% 患者是在小兒時期已經發病。長期、頻繁或嚴重的癇性發作會導致進一步腦損傷，甚至出現持久性神經精神障礙。

(7) 做到早期診斷與合理治療，已能夠使 80% 以上癲癇患兒發作得到滿意的控制。因此，做好小兒時期的癲癇防治工作具有十分重要的價值。

3. 單純的局部性發作

發作中無意識喪失，也無發作之後的不適現象。持續時間大約為 10~20 秒，表現為臉、頸、四肢某部分的強直或陣攣性抽動，特別易見頭、眼持續性同向偏斜的旋轉性發作。

4. 複雜的局部性發作

(1) 一開始即有意識部分喪失伴精神行為異常。

(2) 50~75% 兒科病例表現為意識混濁情況下自動症。

5. 強直－陣攣性發作

又稱為大發作，為臨床最常見發作的類型。發作主要分為兩期：(1) 一開始為全身骨骼肌伸肌或屈肌強直性收縮伴意識喪失、呼吸暫停與紫紺，即強直期。(2) 緊接著全身反覆、短促猛烈屈曲性抽動，即陣攣期。常有頭痛、嗜睡、疲乏等發作後的現象。

6. 喪失張力發作

(1) 全身或軀體某部分的肌肉張力突然短暫性喪失會伴隨著意識障礙。

(2) 前者導致患兒突然跌倒、頭著地甚至頭部碰傷。

(3) 部分性喪失張力發作者表現為點頭狀或肢體突然下垂動作。

7. 自動症

在意識障礙的情況下，出現簡單而重複的動作，例如吸吮咀嚼吞嚥摸索等，亦會出現似乎有目的的行為，但在事後會遺忘。

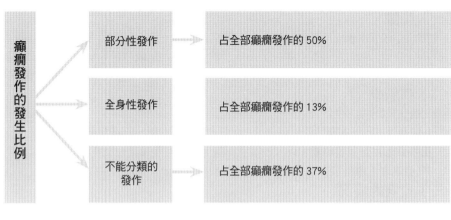

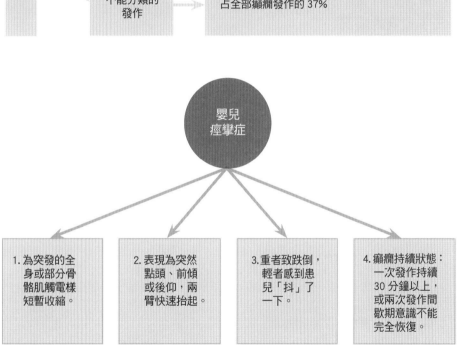

＋ 知識補充站

治療的注意事項：

(1) 藥物治療是最為重要的關鍵。

(2) 要注意常用抗癲癇藥物的毒性反應。

13-3化膿性腦膜炎（purulenl meningitis）（一）

（一）概論

化膿性腦膜炎（purulenl meningitis），簡稱為化腦，是小兒時期常見的神經系統急性感染性疾病，可以由各種化膿性細菌所引起，以嬰幼兒較為多見。病死率較高，神經系統後遺症較多。常見的致病細菌有腦膜炎雙球菌、流感嗜血桿菌及肺炎鏈球菌等。

（二）病原學

與年齡相關性高。

1. **2個月以下**：以革蘭陰性反應細菌、B 組溶血性鏈球菌、金黃色葡萄球菌等為主。
2. **出生 2 個月至兒童時期**：以流感嗜血桿菌、腦膜炎雙球菌和肺炎鏈球菌為主。
3. **12 歲以上**：由腦膜炎雙球菌、金黃色葡萄球菌或肺炎鏈球菌致病較為多見。

（三）發病的情況

1. **發病的情況**：任何的年齡層均會發病，90% 以上為出生 1~5 個月發生。
2. **發病的季節**：(1) 肺炎鏈球菌和腦膜炎球菌：晚冬及早春。(2) 流感嗜血桿菌：晚秋及早冬。
3. **感染的途徑**：(1) 主要是經由呼吸道分泌物或飛沫傳播。(2) 由皮膚、黏膜或新生兒臍部侵入，經由血液循環而到達腦膜。

（四）臨床表現

1. **年長兒的典型表現**：(1) 症狀：發高燒、頭痛、嘔吐及神經系統表現（頸項強直）。(2) 徵象：腦膜刺激症、克氏症陽性反應、布氏症陽性反應。(3) 顱壓增高：腦疝。
2. **急性發病**：(1) 驟發發病：系腦膜炎雙球菌感染所導致。(2) 次急性發病：為流感嗜血桿菌或肺炎球菌性腦膜炎。
3. **嬰幼兒**：發病隱匿，缺乏典型的症狀和徵象。顱內壓增高、腦膜刺激症並不明顯。(1) 發燒、嘔吐。(2) 嗜睡、煩躁、易激惹、雙目凝視、抽搐等。(3) 徵象：前囟飽滿或緊張。
4. **全身感染中毒症狀**：發高燒、頭痛、精神萎靡、疲乏、無力、關節酸痛、皮膚出血等。
5. **神經系統的表現**：(1) 顱內壓增高：頭痛、噴射性嘔吐。(2) 驚厥。(3) 意識障礙：嗜睡、模糊、昏迷；並會出現煩躁不安、易激惹、遲鈍等。(4) 腦膜刺激症狀：頸強直、克氏症及布氏症陽性。(5) 局部的徵象：部分患兒出現 II、III、VI、VII、VIII 對顱神經受損。
6. **併發症**：硬腦膜下積液、腦性低鈉血症、腦室管膜炎、腦積水、癲癇。
7. **併發症及後遺症**：(1) 硬膜下積液：[a]1 歲之內的嬰兒前囟未閉。[b] 經過抗生素治療 4~6 天之後，腦脊液已經好轉，但是發燒仍然不退或退燒後又再生，有顱內壓增高的症狀。[c] 硬膜下之穿刺大於 2ml，蛋白的數量大於 400 mg/L。[d] 頭顱超音波和電腦斷層掃瞄（CT）檢查可以協助診斷。

各種情況腦脊液的改變

情況	壓力（kPa）	外觀	白血球（WBC）×10⁶/L	蛋白（g/L）	糖（mmol/L）	其他
正常	0.69~1.96	清楚	0~5	0.2~0.4	2.2~4.4	
化腦	較高	混濁	數百至數萬個	1~5	明顯地減低（小於2.2）	塗片培養可以見到細菌
結腦	常會升高	毛玻璃	數十至數百個	增高	減低	塗片培養可以見到結核菌
病腦	正常或較高	大多清楚	正常或數百個	正常或稍高	正常	病毒抗體陽性反應

化膿性腦膜炎的發病機制與臨床表現

病因和發病機制	1. 大約 80% 以上的化膿性腦膜炎是由肺炎鏈球菌、流感嗜血桿菌、腦膜炎球菌所引起。 2. 致病原因與年齡、季節、地區、身體免疫功能、頭顱外傷以及是否有先天性的神經或皮膚缺陷有關。其中以年齡為最主要的因素。 3. 細菌大多從呼吸道侵入，也可以由皮膚、黏膜或新生兒臍部侵入，經由血循環到達腦膜。 4. 少數化膿性腦膜炎會因患為中耳炎、乳突炎、腦脊膜膨出或頭顱骨折時，細菌直接蔓延到腦膜所導致。 5. 主要病變為腦膜表面血管極度充血、蛛網膜及軟腦膜發炎，大量的膿性滲出物覆蓋在大腦頂部、顱底及脊髓，並會發生腦室膜炎，導致硬腦膜下積液或／和積膿，腦積水。發炎症還會損害腦實質、顱神經、運動神經和感覺神經而產生相關的臨床神經系統徵象。
臨床表現	1. 其他罹患化膿菌的患者，大多會呈現次急性發病的症狀，於發病之前數日常會有上呼吸道炎症或胃腸道症狀，繼之發高燒、頭痛、精神萎靡，小嬰兒表現易激惹、不安、雙目凝視等。神經系統表現有腦膜刺激症（頸強直、克匿格症、布魯金斯基症陽性反應）、顱內壓增高症（劇烈頭痛、噴射性嘔吐、囟門飽滿、重者會昏迷，發生腦疝，出現雙瞳不等大、對光反應遲鈍、呼吸衰竭）、驚厥、部分患兒出現 II、III、VI、VII、VIII對顱神經受損。 2. 新生兒腦膜炎表現與敗血症相類似，體溫可高可低、拒食、吐奶、尖叫、凝視、驚厥，由於顱縫及囟門未閉，對顱內壓增高有相當程度的緩衝功能，使顱內壓增高症及腦膜刺激症非典型。 3. 部分患兒在療程中會併發硬腦膜下積液、腦性低鈉血症、腦室管膜炎、腦積水、癲癇等。

13-4化膿性腦膜炎（二）

（五）實驗室檢查

1. 周圍血液之白血球：(1) 數目會增高，多達 $1000 \times 10^6/L$ 以上。(2) 腦脊液壓力會增高、外觀會混濁。(3) 白血球的分類以中性粒細胞為主，白血球的含糖量必須降低，白血球的蛋白質含量必須增多。
2. 腦脊液常規塗片檢查和培養可以進一步地確認病因。
3. 可以採用對流免疫電泳法、乳膠顆粒凝集法對腦脊液來做病原學檢測。

（六）治療重點

1. 病原治療：採用易於透過血腦屏障的抗生素，劑量要足，靜脈注射。

2. 治療的原則

(1) **要較早地做治療、治療的方式相當重要、要靜脈給藥、給予足劑量的藥物、要做全程的治療。**

(2) **病原菌未明**：[a] 服用氨苄青黴素加上氯黴素。[b] 服用青黴素加上氨苄青黴素，服用 10~14 天。[c] 服用頭孢三嗪或頭孢噻肟。

(3) **病原菌的確認**：根據藥物過敏來篩選藥物。

(4) **對症和支持性治療**：維持水、電解質的平衡；處理發高燒，控制驚厥和感染性休克；降低顱內壓。

(5) **處理併發症**：[a] 在硬膜下積液較多時，要執行穿刺放液，若硬膜下積膿，還需要根據病原菌來注入相關抗生素，在必要時要做外科的處理。[b] 腦室管膜炎可以做側腦室控制性引流，並注入抗生素。[c] 腦性低鈉血症需要適當地限制液體人量，酌情來補充鈉鹽。

（七）護理診斷

1. 體溫過高：與顱內感染有關。 2. 有受傷的危險：與反覆驚厥有關。 3. 營養失調：低於身體的需求量與消耗增多、攝取不足有關。 4. 潛在的併發症：顱壓增高症，水、電解質紊亂，硬膜下積液。

（八）護理措施

1. **維持體溫的正常（高燒的護理）**：環境要清靜、要臥床休息、要監測發燒的體溫、多喝水、及時更衣、注意保暖、體溫高於 38.5℃時要給予降溫並觀察效果。
2. **病情觀察及護理**：(1) 監測生命的徵象：腦水腫、腦疝及呼吸衰竭。(2) 做好急救的準備。(3) 藥物治療的護理。
3. **保證營養供應**：給予高燒量、清淡、易於消化的流質或半流質飲食。
4. **健康教育**：(1) 必須加強衛生知識的大力宣導，預防化膿性腦膜炎。(2) 對患兒及家長給予安慰、關心和愛護，使其接受疾病的事實，鼓勵戰勝疾病的信心。(3) 對恢復期和有神經系統後遺症的患兒，應做功能性訓練，指導家長根據不同情況給予相關的護理，促使病情盡可能的康復。
5. **預後**：(1) 病死率：大約為 5~15%。(2) 大約有 1/3 的倖存者還遺留各種神經系統後遺症。(3) 6 個月以下嬰兒的預後更為嚴重。

化膿性腦膜炎的治療

1. 病原治療	(1) 要及早採用易透過血腦屏障的抗生素，抗生素的數量要足。必須靜脈注射。 (2) 在病原菌未明確時，目前主張選用頭孢曲鬆鈉每天 100mg/kg，或頭孢噻肟鈉，每天 200mg/kg，治療 10~14 天。病原菌明確後，根據不同的致病因素篩選敏感的抗生素。

2. 抗生素篩選	化腦的種類	推薦的抗生素
	流感嗜血桿菌	氨苄西林、氯黴素、頭孢呋辛鈉、頭孢曲鬆鈉
	肺炎鏈球菌	青黴素－G、頭孢噻齶鈉
	腦膜炎球菌	青黴素－G
	革蘭陰性細菌	頭孢噻齶鈉、丁氨卡那黴素
	金黃色葡萄球菌	頭孢噻齶鈉、頭孢呋辛鈉、氨基糖式類
	新生兒腦膜炎	氨苄西林、氨基糖式類、頭孢呋辛鈉、頭孢曲鬆鈉

3. 對症和支援式治療	(1) 維持水、電平衡。 (2) 處理發高燒，控制驚厥和感染性休克。 (3) 降低顱內壓。 (4) 處理併發症：在硬膜下積液較多時，要執行穿刺放液，硬膜下積膿，還需要根據病原菌來注入相關的抗生素，在必要時外科處理；腦室管膜炎可作側腦室控制性引流，並注入抗生素；腦性低鈉血症需適當限制液體入量，補充鈉鹽。

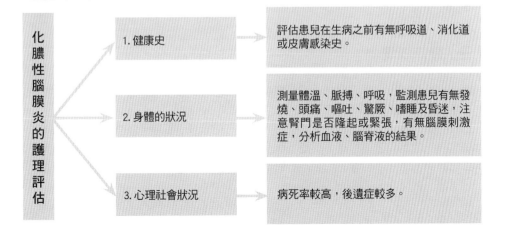

13-5腦性癱瘓（cerebral palsy）

（一）致病因素

1. 發育早期階段（出生到出生之後 1 個月），各種原因所導致的非進行性腦損傷，臨床主要表現為中樞性運動障礙和姿勢異常。

2. 許多圍生期危險因素被認為與腦癱的發生有關。

3. 近年對病因的深入探討，皆認為胚胎早期階段的發育異常，可能是導致嬰兒早產、低出生體重和易有圍生期缺氧缺血等事件的重要原因，主要來自受孕前後孕婦身體內外環境的影響、遺傳因素及孕期疾病所引起的妊娠早期胎盤羊膜炎症等。

   (1) 出生前的因素大約占 20%：[a] 胎兒期：宮內感染、缺血缺氧、發育異常。[b] 孕婦：妊高症或糖尿病、腹外傷、接觸放射線。

   (2) 圍生期的因素大約占 65%：[a] 窒息：例如羊水堵塞、胎糞吸入、臍帶繞頸等所致的窒息。[b] 顱內出血或缺氧：難產、不正確地使用產鉗或產程延長所導致的產傷所致。[c] 早產兒患本症者較多，與其血管相當脆弱容易受到損害及併發的窒息或代謝障礙有關。[d] 腦性癱瘓之易發生族群為出生體重大於 4000 克的巨大兒或小於 500 克的極低體重兒。

   (3) 出生後的因素大約占 15%：例如新生兒嚴重感染（腦膜炎）、腦外傷、各種因素引起的腦組織缺氧、顱內出血、核黃疸等。

   (4) 在臨床上大約 1/3 的病例病因不明：近年來，對腦癱病因學的研究轉入胚胎發育生物學的領域，重視對受孕前後與孕母相關的環境、遺傳因素與疾病，妊娠早期絨毛膜、羊膜及胎盤炎症，雙胎學多種因素的探討。

（二）病理

1. 有不同程度的大腦皮質萎縮和腦室擴大，有神經細胞減少及膠質細胞減少增生。

2. 腦室周圍白質軟化變性，會有多個壞死或變性區及囊腔的形成。其中出生前即有損害者常見彌漫性病變，常會有不同程度的腦實質萎縮和腦皮質發育不全，有時可以合併腦積水。

3. 出生之時和出生之後以瘢痕、硬化或軟化、部分萎縮以及腦實質缺損為主。

（三）臨床表現

1. 主要症狀為中樞性運動障礙。

2. 運動發育落後，例如患兒抬頭、翻身、坐和四肢運動發育落後或脫漏；自主運動困難；運動僵硬、不協調，不對稱。

3. 有肌張力和姿態異常，表現為肌張力增高、低落或高低變化不定。肌張力增高者大多呈現足尖著地行走，或雙下肢呈剪刀狀交叉，膝腱反射亢進，會有踝痙攣，巴賓斯基症陽性反應。患兒常有異常的姿勢，例如頭和四肢不能保持在中線位上，呈現弓狀反張、或為四肢痙攣。

4. 腦癱患兒大約有 2/3 會併發智力落後症，大約半數會伴隨著視力障礙、聽力障礙、語言障礙、癲癇發作或情緒障礙、行為障礙等。

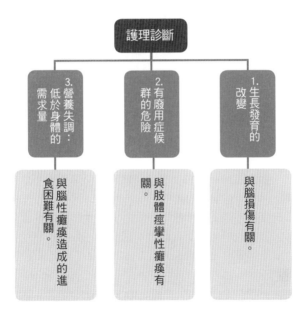

腦性癱瘓治療原則

1. 早期發現和早期治療

2. 促進正常運動發育，抑制異常運動和姿勢。

3. 採取整合性的治療方式。

4. 醫師指導和家庭訓練相互整合 。

5. 越早越好，早期康復，在半歲以內的可塑性比較大。

護理診斷

3. 營養失調：低於身體的需求量
與腦性癱瘓造成的進食困難有關。

2. 有廢用症候群的危險
與肢體痙攣性癱瘓有關。

1. 生長發育的改變
與腦損傷有關。

十 知識補充站

1. 病例說明： 陶○○，男，4 歲，生於臺北市，患兒四肢運動障 4 年，痙攣型腦癱。患兒雙胎難產窒息 10 分鐘，在 8 個月時在兒童醫院診斷為腦癱，於 2013 年 11 月份來醫療中心，復健的情況如下：不能獨自常坐位，爬行不協調，不能獨自站立及行走，雙膝關節反張，經過一個療程治療，患兒能夠獨自站立及行走 100 公尺以上，並能夠自行蹲起。

2. 護理措施： (1) 培養自我照護的能力。(2) 持續地做功能性鍛鍊。(3) 克服進食的困難。(4) 健康教育。

13-6病毒性腦膜炎、腦炎

病毒性腦膜炎、腦炎，簡稱為病腦，是由各種病毒所引起的一組以精神和意識障礙為突出表現的中樞神經系統感染性疾病。輕者會自行緩解，急重症者會導致後遺症及死亡。

（一）病因和發病機制

1. 80% 以上的病毒性腦膜炎、腦炎是由腸道病毒所引起（例如柯薩奇病毒、埃可病毒），其次為蟲媒病毒（例如 B 型腦炎病毒）、腮腺炎病毒和皰疹病毒等。

2. 病毒自呼吸道、胃腸道或經由昆蟲叮咬而侵入人體，在淋巴系統內繁殖之後經由血液循環（此時為病毒血症期）到達各個內臟器官，在入侵中樞神經系統之前，血壓（Bp）會上升，會有發高燒等全身的症狀。但是在神經系統症狀出現時，病毒血症就會消失。此外，病毒亦可以經由嗅神經或其他周圍神經到達中樞神經系統。

3. 中樞神經系統的病變可是病毒直接損傷的結果，也可能是感染之後的過敏性腦炎改變，導致神經脫髓鞘病變、血管及血管用圍的損傷。

（二）臨床表現

1. 病前 1~3 週多有上呼吸道及胃腸道感染史、接觸動物或昆蟲叮咬史。大多呈現急性或次急性發病的症狀。

2. 病毒性腦膜炎患兒會有發燒、頭痛、頸背疼痛、頸強直。病毒性腦炎患兒的首發症狀大多會有不同程度的發燒症狀，然後隨著體溫的增高而出現不同程度的意識障礙，輕者會出現表情冷漠、嗜睡，重者會出現神智不清、譫妄、昏迷，或出現精神障礙的症狀。顱內高壓的表現為頭痛、嘔吐、侷限性或全身性抽搐，嚴重者會引起腦疝，甚至呼吸、循環衰竭死亡。

3. 由於中樞神經系統受損部位不同而出現不同的侷限性神經系統徵象，例如類似急性橫貫性脊髓炎、多發性神經根炎、急性小兒偏癱、顱神經核受累或急性小腦共濟失調等。4. 全部臨床表現在發病 3 天至 1 週內出現，會持續 1 週至數月不等。

（三）實驗室檢查

1. 腦脊液壓力增高，細胞的數目大多在 $10\times10^6 \sim 500\times10^6$/L，早期以中性粒細胞為主，後期以淋巴細胞為主，蛋白質會輕度地增高，糖和氯化物一般在正常範圍之內。

2. 血清學檢查雙份滴定度呈 4 倍增高有診斷的價值。

3. 此外尚可以做腦脊液病原學檢查，但是仍然有部分病例無法確認致病的病毒。

（四）治療重點

主要是對症治療，例如降溫、止驚、降低顱內壓、改善腦微循環、搶救呼吸和循環衰竭。在急性期可以採用地塞米鬆靜脈滴人，療程不會超過 1 週（但是其功能尚有爭議）。抗病毒治療經常篩選三氮唑核苷，皰疹病毒性腦炎可以選擇使用阿昔洛韋等。

護理診斷

1. 體溫過高	與病毒血症有關。
2. 急性意識障礙	與腦實質炎症有關。
3. 軀體移動障礙	與昏迷、癱瘓有關。
4. 營養失調	低於身體的需求量：與攝取不足有關。
5. 潛在性併發症	顱內壓增高。

病毒性腦膜炎、腦炎的護理措施

1. 維持正常的體溫	(1) 監測體溫，觀察熱型及伴隨症狀。 (2) 出汗後及時更換衣物。 (3) 在體溫高於 38.5℃時，要給予物理降溫或遵照醫囑來做藥物降溫、靜脈補液。
2. 促進腦功能的恢復	(1) 向患兒介紹環境，以減輕其不安與焦慮感。 (2) 確認環境中會引起患兒坐立不安的刺激因素，若可能的話，使患兒離開刺激的來源。 (3) 糾正患兒的錯誤概念和定位能力錯誤。 (4) 若患兒有幻覺，討論幻覺的內容，以便採取適當的措施。 (5) 為患兒提供保護性的看護和日常生活的細心護理。
3. 促進肢體功能的恢復	(1) 做好心理護理，增強患兒的自我照顧能力和信心。 (2) 臥床期間協助患兒洗漱、進食、大小便及個人衛生等。 (3) 教給家長協助患兒翻身及皮膚護理的方法。適當使用氣圈、氣墊等，預防褥瘡。 (4) 保持癱瘓肢體於功能位置。病情穩定後，及早督促患兒做肢體的被動或主動功能鍛鍊，在活動時要循序漸進，加強保護措施，防碰傷。在每次改變訓練的方式時給予指導、協助和正面的鼓勵。
4. 注意病情觀察、保證營養供應	(1) 患兒採取平臥位，一側背部稍墊高，頭偏向一側，以便讓分泌物排出；上半身可以抬高 20-30 度左右，有利於靜脈回流，降低腦靜脈竇的壓力。有利於降顱壓。 (2) 每 2 小時翻身一次，輕拍背促痰排出，減少墜積性肺炎。 (3) 密切觀察瞳孔及呼吸，以防因移動體位致腦疝形成和呼吸驟停。 (4) 保持呼吸道的暢通、給氧，若有痰液堵塞，立即氣管插管吸痰，在必要時，要做氣管切開或使用人工呼吸器。 (5) 對昏迷或吞嚥困難的患兒，應盡早給予鼻飼，保證熱量的供應；做好口腔的護理。 (6) 輸注能量合劑營養腦細胞，促進腦功能恢復。 (7) 控制驚厥，保持鎮靜，因任何躁動不安均能加重腦缺氧。 (8) 遵從醫囑使用鎮靜藥、抗病毒藥、激素、促進甦醒的藥物等。
5. 健康教育	(1) 向患兒及家長介紹病情，做好心理護理，增強戰勝疾病的信心。 (2) 向家長提供保護性看護和日常生活護理的相關知識。 (3) 指導家長做好智力訓練和癱瘓肢體的功能訓練。 (4) 有繼發癲癇者應指導患兒長期而正規地服用抗癲癇藥物。對出院的患兒要做定期的訪視。

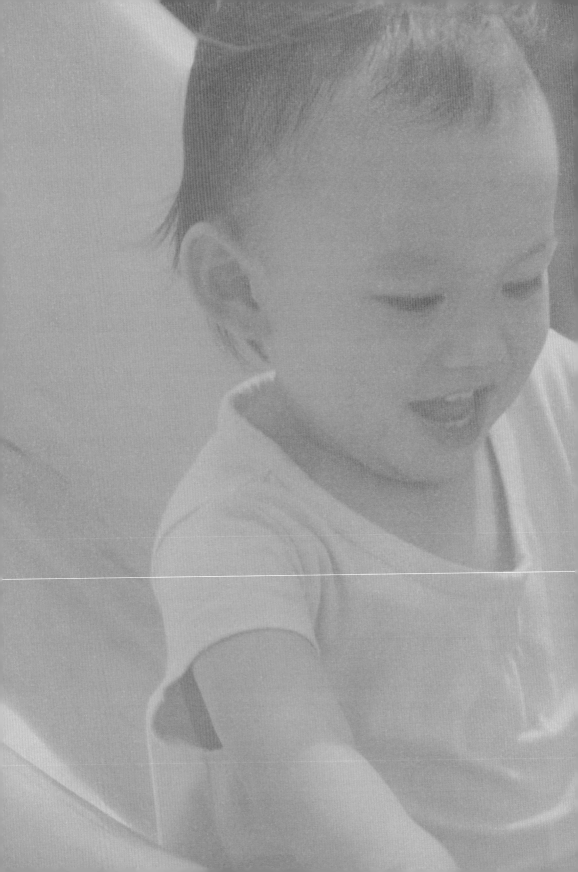

第十四章
內分泌系統疾病患兒的護理

單元

學習目標

1. 瞭解先天性甲狀腺功能低落症、苯丙酮尿症的的病因和發病機制；
   掌握其臨床表現和護理措施。

2. 掌握上述三種疾病的臨床表現及先天性甲狀腺功能低落症、苯丙酮
   尿症的治療方法和護理措施。

3. 瞭解糖尿病的病因和發病機制，掌握其臨床表現和護理措施。

14-1內分泌系統疾病患兒的護理

（一）概論

先天性甲狀腺功能低落症是一種常見的小兒內分泌疾病，是由於先天因素，使甲狀腺激素合成不足，導致小兒的代謝低落、生長發育遲緩、智力發育障礙。小兒出生前後發病會導致中樞神經系統不可逆轉的損害，終身的智力低落。

（二）發病率

1. **美國、歐洲**：新生兒篩檢的結果為 1/3750。
2. **國內統計**：占出生嬰兒之 1/5000~7000。

（三）分類

1. **散發性**：占該病大多數，少數有家族史。
2. **地方性**：見於甲狀腺腫流行山區，因為該地區水、土、食品中碘缺乏所導致。碘化鹽的普及，使得發病率下降。

（四）病因

1. 甲狀腺不發育或發育不良。
2. 甲狀腺激素合成途徑中酶缺陷。
3. 促甲狀腺激素缺陷。
4. 標靶腺體或標靶器官反應性低落。
5. 碘缺乏。

（五）甲狀腺激素的生理功能

1. 對代謝的功能

(1) **氧化產熱**：加速細胞內氧化過程，產熱上升、基礎代謝上升。
(2) **蛋白質**：促進蛋白質合成，增加酶的活力。
(3) **糖**：促進糖原的分解、利用。
(4) **脂肪**：促進脂肪的分解、利用。
(5) **水**：維持組織間隙的大分子物質，而由淋巴管來吸收返回的血液。
(6) **無機鹽**：影響鈣、磷的週轉率。
(7) **維生素**：參與維生素代謝，尤其是維生素 A、B。

2. 對生長發育的影響

(1) **組織**：促進組織、細胞生長發育成熟。
(2) **骨骼**：促進骨、軟骨的生長發育、鈣磷沉積。
(3) **大腦**：促進大腦皮層細胞增生、分化、成熟。

3. 對器官系統的影響

(1) **循環系統**：增強心肌收縮力、增加心的輸出量。
(2) **消化系統**：促進消化腺分泌、保持正常的腸蠕動。
(3) **性腺**：促進性腺發育成熟及性徵出現。

小兒大腦皮層生長成熟過程

（大腦皮層的分化成熟過程必須有甲狀腺激素的參與。）

年 齡	大 腦 皮 層 狀 態
懷孕 2 個月	形成
懷孕 5 個月	分化
胎兒期末～出生 8 個月	增生、分化的高峰
3 歲	分化完成

內分泌系統概論

1. 內分泌系統	包括丘腦下部、腦垂體、松果體、甲狀腺、甲狀旁腺、胸腺、腎上腺、性腺，胰腺的胰島、消化道的內分泌細胞、腎小球旁器細胞。
2. 神經系統	透過下丘腦來調節內分泌腺。
3. 內分泌腺所分泌的激素	會影響人體的生長發育、性成熟和各種物質的代謝。

甲狀腺激素的調節

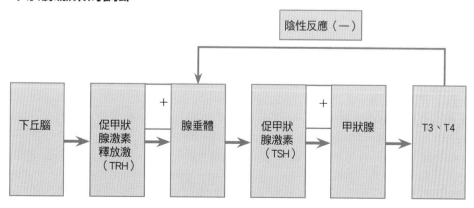

14-2先天性甲狀腺功能低落症
（Congenitai Hypothyroidism, CH）（一）

（一）概論
1. 又稱為甲低，呆小病。
2. 由於患兒甲狀腺先天性缺陷或孕婦飲食中缺碘所導致。
3. 先天性甲狀腺功能低落症為散發性甲狀腺功能減低症；由於患兒甲狀腺先天性缺陷或孕婦飲食中缺碘所導致，稱為地方性甲狀腺功能減低症。
4. 是兒童時期最常見的內分泌疾病。
5. 主要的表現：體格和智能發育障礙。
6. 是新生兒篩檢的內容之一，其結果為 1 比 7000~7500。
7. 男女發病比例為 1 比 2。

（二）病因
1. **散發性甲狀腺功能低落**：(1) 先天性甲狀腺不發育或發育不全，占先天性甲低的 80%，可能體內存在抑制甲狀腺細胞生長的免疫球蛋白。(2) 甲狀腺素合成途徑中酶的缺陷，占 10~15% 左右。(3) 促甲狀腺激素缺陷與甲狀腺或標靶器官反應低落者，較為少見。
2. **地方性甲狀腺功能低落**：由於胚胎期缺碘會導致甲狀腺素合成不足，再導致中樞神經系統和骨骼系統不可逆轉的嚴重損害。

（三）發病機制
1. 甲狀腺的主要功能是合成 T3、T4。
2. 碘作用於甲狀腺上皮細胞，再與酪氨酸結合，而合成 T4。
3. 酶：促甲狀腺素釋放激素（TRH），作用於促甲狀腺激素（TSH），再作用於甲狀腺，而合成 T4（下丘腦）。T4 透過負回饋，會導致垂體對促甲狀腺激素釋放激素（TRH）的反應性降低，再導致促甲狀腺激素（TSH）的分泌下降。

（四）甲狀腺素的主要功能
1. 加速細胞內氧化過程。2. 促進新陳代謝。3. 促進蛋白質合成，增加酶的活性。4. 增進糖的吸收和利用。5. 加速脂肪分解氧化。6. 促進鈣、磷在骨質中的合成代謝。7. 促進中樞神經系統的生長發育。8. 在甲狀腺功能不足時，會導致代謝障礙、生理功能低落、生長發育遲緩、智力障礙。

（五）臨床表現
1. 新生兒甲狀腺功能低落
(1) 其母孕期胎動會減少，過期產，巨大兒。
(2) 生理性黃疸延長是最早出現的症狀，伴隨著腹脹、便祕、臍疝、反應遲鈍、餵養困難、哭聲低、手足冰冷。

<table>
<tr><td rowspan="2">甲狀腺功能低落的臨床表現</td><td>典型症狀</td><td>1. 生長發育障礙。
2. 特殊面容體態。
3. 智力低落。
4. 生理的功能低落。</td></tr>
<tr><td>新生兒的
特殊表現</td><td>1. 整體性代謝低落的表現。
2. 為過期產與巨大兒，體重大於 4000g，水腫、黃疸持續時間長。
3. 餵養困難、吸吮較差、少吃、多睡不動、對外界反應遲鈍、哭聲低微、體溫較低、末稍循環較差、易發生硬腫。
4. 出生後即有腹脹、腸蠕動少、便祕、易被誤診為巨結腸。</td></tr>
</table>

甲狀腺功能低落的實驗室檢查與診斷

實驗室檢查	1. 新生兒的篩檢	出生之後 2~3 天新生兒，做乾血滴紙片檢測 TSH 濃度來做為初步篩選。促甲狀腺激素（TSH）大於 20uU/ml 為陽性反應，再測定血清 T4 及促甲狀腺激素（TSH）加以確診。
	2. 甲狀腺功能測定	(1) 甲狀腺性甲狀腺功能低落：T4 會下降 、T3 會下降、促甲狀腺激素（TSH）會上升。 (2) 垂體性甲狀腺功能低落：T4 會下降、T3 會下降、促甲狀腺激素（TSH）會下降。
	3.TRH 刺激實驗	(1) 檢測的對象：疑有促甲狀腺激素（TSH）或促甲狀腺激素釋放激素（TRH）分泌不足者。 (2) 方法：促甲狀腺激素釋放激素（TRH）為 7ug/kg，測定促甲狀腺激素（TSH）的濃度。 (3) 結果判斷：(1) 正常：在 30 分鐘之後促甲狀腺激素（TSH）會達到高峰，90 分鐘後會回至基礎值。(2) 異常：若沒有出現促甲狀腺激素（TSH）反應峰，為垂體病變。若促甲狀腺激素（TSH）反應高峰出現延遲，為下丘腦病變。
	4. 骨齡測定	骨齡測定的部位：膝部的骨齡小於 6 個月，手腕部的骨齡大於 6 個月。
	5. 診斷性治療	臨床表現可疑而無檢測條件時，則可以做選擇性的治療。
診斷標準	1. 嬰幼兒：典型症狀，加上 T4 下降、促甲狀腺激素（TSH）上升、骨齡落後。 2. 新生兒：新生兒甲狀腺功能低落的特殊表現，加上 T4 下降、促甲狀腺激素（TSH）上升。	

14-3先天性甲狀腺功能低落症（二）

（五）臨床表現（續）

2. 典型的病例

(1) 神經系統：智慧低落，表情呆板，對外界反應遲鈍，大動作及語言發育落後於正常同齡兒。

(2) 生理功能低落：少吃，少動，低體溫，脈搏與呼吸緩慢，心音低鈍，腹脹、便祕，第二性徵出現較遲。出牙及囟門閉合延遲。

3. 地方性甲狀腺功能低落

(1) 出生時就有明顯的症狀。

(2) 臨床表現有兩種類型：[a] 以神經系統症狀為主：共濟失調、痙攣性癱瘓、聾啞和智力低落，其他的表現並不明顯。[b] 以黏液性水腫為主：有特殊的面容和體態，智力發育落後，神經系統檢查正常。

4. 散發性甲狀腺功能低落

(1) 由於在宮內受健康母親甲狀腺激素的影響，在出生時，大多並無症狀。

(2) 無甲狀腺組織導致出生後 1~3 個月內會出現症狀。

(3) 有少量腺體導致大多會在 6 個月之後出現症狀，偶爾會至 4~5 歲之後才出現症狀。

（六）實驗室檢查

1. 新生兒篩檢；早期確診、避免神經精神發育缺陷。

2. 血清蛋白結合碘會減少，血清 T3、T4 會下降，促甲狀腺激素（TSH）會上升。

3. 甲狀腺碘吸收率測定和放射性核素檢查。

4. 骨齡落後：手腕部 X 光檢查。

（七）治療原則

以外源性甲狀腺素片終身替代治療，以維持正常生理功能。開始劑量按病情輕重和年齡大小而異，之後根據患兒的發育情況，隨時地調整劑量。療效取決於開始治療的早晚程度。

（八）治療

1. 不論何種原因引起者，都需要甲狀腺片的終生治療。

2. 因此治療原則為早期、足量、終身服藥。

3. 終生替代性療法（維持正常的生理功能）：(1) L- 甲狀腺素鈉：嬰兒，每天 8~14ug/kg。兒童，每天 4ug/kg。(2) 甲狀腺乾粉片：維持量每天 4~8mg/kg。

4. 兩藥均從小量開始，逐漸加量至症狀改善，在 T4、促甲狀腺激素（TSH）數值正常之後，則改為維持量。

（九）護理診斷

包括 1. 體溫過低，2. 營養失調，3. 便祕，4. 生長發育遲緩，5. 知識缺乏。

治療原則

一早	一旦診斷完畢,則要立即治療。
二長	終身做替代性治療。
三小	從小劑量來開始治療。
四差異	注意個別的差異。
五調整	隨著年齡的成長,定期地調整藥物的劑量。

甲狀腺素的藥物

藥 物 種 類	成 分	劑 型	等 效 劑 量
乾甲狀腺素片	T3、T4	40mg	60mg
左旋甲狀腺素鈉	T4	25ug、50ug、100ug	100ug

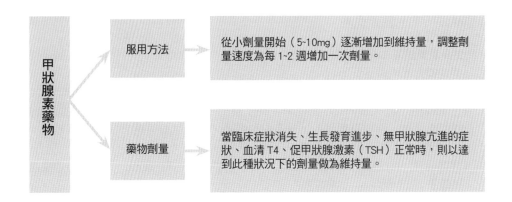

甲狀腺素藥物

服用方法 → 從小劑量開始(5~10mg)逐漸增加到維持量,調整劑量速度為每 1~2 週增加一次劑量。

藥物劑量 → 當臨床症狀消失、生長發育進步、無甲狀腺亢進的症狀、血清 T4、促甲狀腺激素(TSH)正常時,則以達到此種狀況下的劑量做為維持量。

14-4先天性甲狀腺功能低落症與生長激素缺乏症（GHD）

（十）護理措施

1. 保暖，防止感染。
2. 保證營養的供應：向家長介紹病情，指導餵養的方法。
3. 保持大便的暢通。
4. 加強訓練，促進生長發育，做好日常護理的工作。
5. 持續地終生服藥，要注意觀察藥物的反應：(1) 甲狀腺製劑的功能緩慢，在 1 週左右方能達到最佳的效果。(2) 劑量隨著小兒年齡的成長而增加。(3) 藥量過小：療效不佳、身高、骨骼生長遲緩。(4) 藥量過大：煩躁不安、多汗、消瘦、腹痛、腹瀉。(5) 副作用：發燒、多汗、體重減輕、神經興奮增高。(6) 要注意嘔吐、腹瀉、脫水、高燒、痙攣及心力衰竭的副作用。
6. 按時做訪視：一開始，2 週 1 次。血液促甲狀腺激素（TSH）和 T4 正常之後，3 個月訪視 1 次。在 1~2 年後，則 6 個月訪視 1 次。

（十一）健康教育

1. 篩檢新生兒的重要性。2. 遺傳、代謝性疾病中發病率最高。3. 早期的診斷相當重要。4. 出生之後 1~2 個月即開始治療者，可以避免嚴重的神經系統損害。

（十二）生長激素缺乏症（GHD）

1. **概論**：
   (1) 生長激素缺乏症又稱為垂體性侏儒症，是由於垂體前葉分泌的生長激素不足所引起的生長發育障礙。
   (2) 小兒身高處於同年齡、同性別正常健康兒童生長曲線第三百分位之下，或低於兩個標準差。
2. **生長激素的基本功能**：促使人體各種組織細胞增大和增殖，使骨骼、肌肉和各個系統器官的生長發育。
3. **病因**：
   (1) 原發性：[a] 生長障礙：出生時身高、體重正常，在 1 歲之後呈現生長緩慢，面部幼稚，頭髮纖細柔軟，皮下脂肪較多。大多見於男孩。[b] 骨成熟延遲：出牙及囟門閉合延遲。[c] 青春期發育延遲。[d] 智力正常。
   (2) 繼發性：[a] 腫瘤。[b] 顱內感染。[c] 放射性損傷。[d] 頭部外傷。產傷是國內最主要的病因。

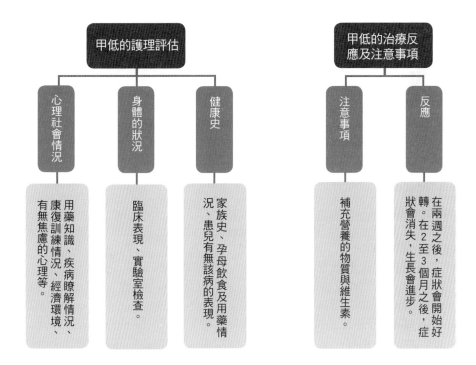

生長激素缺乏症的症狀

	症　狀
原發性生長激素缺乏症	牙齒萌出遲緩、恆齒排列不整，手足較小，男孩陰莖較小，多數有青春發育期延遲。
繼發性生長激素缺乏症	1. 會發生於任何年齡。 2. 幼年即會出現生長遲緩，且常伴隨尿崩症狀。 3. 顱內腫瘤則大多有頭痛、嘔吐、視野缺損等顱內增壓高及視野神經受到壓迫的症狀和徵象。

生長激素缺乏症的實驗室檢查與治療

實驗室檢查		1. 運動實驗。 2. 睡眠實驗。
治療	GH 替代性療法	1. 基因重組的生長激素已被廣泛地用於本病症的治療。 2. 目前大多採用 0.1 μg/kg，每天做皮下注射一次，每週 6~7 次的方案。

14-5苯丙酮尿症（Phenylketonuria, PKU）（一）

（一）概論

1. 又稱為苯酮尿症，是一種會遺傳的胺基酸代謝缺陷症（errors of amino acid metabolism）。患者的肝臟中缺乏苯丙氨酸羥化酶，使得食物中的苯丙氨酸（Phenylalane, Phe）無法轉化為酪氨酸，結果會導致大腦內苯丙氨酸聚集，而經由轉氨酶的作用而轉化為苯丙酮酸，從而影響患者的大腦發育。
2. 染色體遺傳：患兒的父母是疾病的攜帶者，每生育一胎有 25% 機率為苯丙酮尿症。

（二）概念

1. 高苯丙氨酸血（HPA）

血液苯丙氨酸濃度大於 120mmol/L 或 2mg/dl。

2. 高苯丙氨酸血的類型

(1) **苯丙氨酸羥化酶缺乏症（PAH）**：[a] 傳統苯丙酮尿症：血苯丙氨酸大於 1200mmol/L 或 20mg/dl。[b] 輕度苯丙酮尿症：血苯丙氨酸 360~1200mmol/L 或 6~20mg/dl。[c] 輕度高苯丙氨酸血：血苯丙氨酸小於 360mmol/L 或 6mg/dl。

(2) **PAH 輔助因子四氫生物嘌呤（BH4）缺乏症**：[a] 合成酶 PTPS 缺乏：占此缺乏症的 59%。[b]GTPch 缺乏：占此缺乏症的 4%。[c] 還原酶 DHPR 缺乏：占此缺乏症的 32%。

3. 傳統苯丙酮尿症的臨床表現

患兒出生時都正常，通常在 3~6 月時開始出現症狀，在 1 歲時症狀相當明顯。

(1) 神經系統：以智力落後為主。四氫生物嘌呤缺乏型患兒的神經系統症狀出現較早且較為嚴重。

(2) 外貌：患兒在出生數個月之後，因為黑色素合成下降，而導致毛髮、皮膚和虹膜色澤變淺。

(3) 氣味：尿和汗液有鼠尿臭味。

(4) 其他：常見的嘔吐和皮膚濕疹。

4. 四氫生物嘌呤缺乏症的臨床表現

(1) 軀幹肌張力低落，癱軟，眼瞼下垂，嗜睡，表情冷漠。

(2) 頑固性抽筋，口水較多。

(3) 智能障礙，嚴重的小頭畸形。

苯丙酮尿症的治療方法

解決之道

1953 年德國 Dr.Bickel 首創「低／無苯丙氨酸特殊性奶粉」，
既提供足夠的營養素，又減少了苯丙氨酸的攝取。

治療的方式

1. 在蛋白質每天攝取 2~3g/kg 以下，血苯丙氨酸濃度 >360 微摩爾
   / 升（6mg/dl）者，均應採用低（無）苯丙氨酸的特殊性奶粉治
   療。
2. 當治療之後，血苯丙氨酸濃度會降至正常的水準，可以少量逐
   步添加一些自然性的食物或專用的食品。
3. 採用低苯丙氨酸飲食，維持血苯丙氨酸濃度 120~600 微摩爾 /
   升（2~10mg/dl），兼顧生長發育和體內代謝最低量。
4. 飲食的治療至少到 10 歲，可以治療至青春發育期。
5. 從飲食限制苯丙氨酸的攝取是唯一方法。
6. 但是單靠飲食的限制，易於導致患兒營養及生長發育障礙。

護理措施

1. 定期地評估小兒生長發育及智力發育，一直到青春期。
2. 女性患者在懷孕之前、懷孕期，均要適量地控制飲食的數量。

四氫生物嘌呤（BH4）缺乏症的治療

1. 若治療越早，則效果越好。

2. 促使血苯丙氨酸濃度降至正常，飲食控制，口服四氫生物嘌呤片每天 2~10mg/Kg，分 2 次服用。

3. 補充神經遞質前質，改善神經系統的症狀，每天服用 L- 左旋多巴（5~15 毫克）或卡比多巴（1~4 mg/Kg）；5-HTP 每天服用 510mg/Kg，至少分為 3~4 次來服用。

4. 監測血苯丙氨酸濃度，體格智能發育及臨床症狀。

14-6 苯丙酮尿症（二）

（二）概念（續）

5. 新生兒的篩檢

(1) 目的：新生兒期患兒並無臨床表現，生化異常已存在，早期診治，預防智能障礙。

(2) 對象：出生 72 小時（哺乳 6~8 次以上）的新生兒。

(3) 篩檢的方法：[a] 格思里（Guthrie）細菌抑制法（半量化）：相當簡便，重複性篩檢情況良好。[b] 全量化方法：包括螢光法、高效能液相色譜、串聯質譜（MS/MS）。[c] 判斷的方法：血苯丙氨酸大於 120umol/L，且呈現陽性反應。[d] 確診：使用血苯丙氨酸和酪氨酸來確診。

6. 四氫生物嘌呤負荷實驗

(1) 在血苯丙氨酸明顯地增高時，要直接口服四氫生物嘌呤 20mg/kg。在服用之前及服用之後的 2、4、6、8、24 小時，來測定血苯丙氨酸的濃度。

(2) 對四氫生物嘌呤有反應：在服用之後，血苯丙氨酸會下降 30% 以上。

(3) 傳統型苯丙酮尿症：大多數並無反應。

(4) 輕度苯丙酮尿症或高苯丙氨酸血：60% 有反應，大多在 8~24 小時之間。

(5) 6- 丙酮醯四氫嘌呤合酶（6-pyruvoyltetrahydropterin）合成酶（PTPS）：在服用四氫生物嘌呤之後 2~6 小時，血苯丙氨酸會下降至正常的水準。

7. 尿嘌呤分析

診斷 PTPS 合成酶和三磷酸鳥苷環化水解酶（GTPCH）缺乏症：

(1) 使用高效能液相色譜法來測定尿嘌呤（N），生物嘌呤（B）及 B 值的百分比。

(2) PTPS 缺乏症：PTPS 合成酶並無增高，B 值極低，而 B 的百分比小於 10%。

(3) GTPCH 缺乏症：GTPCH 不會降低，而 B 值會降低，而 B 的百分比相當正常。

(4) 傳統型的苯丙酮尿症（PKU）：診斷 PTPS 合成酶和三磷酸鳥苷環化水解酶（GTPCH）缺乏症並不適用於傳統型的苯丙酮尿症，因此病症會使 B 值增高，而 B 的百分比相當正常。

8. 尿液篩檢苯丙酮尿症

實驗分為尿三氯化鐵（氯化鐵）實驗、2,4- 二硝基苯肼（DNPH）實驗兩種。

9. 頭顱 MRI

腦室三角區週邊腦組織條形或斑片狀高訊號區，脫髓鞘病變。

10.DNA 分析

(1) 在基因雜合突變（PAH）基因定位上的 12q2.2-2.4。

(2) 在外顯子 12（12 號外顯子）做 DNA 分析。

(3) 產前的診斷：懷孕 18~20 週之羊水基因檢測。

實驗室檢查

1. 新生兒期的篩檢	新生兒在餵乳 3 日之後，採集足根末梢血液，吸收再生厚紙上，晾乾後郵寄至篩檢中心，採用 Guthrie 細菌生長抑制實驗半定量（semi-quantitation）測定。 其原理是苯丙氨酸能夠促進已被抑制的枯草桿菌重新生長，以生長圈的範圍測定血液中苯丙氨酸的含量，亦可以在苯丙氨酸脫氫酶的作用下，做比色定量測定，其假陰性反應率較低。
2. 尿三氯化鐵實驗	(1) 用於較大嬰兒與兒童的篩檢。 (2) 將三氯化鐵滴入尿液，若立即出現綠色反應，則為陽性反應，證實尿液中苯丙氨酸濃度增高。
3. 血漿氨基酸分析與尿液有機酸分析	可以為本病症提供生物診斷的依據，同時也可以鑑別其他的氨基酸、有機酸代謝病。
4. 尿嘌呤分析	使用高壓液相層析（PHLC），來測定尿液中新嘌呤和生物嘌呤的含量，用以鑑別各類的苯酮尿症。
5. 酶的診斷	PAH 僅存在於肝細胞，需要經過肝活體檢查測定，並不適用於臨床診斷。
6.DNA 分析	許多的技術在近年來廣泛地運用於苯酮尿症診斷，如離合子檢查出來的產前診斷。
7. 其他的輔助性檢查	腦電圖（EEG）、產前檢查、X 光檢查。

第十五章
遺傳性疾病患兒的護理

單元

學習目標

1. 瞭解遺傳性疾病的分類及預防。

2. 瞭解21-三體症候群的臨床表現、護理措施。

3. 掌握幼年類風濕關節炎、過敏性紫癜、川崎病的臨床表現、護理診斷、輔助性檢查、治療原則及護理措施。

15-1遺傳病

（一）概念

1. 遺傳病為人體由於遺傳物質結構或功能改變所導致的疾病，分為基因病、染色體病、體細胞遺傳病。
2. 遺傳是指親代和子代之間，在形態結構、生理、生化、免疫功能等方面的相似而言。

（二）遺傳病的預防

有下列的症狀者皆要做預防的工作：

1. 攜帶者的檢出。
2. 遺傳的攜帶者：具有隱性致病基因或平衡易位染色體，且會傳遞給後代的外表正常的個人。
3. 醫學遺傳的諮詢：(1) 已確診或懷疑為遺傳病的患者及家屬。(2) 持續地發生不明原因疾病的家庭成員。(3) 疑與遺傳有關的先天畸形、原發性低智力者。(4) 易位染色體或致病基因攜帶者。(5) 反覆地流產、死胎、死產及不孕夫婦。(6) 性發育異常。(7) 孕早期放射線、化學毒物、致畸藥物或病原微生物感染者。(8) 有遺傳病的家族史。

（三）染色體與基因

染色體遺傳物質為基因的載體，基因是遺傳物質的基礎。基因有顯性和隱性之分。

1. 純合體：由兩個基因型相同的配子所結合而成的合子，亦指由此種合子發育而成的生物個體。例如 AA、aa、AABB、AAbb、aaBB、AABBcc、aaBBcc 等等。
2. 雜合體：是由兩個基因型不同的配子結合而成的合子，在其對應的一對或幾對基因座位上，存在著不同的等位基因，例如 Aa、AaBb、AaBbCc 等等。

（四）基因的特性

基因是指能夠表達和產生一定功能產物的核酸序列。有下列三個基本特性：

1. 基因可以自體複製。
2. 基因決定性狀：基因透過轉錄和轉譯來決定胺基酸的順序。
3. 基因突變：DNA 分子鹼基序列發生變異，導致組成蛋白質胺基酸發生改變，並可以做自體複製，遺傳性狀因此不同，臨床上就有可能出現遺傳性疾病。

（五）發病的因素

1. 親代生殖細胞減數分裂或受精卵早期卵裂時，第 21 號染色體不分離，此為發病的因素。
2. 遺傳：因為平衡易位攜帶者的親代遺傳而發病。

（六）臨床表現

遺傳病的臨床表現為體格發育遲緩、身材矮小、骨齡落後，坐、立、行走均較遲，出牙速度相當遲緩。

人類性別的決定

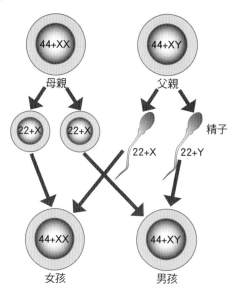

母親　父親

精子

22+X　22+Y

女孩　男孩

人類的染色體

染色體按長短排列，最末一對為性染色體
XX 為女性；XY 為男性

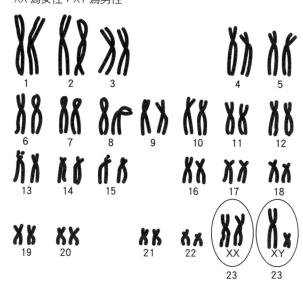

遺傳性疾病的分類

1. 染色體病（21- 三體症候群）	(1) 由於先天性染色體數目或結構畸變而形成的疾病。常會造成機體多發畸形、智力低落、生長發育遲緩和多重系統的功能障礙。 (2) 做核型分析（Karyotype analysis）：將一個細胞的全部染色體按照標準配對排列來分析診斷，即是核型分析。 (3) 染色體數目異常：[a] 由於染色體在減數分裂或有絲分裂時不分離，而使 46 條染色體固有的數目增加或減少。[b] 如果是整個染色體組增減，產生整倍體變異，則形成整倍體。[c] 大多在胚胎期死亡而流產，在臨床上相當罕見。 (4) 染色體結構畸變：在臨床上常會見到缺失、易位、倒位、插入等情況。 (5) 常染色體病：[a] 生長發育遲緩。[b] 智慧發育落後。[c] 多發性先天畸形，例如內臟畸形、骨骼畸形、特殊面容、皮膚紋理的改變。 (6) 性染色體病：常會伴隨著性徵發育障礙或異常。
2. 單基因遺傳病（分子病）	單基因病依據傳遞方式的不同，可以分為四類： (1) 常染色體顯性遺傳。 (2) 常染色體隱性遺傳。 (3) X 連鎖顯性遺傳。 (4) X 連鎖隱性遺傳。
3. 多重基因遺傳	(1) 多重基因遺傳會引起多發畸形病。 (2) 患者會有矮小、智力低落，聾、啞、舌大。 (3) 腹大，額低和塌鼻樑等。 (4) 本病症如果沒有陽性反應家族史，則再發的風險不會超過 5%。但是如果家庭成員中有另一成員也罹患同樣的先天畸形，不論是先發症者的一級或二級親屬，其再發風險均高於 10%，這是一個高風險，故不易於再生育。

15-2 21-三體症候群（21 Trisomy Syndrome）

（一）概念

1. 21- 三體症候群又稱為先天性愚型，是一種最常見的染色體病。
2. 活產嬰兒的發病率高達 1/600~1/800。
3. 對患者做染色體檢查，可以看到患者比正常人多了一條 21 號染色體。

（二）遺傳學的基礎

1. 主要是由於生殖細胞在減數分裂形成配子時，或受精卵在有絲分裂時 21 號染色體發生不分離，是胚胎體細胞記憶體在一條額外的 21 號染色體。
2. 英國醫師 Langdon Down 首先描述了先天愚型的臨床表現，因此將此病稱為 Down 症候群，即唐氏症候群。
3. 1959 年，法國細胞遺傳學家 Lcjeune 證實此病的病因是患者多了一個小的 G 組染色體。（後來確定為 21 號染色體）。

（三）發病率

1. 母親的年齡是影響發病率的重要原因。
2. 根據國外的資料，如果一般族群出生時的母親平均為 28.2 歲，則先天性愚型患兒的母親年齡平均為 34.4 歲。

（四）病因

遺傳物質的載體——染色體，在細胞分裂的過程中發生不分離的現象。最常見的就是 21 號染色體不分離，結果導致 3 條染色體與單條 21 號染色體胚胎。

（五）特徵

1. 患兒的智力低落，身體發育緩慢。
2. 患兒常表現出特殊的面容：眼間距寬，外眼角上斜，口常半張，舌經常伸出口外，所以又叫做伸舌狀癡呆症。
3. 50% 的患兒有先天性心臟病，部分患兒在發育過程中夭折。
4. 鼻樑較低、耳廓較小、張口伸舌、流涎不止。身材矮小、肌張力低落，通貫手。5. 手掌上的 ATD 角大於 58°。

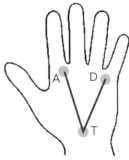

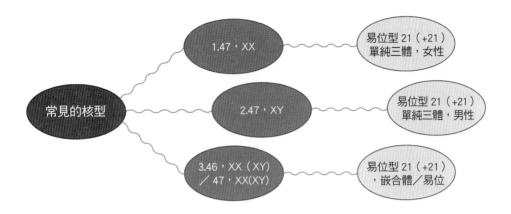

三體症候群的特色	1. 幾乎所有的單體胚胎和大部分的三體胚胎，會在妊娠早期流產。 2. 僅有小部分的 21- 三體胚胎會順利地度過妊娠生產，結果出現先天性愚型兒。 3. 現有大量的研究資料證實，環境污染及接觸有害的物質、喝油、，吸菸都會造成精子、卵子的老化及畸形

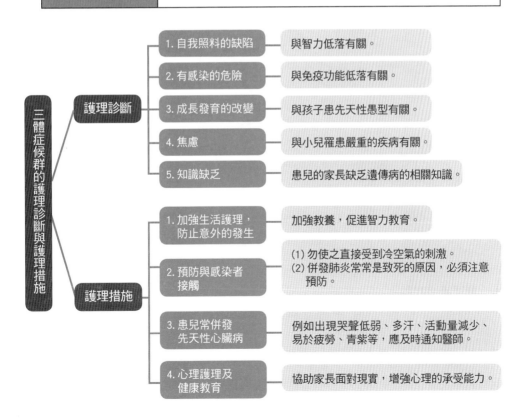

15-3 幼年類風濕性關節炎
（Juvenile Rheumatoid Arthritis）

（一）病例個案分析

1. **患者**：劉明德，男，8 歲。患兒腹痛相當劇烈，雙側腳踝散在的出血點，若針尖狀，呈現對稱性分布，呈現紅色，略高於皮膚，壓之不會褪色，早晨起來會嘔吐一次，不發燒，並無咳嗽咳痰，腳踝關節稍有酸痛，納食欠佳，小便量尚可，大便未解，而來院就診。

2. **住院之後的檢查**：血小板（PLT）395×109/L，白血球（WBC）、紅血球（RBC）、血紅素（HB）並無明顯的異常。糞便隱血呈現陽性反應。

3. **思考問題**：(1)該患兒最可能的臨床診斷是什麼？(2)此患兒存在哪些護理問題？(3)護理的重點有哪些？

（二）幼年類風濕性關節炎

幼年類風濕性關節炎（juvenile rheumatoid arthritis, JRA）是兒童時期以慢性關節滑膜炎為特徵的、慢性全身性自身免疫性疾病。2001 年國際風濕病聯盟兒科委員會將該病統一稱為幼年特發性關節炎（juvenile idiopathic arthritis, JIA）。其臨床表現不同於成人類風濕性關節炎，全身的症狀更為明顯。

1. 臨床表現

幼年類風濕性關節炎可以發生於任何的年齡層，但是大多集中於 2~3 歲和 8~10 歲的兒童。

2. 治療目的

目前尚無特效的治療。若處理得當，至少 75% 的患兒可以免於致殘。其治療的目的是：

(1) 保存關節功能和盡可能減輕關節外症狀。

(2) 對患兒及其家屬做心理上的支持。

3. 一般性治療

(1)除了急性發燒之外，在此並不主張過多地臥床休息。宜鼓勵患兒參加適當的運動。

(2) 採用醫療體育、理療、中藥熱浴等措施，以減輕關節強直和軟組織攣縮。

(3) 定期地做裂隙燈檢查，以發現虹膜睫狀體炎。

(4) 已有關節畸形者，可執行矯形術、關節置換術和肌肉鬆解術。

4.「金字塔」方案

治療從第一線的藥物開始，反應不佳再逐漸使用第二、三線的藥物，構成一個選藥「金字塔」。

(1) 以非類固醇消炎劑（NSAID）為第一線的藥物。

(2) 以青黴胺、磺胺柳氮吡啶、抗瘧藥、金製劑等慢作用藥物（SARD）為第二線的藥物。

(3) 以糖皮質激素、甲氨喋呤（MTX）、免疫抑制劑和正在做臨床驗證的藥物為第三線的藥物。

少關節炎型

所波及的關節少於 4 個，以踝、膝等下肢大關節為多發的部位，經常會呈現不對稱的分配。按照臨床表現和預後，可以分為下列兩個子型。

少關節炎 I 型	1. 以幼年女孩較為多見，雖有反覆慢性關節炎，但是並不嚴重，較少致殘。 2. 一般並不會發生骶髂關節炎。 3. 大約半數會發生單側或雙側慢性虹膜睫狀體炎，會導致永久性的視力障礙甚至失明。
少關節炎 II 型	1. 以男孩居多，年齡經常大於 8 歲，會波及膝、踝等下肢大關節。 2. 部分的病例於後期會導致骶髂關節炎和肌腱附著處病變。 3. 部分的病人會發生自限性虹膜睫狀體炎，很少會有永久性的視力損害。

降階的方案

對於頑固性、危及生命者、嚴重關節併發症及糖皮質激素撤減困難者。

治療的方式	1. 盡早採用合併治療，如非類固醇消炎劑（NSAID）＋甲氨嘌呤（MTX），或非類固醇消炎劑＋甲氨嘌呤＋糖皮質激素，或糖皮質激素＋甲氨嘌呤，以求盡快控制病情。 2. 之後再逐漸減少藥物的種類和劑量。
撤藥的次序	1. 先撤消激素和非類固醇消炎劑。 2. 慢性作用藥物，包括柳氮磺胺吡啶、羥基喹啉、青黴胺、金製劑和甲氨嘌呤，可以用於長期的維持性治療。

15-4過敏性紫癜

（一）臨床表現

1. 關節的症狀：

大約有 1/3 的患兒會出現膝、踝、肘、腕等關節的腫痛症狀，活動會受到限制。過敏性紫癜的形成，大多在數天之內會消失，並不會遺留關節畸形的症狀。

2. 腎臟的表現：

國內報導大約 30%~60% 的患兒會出現腎臟損害，而決定預後。

(1) 常在紫癜之後 2~4 週內會出現，也會出現在紫癜消失後或疾病的靜止期。

(2) 症狀輕重不一，臨床上可分為五級。

3. 大多數患兒大多能夠完全恢復。

（二）護理診斷

1. **皮膚完整性受損**：與變態反應性血管炎有關。

2. **疼痛**：與關節和腸道變態反應性炎症有關。

3. **潛在性併發症**：消化道出血、紫癜性腎炎。

（三）護理措施

1. 促進皮膚正常功能的恢復

(1) 觀察皮疹出現的時間、形態、顏色、數量、分配。

(2) 保持皮膚清潔：防止擦傷和抓傷，防止出血和感染。

(3) 避免接觸各種可能的致敏原，並按照醫囑來使用止血藥、脫敏藥等。

2. 減輕疼痛護理

(1) 腹痛時應臥床休息，給予無渣的流質飲食，若嚴重者要禁食。注意大便的性狀，禁止做腹部的熱敷，以防止加重腸出血的症狀。

(2) 關節腫痛的患兒應做好日常生活護理，觀察疼痛及腫脹的情況，並協助患兒選擇舒適的體位，以減輕疼痛。

(3) 按醫囑使用腎上腺糖皮質激素或免疫抑制劑，以緩解關節腫痛和解除痙攣性腹痛。

3. 密切地觀察病情

(1) 觀察有無腹痛、便血等情況。

(2) 觀察尿色、尿量、尿液的性狀，定時地送出尿液標本常規檢查。

發病的原因

包括遺傳、免疫、環境三大要素。

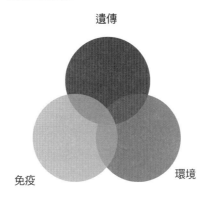

遺傳

免疫　環境

健康諮詢	1. 耐心向患兒及家長解釋本病的病因和預後	協助其樹立戰勝疾病的信心。
	2. 指導適量地調配飲食	避免接觸各種的致敏原。
	3. 做好出院的諮詢工作	有腎臟及消化道症狀者，宜在症狀消失之後 3 個月恢復上學。
	4. 教會家長觀察病情	例如觀察皮膚、大便、尿液等情況，一旦病情復發，要及時地到醫院回診及治療，追蹤尿液檢查為 3~6 個月。

15-5皮膚黏膜淋巴結症候群
（Mucocutaneous lymph Node Syndrome）

皮膚黏膜淋巴結症候群（mucocutaneous lymph node syndrome）又稱為川崎病，是一種原因不明的全身中、小動脈炎為主要病變，幼兒高發。臨床特點為急性發燒，皮膚黏膜病損和淋巴結腫大。多數自然康復，心肌梗塞和冠狀動脈瘤破裂是主要死因。是國內小兒後天性心臟病的主要病因之一。

（一）臨床表現

1. 本病症大多見於 2 個月至 8 歲小兒，5 歲以內患兒占 80%，冬春季為高發的季節。
2. 療程大多為 6~8 週。
3. 有心血管症狀時，可以持續數月至數年之久。
4. 發燒：為最早出現的症狀，發燒療程為 1~2 週，稽留熱或弛張熱，38~40℃以上，抗生素治療無效。
5. 皮膚和黏膜表現：(1)皮疹：向心性；多形性；肛週發紅、脫皮；卡斑紅。(2)掌趾紅斑，手足硬性水腫，恢復期膜狀脫皮。(3) 球結膜充血、口唇充血皸裂，楊梅舌。

（二）臨床表現之分類

1. 消化系統：腹瀉、腹痛、嘔吐、膽囊腫大、麻痺性腸梗塞，輕度黃疸，血清穀丙轉氨酶（SGPT）會上升。
2. 血液系統：白血球（WBC）會上升、血小板（PLT）會上升、紅血球沉降率（ESR）會上升、C- 反應蛋白（CRP，C-Reactive Protein）會上升、α2 球蛋白會上升。
3. 尿改變：蛋白尿液、沉渣中的白血球會增多。
4. 呼吸系統：咳嗽、流涕、肺部異常陰影。
5. 關節：疼痛、腫脹。
6. 神經系統：驚厥、意識障礙、面部神經麻痺、四肢痛、腦脊液單核細胞增多。

（三）診斷標準

發燒 5 天以上，伴隨下列臨床表現中 4 項者，排除其他疾病之後，即可以診斷皮膚黏膜淋巴結症候群。若不足 4 項，但超音波心動圖有冠狀動脈損害，亦可以確診。

1. 四肢變化：急性期掌蹠紅斑，手足硬性水腫；恢復期指趾端膜狀脫皮。2. 多形性紅斑。3. 眼結合膜充血：非化膿性。4. 唇充血皸裂：口腔黏膜彌漫性充血，舌乳頭呈現草莓舌。5. 頸部淋巴結腫大。

（四）護理重點

1. 阿司匹靈：每天 30~50mg/kg，在發燒退後 3~5mg/kg，持續至症狀消失為止，紅血球細胞沉降率（ESR）相當正常，總共大約為 1~3 個月。有冠狀動脈擴張（CAD）者，需延長用藥時間，並加用維生素 E 每天服用 20~30mg/kg，或潘生丁每天服用 3~5mg/kg，直至冠狀動脈內徑小於 3mm 為止。
2. C型球蛋白：在療程 10 天之內使用，會減少冠狀動脈瘤發生。依下列的順序來使用：(1) 每天 400mg/kg，連用 5 天。(2) 每天 1g /kg，連用 2 天。(3) 每天 2g/kg，使用 1 天。

輔助性檢查

1. 血液學檢查	發炎症會改變、會有輕度的貧血症、轉氨酶會增高。
2. 免疫學檢查	細胞因子、免疫球蛋白、補體會增高。
3. 心電圖	(1) 早期顯示非特異性 ST-T 的變化。 (2) 在心包炎時，會有廣泛的 ST 段抬高和低電壓。 (3) 在心肌梗塞時，ST 段會明顯地抬高，T 波倒置及有異常的 Q 波。
4. 胸部 X 光片 檢查	(1) 可以顯示肺部紋理增多，模糊或有片狀陰影。 (2) 心影會擴大。
5. 抗 O 正常性 檢查	同時發生類風濕因子和抗核抗體均為陰性反應，會出現無菌性腦膜炎、腦脊液中的淋巴細胞可以高達 50~70/mm3。
6. 2D 超音波心 電圖檢查	(1) 一般將冠狀動脈病變嚴重的程度分為四類： 　[a] 正常（0 度）：冠狀動脈並無擴張。 　[b] 輕度（Ⅰ度）：瘤樣擴張相當明顯而侷限，內徑小於 4mm。 　[c] 中度（Ⅱ度）：可以為單發、多發或廣泛性、內徑為 4~7mm。 　[d] 重度（Ⅲ度）：巨瘤內徑超過 8mm，大多為廣泛性，波及 1 支以上。 (2) 2D 超音波心動圖為診斷皮膚黏膜淋巴結症候群併發冠狀動脈病變，最為安全和準確的方法。 (3) 巨瘤發生率為 5%，預後不良。 (4) 冠狀動脈的內徑與年齡及體表面積呈現正相關，0-3 歲時為 2.5 mm，4-9 歲時小於 3mm，10-14 歲時小於 3.5mm。但冠狀 A 內徑與主 A 根部內徑之比值，不會受到年齡的影響，各個年齡層均小於 0.3。

輸注 C 型球蛋白的注意事項

1. C 型球蛋白為血液製品，容易被污染，因此一定要嚴格地做無菌操作。

2. C 型球蛋白價格比較高，在溶解時不要用力振盪，應輕輕地旋搖；在排氣的過程中應避免浪費。但是溶解之後若有混濁，有搖不散的沉澱或異物則不得輸入。

3. 靜脈輸注會增加心臟的前負荷，若輸注過快會誘發心臟衰竭。在最初的 30 分鐘之內每小時應緩慢注入 6~12ml/kg，若無不適，可以增加到每小時注入 2.4ml/kg，第二瓶滴速可以憎加到每小時注入 4.8ml/kg。

4. 在輸入過程中要經常巡視，注意觀察有無過敏反應，如面部潮紅，胸悶，呼吸困難等，應立即停止輸入。

5. 輸注丙球的患兒應間隔 11 個月之後才可以接種麻疹疫苗，在三個月後才可以做其他的預防接種。

6. 過敏體質或對丙球有嚴重全身反應者、選擇性免疫球蛋白 A（IgA）缺乏症患兒禁用，因為會發生嚴重血管收縮反應而導致過敏性休克。

第十六章
傳染性疾病患兒的護理

學習目標

1. 熟悉小兒傳染病的一般性護理與管理。

2. 瞭解常見的小兒傳染病的發病機制，實驗室檢查，熟悉流行病學及臨床特點和治療重點，掌握護理措施：麻疹、水痘、腮腺炎、百日咳、脊髓灰質炎、中毒性細菌性痢疾。

3. 瞭解結核病的病因和發病機制，掌握其臨床表現、預防及治療原則、護理措施。

4. 瞭解結核性腦膜炎的臨床特點及護理措施。

5. 瞭解出疹性疾病（麻疹、風疹、幼兒急疹、水痘）的病原特點、致病機制；流行病學、臨床表現、傳染來源和傳播途徑，掌握臨床特點、預防和護理。

6. 掌握麻疹患兒的護理程序。

7. 掌握水痘的病原特點、流行病學、臨床表現。

8. 掌握水痘患兒的護理程序。

9. 瞭解水痘的發病機制。

10. 掌握結合菌素實驗結果判斷標準及其臨床意義。

11. 熟悉結核防治措施。

12. 掌握結核性腦膜炎的表現。

16-1 傳染病患兒的一般性護理

（一）傳染病的基本特徵

1. 有病原體是最主要的特徵，對診斷有重要的意義。2. 有傳染性：是傳染病與其他感染性疾病的主要區別。3. 有流行病學特徵：例如流行性、季節性、地方性。4. 有感染後的免疫：人體在感染病原體之後，均會產生特異性免疫。

（二）傳染病流行的三種方式

1. **傳染的來源**：病人、隱性感染者、病原攜帶者、受到感染的動物。
2. **傳播的途徑**：空氣、飛沫、塵埃、水、食物、接觸、蟲媒、血液、體液、血液製品及母嬰傳播。
3. **族群易感性**：普遍易於感染。

（三）影響流行過程的因素 ：有自然因素和社會因素兩種。

（四）傳染病的臨床特點

1. 潛伏期：指從病原體侵入人體至開始出現臨床疾病的時期，確定傳染病檢疫期的重要依據。2. 前驅期：是指從發病至症狀明顯開始為止的一段時間，一般持續 1~3 天。3. 症狀明顯期：此時期比較容易產生併發症。4. 恢復期：身體免疫力成長至相當的程度，體內病理生理過程基本終止，病人症狀和徵象基本上消失。在體內可能還有殘餘病理改變或生化改變，病原體還未完全消除，許多病人的傳染性還要持續一段時間。

（五）傳染病的預防

1. 管理傳染的來源：(1) 病人：必須做到早發現、早診斷、早報告、早隔離、早治療。(2) 接觸者：對傳染病的接觸者應分別根據情況採取檢疫措施。2. 切斷傳播的途徑：有一般性衛生措施、消毒、殺蟲共三種。3. 要保護易於感染的族群。

（六）傳染病的一般性護理

1. **建立預診的制度**：及早發現傳染病的患兒，避免和減少交叉感染的機會。患兒預診之後需要做分診到指定的診療室。診療室內要設備齊全。
2. **嚴格執行消毒隔離的制度，預防和控制院內感染**：(1) 以飛沫經呼吸道傳播的有麻疹、腮腺炎、水痘、百日咳、白喉、流腦等。(2) 以昆蟲為媒介傳播的有流行性 B 型腦炎。(3) 經由胃腸道傳播的有中毒性痢疾、脊髓灰質炎。
3. **疫情報告**：護理人員是法定的報告人之一。
4. **密切地觀察病情**：護理人員應掌握小兒常見傳染病的臨床表現及發病規律，及時觀察病情的變化、服藥的反應等。正確做出護理診斷，採取有效的護理。
5. **促進休息和營養**：(1) 在急性期務必要臥床休息，在症狀減輕之後方可以逐漸地起床活動。(2) 病房內應保持空氣新鮮，光線充足。(3) 按照病情的要求給予流質、半流質、軟食或普食，做到少量多餐，盡可能保證熱量的攝取。鼓勵患兒多喝水，若昏迷不能進食者，則可以鼻飼或靜脈補液。(4) 做好口腔和皮膚的護理工作。
6. **心理的護理**：應倍加關注傳染病住院兒、耐心勸導患兒，安心休息、配合治療。在恢復期應認真安排好教養活動。鼓勵適量的活動。

傳染病患兒的一般性護理

1. 建立預診制度	(1) 其目的為及早地發現傳染病患兒，避免和減少交叉感染的機會。 (2) 患兒在預診之後需要做分診到指定的診療室。 (3) 診療室內要設備齊全。
2. 嚴格執行消毒隔離制度	(1) 將患兒隔離至特定的場所，使其和其他患兒及健康的族群分開，以防止傳播。 (2) 採用各種方法來切斷傳播的途徑。
3. 疫情報告	(1) 護理人員是傳染病的法定報告人。 (2) 若發現傳染病後應及時填寫「疫情報告卡」，並按照政府規定的時間向防疫部門報告。
4. 密切觀察病情	(1) 護理人員應掌握小兒常見傳染病的臨床表現及發病規律，及時地觀察病情的變化、服藥的反應等。 (2) 正確地做出護理診斷，採取有效的護理。
5. 做好日常生活護理	(1) 要臥床休息：特別是急性期，待症狀減輕之後方可以逐漸起床活動。 (2) 空氣要適宜：新鮮，定時做通風換氣。 (3) 適量的飲食：根據患兒的飲食習慣，依據病情要求給予飲食，少量多餐，鼓勵多喝水。
6. 對症護理	(1) 皮疹的護理：保持清潔，防止抓傷。 (2) 在皮疹搔癢時可以塗以 5% 的碳酸氫鈉溶液。 (3) 高燒的護理：採取適當的護理措施。
7. 心理護理	(1) 是兒童傳染病護理的重要任務。 (2) 在恢復期患兒可以安排好一些活動，例如遊戲、保健操，看電影等。 (3) 鼓勵患兒做適當的活動，保持良好的情緒，促進疾病的康復。
8. 做衛生宣導的工作	(1) 透過交流、壁報、宣傳動畫等方式來做宣導的工作。 (2) 使患兒與家屬配合醫院的隔離消毒工作，控制院內的交叉性感染。

16-2麻疹（一）

（一）概論

1. 麻疹（measles）是由麻疹病毒所導致的急性呼吸道傳染病，為最常見的兒童傳染病之一。
2. 傳染性極強，其臨床特徵是發燒、眼結膜炎、上呼吸道黏膜炎、口腔麻疹黏膜斑（Koplik's spot）及全身性紅色斑丘疹為主要的表現。
3. 被列入全球性可能消滅的 8 種傳染病之一。

（二）麻疹病毒病原學

1. 屬於黏液病毒科，屬於出疹病毒，形狀為球形。
2. 對理化因素的抵抗力較弱，對熱、強光、酸、乾燥和一般性消毒劑都很敏感，在流通空氣中或日光下 20 分鐘即會失去活力。
3. 只有一個血清型，抗原性較穩定，近年有變異。
4. 人體內外對麻疹病毒的抵抗力並不強，能夠耐受乾燥和寒冷，當患者離開房間時，在房間開窗半小時之後即無傳染性。

（三）流行病學

1. **傳染的來源**：(1) 病人。(2) 病毒由鼻、咽和眼分泌物排出來。(3) 發病之前 2 日至出疹之後 5 日內會有傳染性，也有主張出疹前 6 天至出疹後 3 天之傳染性較強，而以潛伏期末到出疹後 1、2 天傳染性最強。(4) 尿液中也會排出病毒且持續數日之久。
2. **傳播的途徑**：(1) 藉著飛沫直接傳播。(2) 傳染性分泌物透過咳嗽及噴嚏形成麻疹病毒氣溶膠，到達易感者的呼吸道或眼結膜而導致感染。(3) 有可能透過密切接觸來傳染。(4) 使用新污染的手帕、毛巾及社區域中的空氣傳播而導致傳染。
3. **易於感染者**：(1) 普遍易感染，但是在病後能夠獲持久性的免疫。(2) 含有未患過麻疹、未接種疫苗或原發免疫失敗者。6 個月至 5 歲小兒的發病率最高。(3) 麻疹病後免疫力持久，二次發病者極為少見。(4) 在做活疫苗接種之後抗體的水準較低，持續時間較短，在感染之後會得到隱性或輕型麻疹。
4. **流行特徵**：任何季節均會發病，以春季較為多見。

（六）發病機制

麻疹病毒在全身淋巴樣組織和器官中增殖時，導致過敏的 T 淋巴細胞、B 淋巴細胞、致敏 T 細胞，與受到麻疹病毒感染的血管內皮細胞和其他組織的上皮細胞互動，而引起延遲型變態反應，從而形成細胞損害及局部發炎症。

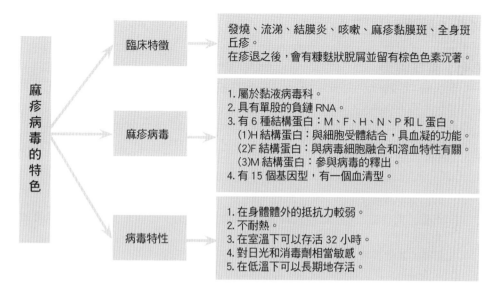

疫苗接種前後麻疹流行變遷

	接 種 之 前	接 種 之 後
流行週期	2~3 年會大流行一次	週期會消失、以散發為主
好發年齡	6 月~5 歲，超過 90%。	發病年齡向前、後推移（8 個月以下、15 歲以上）
臨床類型	以典型病例為主	輕型病例會增多
重型病例	較多	減少
併發症	較多	較少
病死率	較高	極低

致病機制

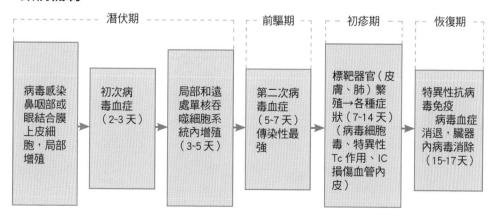

16-3麻疹（二）

（七）臨床表現

1. **潛伏期**：6~18 天，大多為 10~14 天。經過被動免疫預防者，可以延長至 20 天，最長高達 3~4 週。
2. **療程**：一般分三期，每期大約 3 天（簡記為 3、3、3 天），全程為 9~12 天。
3. **麻疹黏膜斑（Koplik's spots）**：
   (1) 時間：發燒第 2~3 天，常於皮疹出現 2 天後消失。
   (2) 部位：先出現於下列磨牙對側的頰黏膜上，在 1~2 天內會迅速增加，會遍布唇、頰、齦黏膜。
   (3) 形態：帽針頭大小，細鹽粒狀，灰白色斑點，直徑大約 0.5~1mm，稍微隆起，周圍紅暈。
4. **出疹期的其他表現**：
   (1) 全身症狀：在出疹時加重，體溫高達 40℃，眼部及呼吸道症狀加重，呼吸急促，乾咳頻繁，肺部會聞及少量散在的大水皰音。
   (2) 其他：脾腫大，淋巴結輕度腫大，迴盲部淋巴結腫痛，重症會有顯著的腹瀉，大便會含有少許的膿細胞。
   (3) 胸部 X 光檢查：多數病人會見到廣泛的大小一致的粟粒樣肺部浸潤，但是胸部的徵象並不明顯。
5. **併發症**：肺炎、喉炎、心血管功能不健全、腸炎、腦炎、腦脊髓膜炎、次急性硬化性全腦炎。
6. **特殊的類型**：輕型、重型、皰疹型麻疹、異型麻疹。

（八）成人麻疹的特點

1. 病情較重，全身中毒症狀較為明顯，發燒會持續 2~7 天，多則持續 4 天。
2 柯氏斑點（Koplik spots）出現率較高（70.6~96.6%），持續時間較長，可以長達至 8 天以上。
3. 皮疹較多而密集，大約半數患者皮疹會有出血的傾向。
4. 肝損害發生率高（31~86%），以胃腸道症狀及骨骼肌疼痛較為多見。
5. 併發症較為少見，預後狀況相當良好。

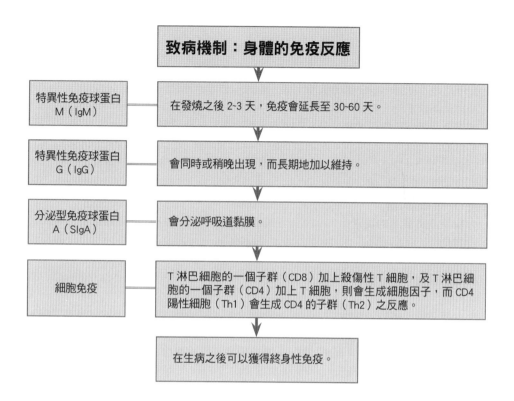

臨床表現

傳統的麻疹	1. 潛伏期：6-18 天，平均 10 天。 2. 「333」：在發燒 3 天會出疹，在 3 天會出齊，疹退需要 3 天。 3. 前驅期：3-4 天，發燒、有上呼吸道卡他症、柯氏斑點。 4. 出疹期：3 天。 　(1) 出疹順序：由上而下，從耳後髮際到額面再到手腳心。 　(2) 疹形為 1~4mm 的玫瑰色斑丘疹，高出皮面，可以融合，疹間皮膚相當正常。 　(3) 全身症狀：會出熱較高，伴隨嗜睡等；咳會加重；有肺囉音；頸淋巴結腫大，脾輕腫大。 5. 恢復期：3 天，留有色素沉著。
其他類型的麻疹	1. 無皮疹型：免疫力較強或使用免疫抑制劑者僅有麻疹黏膜斑點。 2. 異型麻疹（在注射疫苗之後會再感染〔缺乏 F 蛋白抗體〕）：前驅期短，經常無柯氏斑點，出疹期較長，逆行出疹、具有多重型皮疹，併發症較為多（肺炎、肝炎、胸腔積液），全身中毒症狀較重，發高燒，在恢復期，血凝抑制和補結抗體滴度會顯著地升高。

16-4麻疹（三）

（九）治療

其重點在於加強護理、對症處理和防治併發症，及補充維生素 A。

1. 發高燒：要服用退燒藥（氨基比林、柴胡、安乃近等）。
2. 在煩躁不安時，要使用鎮靜劑。
3. 在發高燒、麻疹相當密，全身有中毒症狀時，要使用潑尼鬆。
4. 重型麻疹有血小板減少，凝血酶原時間延長及纖維蛋白原進行性減少等瀰散性血管內凝血（DIC）或消耗性出血者，應及早地使用肝素抗凝治療或輸入新鮮血液或血液。

（十）護理診斷

1. **維持支持體溫的正常化**：(1) 務必要臥床休息至皮疹消退、體溫正常為止。(2) 切忌捂汗，在出汗之後要及時地擦乾並更換衣被。(3) 體溫過高與病毒血症、繼發感染有關。
2. **監測體溫**：觀察發燒型。在高燒時要給予物理降溫，要慎用退燒藥，禁用醇浴、冷敷。
3. **保持破損皮膚的完整性**：(1) 保持皮膚的清潔，在保溫的情況下，做溫水的擦浴，避免皮膚抓傷；及時地評估透泄疹毒（透疹）的情況。(2) 在必要時要給予芫荽藥物。促進血液的循環，充分地透疹。皮膚癢者可以使用爐甘石洗劑或止癢撲粉。(3) 與麻疹病毒的感染有關。
4. **眼**：每天使用生理鹽水或硼酸溶液沖洗雙眼 2~3 次，在沖洗之後滴入眼藥水，以預防繼發性細菌感染。
5. **鼻**：隨時清除鼻腔的分泌物，保持鼻腔的暢通。
6. **口腔**：每天徹底清洗口腔 2~3 次，在進食之後使用清水來擦拭口腔。口唇乾燥者，要塗以甘油。
7. **保證營養的供給**：(1) 應給以營養豐富、高維生素、易消化的流質或半流質，並應注意補充充足水分，可以給予果汁、鮮蘆根水等，少量、多次餵服。脫水、攝取過少給予靜脈輸液。恢復期逐漸提升飲食的品質。(2) 低於身體的需求量者：與病毒感染所引起的消化吸收功能下降、發高燒消耗增多有關。
8. **密切觀察病情**：(1) 出疹不順暢而且出現持續發高燒、咳嗽加劇，發紺，肺部落音增多，為併發肺炎的表現。(2) 出現頻繁咳嗽，聲音嘶啞，吸入性呼吸困難，為併發喉炎的表現。(3) 出現嗜睡、驚厥、昏迷為腦炎的表現。
9. **有感染的危險**：與免疫功能下降、感染有關。
10. 有傳播感染的可能與呼吸道排出病毒有關。

麻疹的併發症

肺炎	會有原發性／繼發性（細菌或腺病毒）併發症；肺炎最常見，大多見於出疹期。
喉炎、氣管、支氣管炎	會有原發性/繼發性（細菌）併發症。
營養障礙	會有營養不良性浮腫，維他命A缺乏的併發症。
結核病惡化	
腦炎	病死率為10~30%；20~40%會有後遺症；會有病毒直接損傷/免疫性損傷的併發症。
次急性硬化性全腦炎	會有致死性慢性進行性腦退行性病變的併發症。

十 知識補充站：鑑別診斷

疾病	病因
麻疹	麻疹病毒
風疹	風疹病毒
幼兒急疹	人皰疹病毒6型
猩紅熱	B型溶血性鏈球菌

16-5次急性硬化性全腦炎
（Subacute Cclerosing Pancephalitis）

（一）概論

1. 病理機制為病毒 M 基因超突變，導致病毒裝配和釋放障礙，再導致病毒的持續感染。
2. 多在 5~15 歲發病，發病率為百萬分之一。
3 會導致智力和情緒的改變，而使學業成績突然地落後。
4. 會導致陣攣性肌肉抽搐的症狀。
5. 會導致晚期共濟失調、昏迷、去大腦強直的症狀。
6. 大多會在 1~3 年內死亡。

（二）診斷

1. 流行病學資料（包括接種史與接觸史）。
2. 各期的典型臨床特徵：(1) 前驅期：前驅期的臨床特徵為上呼吸道卡他症加上麻疹黏膜斑。(2) 出疹期：臨床特徵為出疹的順序及形態，疹出發高燒的特點。(3) 恢復期：臨床特徵為糠麩狀脫屑和色素沉著。
3. 實驗室檢查：實驗室檢查包括多核巨細胞、血清抗體（特異性免疫球蛋白 M 〔 IgM 〕或免疫球蛋白 G 〔 IgG 〕大於或等於 4 倍的上升）、病毒分離、病毒抗原和基因檢測。

（三）預防

1. 隔離傳染的來源：要採取三早（早發現、早隔離、早治療）的措施，隔離至出疹之後 5 天為止。若感染肺炎高達 10 天，則易感染的接觸者應檢疫 3 週，並給予被動免疫製劑。
2. 切斷傳播的途徑：可以採取紫外線、通風、曬洗的措施，來切斷傳播的途徑。
3. 增強免疫的能力：(1) 主動性免疫：注射麻疹減毒活疫苗。(2) 被動性免疫：若使用 C 球可以在感染 3 天之內防病，在感染 6 天之內可以減輕症狀。

（四）治療的方式

1. 做護理、營養、水電解質平衡的治療。
2. 做對症的處理：切忌退燒過猛。
3. 做中醫藥的治療。
4. 做併發症的治療。
5. 抗病毒治療：利巴韋林體外抗麻疹病毒與免疫抑制者可以試用。

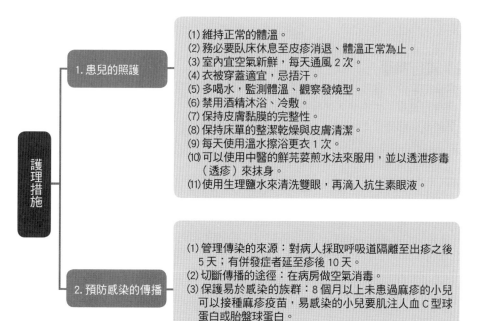

護理診斷

1. 體溫過高 — 與病毒血症、繼發性感染有關。

2. 皮膚黏膜完整性受損 — 與麻疹病毒感染有關。

3. 營養失調，低於身體的需求量 — 與食慾下降、發高燒消耗增多有關。

4. 有傳播感染的可能性 — 與呼吸道排出病毒有關。

護理措施

1. 患兒的照護
(1) 維持正常的體溫。
(2) 務必要臥床休息至皮疹消退、體溫正常為止。
(3) 室內宜空氣新鮮，每天通風 2 次。
(4) 衣被穿蓋適宜，忌捂汗。
(5) 多喝水，監測體溫、觀察發燒型。
(6) 禁用酒精沐浴、冷敷。
(7) 保持皮膚黏膜的完整性。
(8) 保持床單的整潔乾燥與皮膚清潔。
(9) 每天使用溫水擦浴更衣 1 次。
(10) 可以使用中醫的鮮芫荽煎水法來服用，並以透泄疹毒（透疹）來抹身。
(11) 使用生理鹽水來清洗雙眼，再滴入抗生素眼液。

2. 預防感染的傳播
(1) 管理傳染的來源：對病人採取呼吸道隔離至出疹之後 5 天；有併發症者延至疹後 10 天。
(2) 切斷傳播的途徑：在病房做空氣消毒。
(3) 保護易於感染的族群：8 個月以上未患過麻疹的小兒可以接種麻疹疫苗，易感染的小兒要肌注人血 C 型球蛋白或胎盤球蛋白。

16-6水痘（一）

（一）概論

1. 水痘（chickenpox）是由水痘帶狀皰疹病毒所引起的急性傳染病。原發感染為水痘，潛伏再發為帶狀皰疹。
2. 臨床特徵是全身症狀輕微和分批出現的皮膚黏膜斑疹、丘疹、皰疹和結痂並存。皮疹以斑丘疹、皰疹、膿皰、結痂為其演變的過程。
3. 水痘是兒科常見的傳染病，而帶狀皰疹則相對地少見。

（二）水痘病原學的特色

1. 病原體：水痘為帶狀皰疹病毒，屬於皰疹病毒子科，呈現球型。
2. 生物學特性：
   (1) 只有一個血清型，在外界抵抗力較弱。
   (2) 不耐熱和酸、對乙醚相當敏感，在痂皮之中並不能存活。

（三）發病機制

1. 水痘病毒經由上呼吸道侵入身體，在呼吸道黏膜細胞中複製，而後進入血流，到達單核巨噬細胞系統內再次增殖之後，釋放入血流，引發病毒血症而發病。
2. 在臨床上，水痘的皮疹分批出現與病毒間歇性播散有關。
3. 兒童期原發感染為水痘，在恢復之後，病毒長期潛伏脊髓後根神經節及顱神經節之內，在成年之後可以啟動。

（四）流行病學

1. **傳染的來源**：水痘和帶狀皰疹病人為主要的傳染來源。
2. **傳播的途徑**：經由飛沫傳播和直接接觸傳播。
3. **易於感染的族群**：
   (1)10 歲以下的小兒，以 0~5 歲兒童發病較為多見，而在出生之後 6 個月至 4 歲為感染的高峰期。
   (2) 大多會聚集發病。在一年四季皆會發生，以冬春季為高發的季節，在感染之後會獲得持久性免疫。
4. **流行的特徵**：
   (1) 在出疹之前 1 天至皰疹全部結痂時均會有傳染性，而且傳染性相當強。
   (2) 在感染水痘之後大多會獲得持久性免疫，但是可能會發生帶狀皰疹。

水痘的併發症

（以免疫抑制者或新生兒較為多見。）

繼發皮膚細菌感染	繼發皮膚細菌感染大約為 5% 左右。
腦炎	可能在出疹之後第 2~6 天，與出疹之前或病癒之後併發。
肺炎	可能在出疹之後 1~6 天併發。
其他	1. 輕度水痘肝炎相當常見。 2. 輕度血小板減少（大約占 1~2%）。 3. 常見小腦共濟失調、橫貫性脊髓炎、周圍神經炎、腎炎、腎病症候群、溶血尿毒症候群、關節炎、心肌炎、心包炎、胰腺炎和睾丸炎。

預防的方式	1. 隔離病人至全部皮疹結痂。
	2. 易於感染免疫會抑制兒童和孕婦盡量地避免接觸病人。
	3. 水痘減毒活疫苗（VZV Oka 株）：有 70-85% 之機率可以預防水痘，有 100% 之機率可以預防嚴重水痘。
	4. VZV 免疫球蛋白（VZIG）：在接觸病人後的 4 天內要使用。

發病機制

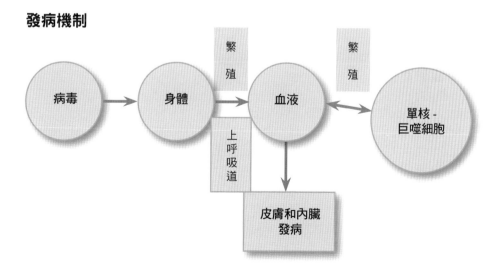

16-7水痘（二）

（五）臨床表現

1. **潛伏期**：一般為 10 至 14 日，有時會高達 3 週。
2. **前驅期（1~2 日）**：嬰幼兒經常無症狀或症狀相當輕微。年長兒會有上呼吸道感染的症狀。若年齡越小，則臨床症狀越輕。
3. **出疹期**：
   (1) 性狀：按照紅斑疹、丘疹、皰疹、膿皰、結痂的順序演變。
   (2) 形態：呈現橢圓形，3~5mm 大小，周圍有紅暈，無臍眼，經 24 小時，水痘內容物由清亮變為混濁，皰壁薄易破裂，瘙癢感較重，在 3~4 天左右即開始乾縮，會迅速結痂，在癒後大多不會留下瘢痕。
   (3) 其特點是：[a] 持續分批出現，一般為 2~3 批，每批大約歷時 1~6 天左右。在同一個部位會見到不同性狀的皮疹。[b] 皮疹呈現向心性分布，首先發生於頭皮、軀乾，後至臉、肩、四肢。[c] 由於病變淺表，在癒後並不會留有疤痕。水痘為自限性疾病，一般在 10 天左右即會自癒。
4. **重症水痘**：
   (1) 大多發生於體質很弱或使用腎上腺皮質激素的小兒，特別是惡性疾病的病兒。
   (2) 出現發高燒及全身中毒的症狀。在出疹 1 週之後，體溫即會達到 40~41℃，患兒皮疹融合，形成大皰型皰疹或出血性皮疹。
5. **先天性水痘**：
   (1) 母親在妊娠期患水痘而波及胎兒。
   (2) 在妊娠頭 4 個月發生，會導致先天性水痘症候群，即出生體重較低、疤痕性皮膚病變、肢體萎縮、視神經萎縮、白內障及智力低落等。
   (3) 在產前 4 天之內會罹患水痘，新生兒在生之後 4~5 天會發病，易形成播散性水痘，其病死率高達 30%。

（六）併發症

皮膚細菌感染、肺炎、腦炎（水痘腦炎一般於出疹之後 1 週左右發生）。

（七）實驗室檢查

1. 周圍血液的白血球相當正常或稍高。
2. 皰疹刮片可以發現多核巨細胞及核內包涵體。
3. 做血清特異性抗體免疫球蛋白 M（IgM）檢查：特異性抗體免疫球蛋白 M（IgM）在出疹 1~4 天即會出現，在 2~3 週之後滴度會增高 4 倍以上，即可以確診。

（八）治療重點

其主要是對症治療，對免疫功能受損或正在使用免疫抑制劑的患兒，應盡快將糖皮質激素減至生理量並盡快地停藥，及早地使用抗病毒藥物，並給予人血 C 型球蛋白免疫治療及血漿治療，以減輕症狀和縮短療程。

治療方式

- 對症 ── 止癢、退燒等。

- 抗病毒 ── 服用帶狀皰疹藥（Acyclovir）每天 30mg/kg，每 8 小時靜滴 1 次；每天服用 80mg/kg，分 4 次口服，每次服用帶狀皰疹藥 800mg，共服用 5 天，最好在出疹之後 48 小時內開始使用。抗病毒藥物（foscarnet）適用於 ACV 霜劑的耐藥者。

- 皮疹局部 ── 可以塗搽 3% 的 ACV 霜劑或軟膏。

護理診斷與目標

護理診斷	1. 皮膚完整性受損	與水痘病毒、繼發細菌感染有關。
	2. 有傳播感染的可能	與呼吸道及皰液排出病毒有關。
	3. 潛在性的併發症	腦炎、肺炎。
護理目標	1. 患兒的皮膚相當完好，並無繼發損傷及感染。 2. 患兒或家屬能夠執行最有效的皮膚自我護理。	

護理評估

1. 健康史	(1) 詢問皮疹出現的時間、初發的部位、發展的情況、損害的性質；有無發燒、瘙癢所伴隨的症狀。 (2) 有無食物或藥物過敏史，有無水痘接觸史及預防接種史。
2. 症狀與徵象	應注意評估生命徵象、意識形態、臉色，患兒在發病時有無上呼吸道炎的表現，特別要注意評估皮疹的情況，例如出疹的順序、分布、形態和顏色，是否有繼發性感染等。
3. 社會與心理狀態	注意評估家長和保育人員在水痘的預防、護理和隔離消毒方面的知識水準。
4. 實驗室檢查的結果	要注意評估血象檢查的結果。
5. 患兒皮膚完好	並無繼發損傷及感染。
6. 患兒或家屬	已經能夠正確地執行皮膚護理的工作。

16-8水痘（三）

（十）護理措施

1. 恢復皮膚的完整性

(1) 室溫適宜，衣被不宜過厚，以免造成患兒的不適，增加發癢感。

(2) 勤換內衣，保持皮膚的清潔，防止繼發性感染。

(3) 剪短指甲，嬰幼兒可以戴併指手套。

(4) 在皰疹破潰時，塗 1% 的紫藥水。繼發的感染者，則局部性地使用抗生素軟膏、遵從醫囑給予抗生素口服，在皮膚結痂之後讓其自行脫落，不可以強行撕脫，翹起的痂皮使用消毒剪刀來剪去。

2. 病情的觀察

(1) 主要觀察皮疹發展情況和有無繼發性細菌感染。

(2) 若有發燒，囑咐患兒臥床休息，給予易消化的飲食和充足的水分，在必要時，可以使用安乃近肌內注射，忌用阿司匹靈。

(3) 觀察精神、體溫、食慾及有無嘔吐的症狀等。

3. 避免使用腎上腺皮質激素類的藥物（包括激素類的軟膏）

(1) 使用腎上腺皮質激素的患兒接觸了水痘病人，應立即肌內注射較大劑量的 C 型球蛋白或帶狀皰疹免疫球蛋白，以減輕病情。

(2) 若已發生水痘，腎上腺皮質激素類藥物應務必在短期內遞減，逐漸停藥。

4. 預防感染的傳播

(1) 管理傳染的來源：無併發症的患兒大多在家隔離，應隔離患兒至皰疹全部結痂或出疹之後 7 天為止。

(2) 保持空氣新鮮，避免接觸患者

(3) 保護易感染的接觸者：若已經接觸，應在接觸水痘之後 72 小時之內給予水痘帶狀皰疹免疫球蛋白的肌注，或在接觸者的恢復期做血清肌內的注射，則可以發揮預防或減輕症狀的功能。孕婦在罹患水痘時，最好終止妊娠。若孕母在分娩之前 5 天或在新生兒出生之後兩天患病，則要注射水痘帶狀皰疹免疫球蛋白。

5. 健康教育

(1) 在水痘流行季節向民眾做預防水痘的知識教育。

(2) 講述水痘的發病流程，指導家長做好皮膚的護理，以預防感染，並說明本病並無特效性的治療，護理得當，預後情況相當良好。

恢復皮膚的完整性

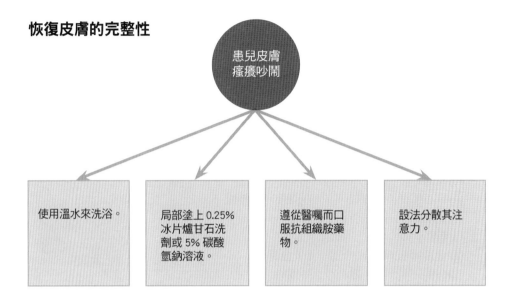

患兒皮膚瘙癢吵鬧

使用溫水來洗浴。

局部塗上 0.25% 冰片爐甘石洗劑或 5% 碳酸氫鈉溶液。

遵從醫囑而口服抗組織胺藥物。

設法分散其注意力。

易感染的族群、傳染的來源、傳播的途徑之間的互動關係

易感染的族群會影響傳染的來源，傳染的來源會影響傳播的途徑，傳播的途徑反過來會影響易感染的族群。
若要預防感染的傳播，則要保持空氣新鮮與避免接觸患者。

傳染的來源

易感染的族群

傳播的途徑

16-9風疹（一）

（一）概論

風疹（Rubella）病毒是經由飛沫轉播、或經由胎盤轉播的傳染病。其臨床特徵為：全身的症狀較輕，持續 3 天的斑丘疹，枕後、耳後和頸後淋巴結腫大及壓痛。妊娠早期的風疹會引起先天性風疹。

（二）後天性風疹的臨床表現

1. **潛伏期**：潛伏期為 14~21 天左右。
2. **前驅期**：
   (1) 前驅期比較短（少於 1~2 天）。
   (2) 前驅期較為輕微：會有低發燒、不適感、會輕微上感。
   (3) 特異的徵象：枕後、耳後、頸後淋巴結腫。
   (4) 壓痛：出疹之後持續 1 週。
3. **出疹期**：
   (1) 發燒第 0.5~1 天會出疹，1 天會遍及全身。
   (2) 由臉部至全身、散在斑丘疹或針尖狀或猩紅熱狀皮疹，消退迅速。
   (3) 全身症狀不嚴重：體溫很少超過 38.4℃。
   (4) 時間少於 3 天。
4. **恢復期**：脫屑較為細小。
5. **併發症**：
   (1) 關節痛和關節炎：以年長的女性較為多見，大多會於疹退後 1 週之內發生。
   (2) 神經系統併發症：腦炎、脊髓炎、吉蘭巴雷症候群和周圍神經炎。

（三）先天性風疹的臨床表現

先天性風疹的臨床表現有四種結局和表現。
1. 子宮內的表現：流產、死胎、發育遲緩、畸形。
2. 出生時的缺陷：體重較低、聽力障礙、先天性心臟病、肝脾較大、白內障和視網膜病症、小頭畸形、血小板減少性紫癜、骨骼發育不良。
3. 會有遲發性的疾病：聽力喪失、內分泌病（糖尿病、甲狀腺功能障礙和生長激素缺乏）、白內障或青光眼、進行性全腦炎。
4. 不顯性感染（正常）。

風疹的診斷與預防

風疹的診斷	1. 發燒與皮疹關係：在發燒半天至 1 天會出疹。 2. 會有淋巴結腫大的症狀。 3. 皮疹的特點：皮疹由臉部至軀幹，再至四肢。為斑丘疹，疹之間有正常的皮膚，在退疹之後並無色素沉著及脫屑。 4. 全身的症狀較輕：耳後、頸後、枕後會有淋巴結腫大並有觸痛的感覺。 5. 病原學診斷：會有特異性抗體，病毒分離的徵象 6. 先天性：會有眼耳心缺陷加上實驗室病毒的證據。	
風疹的預防	1. 隔離傳染的來源	在出疹之後 5 天之內要隔離傳染的來源。
	2. 主動免疫	風疹減毒活疫苗（單一疫苗，或風疹－麻疹－流行性腮腺炎三聯疫苗），95% 有效，保護期 7~10 年。
	3. 被動免疫	懷孕早期接觸，在 3 天內肌注高效價比的免疫球蛋白 20ml。

出疹性疾病的鑑別

	麻疹 Measles （麻疹病毒）	風疹 Rubella （風疹病毒）	猩紅熱 Scarlet fever （溶血性鏈球菌）
前驅期	3 天（2-4 天）	大約 1 天或無	大約 1 天
前驅症狀	發燒較高 卡他症狀嚴重	低發燒或無發燒 卡他症狀較輕 三後淋巴結	常見發高燒 咽痛相當明顯
柯氏斑點	有	無	無
皮疹	由耳後髮際至臉部，由上而下。3 天（2-5 天）出齊，紅色斑丘疹、疹間皮膚正常。	先面部，24 小時內遍布全身、較小的淺紅色斑丘疹。	先出現在頸胸部，2~3 天遍佈全身，口週蒼白圈、皮膚充血上鮮紅斑點疹。
色沉著	有	無	無
脫屑	麥麩狀脫屑	細小皮屑或無	大片脫皮
楊梅舌	無	無	有
血象	白血球減少，出疹期的淋巴細胞減少。	白血球大多會降低，出疹期的淋巴細胞較多。	白血球總數和中性粒細胞明顯地上升。

16-10風疹（二）

（四）風疹的實驗室檢查

1. 血象：

(1) 白血球（WBC）：白血球的數目正常或較低。

(2) 計數值（LC）值：會上升。

2. 病毒分離：要做羊水、胎盤、胎兒的鼻咽、血液的病毒分離工作。

3. 血清學：

(1) 特異性免疫球蛋白 M（IgM）是近期感染的指標。

(2) 胎血（懷孕 20 週之後）呈現陽性反應：先天感染特異性免疫球蛋白 G（IgG）會大於或等於 4 倍升高，在間隔 1~2 週之後要再採血檢查。

（五）幼兒急疹

1. 概論

主要由人皰疹病毒 6、7 型經唾液傳播的嬰幼兒出疹性發燒病。

2. 臨床表現

(1) **好發的年齡**：3 歲以內（6~18 月）。

(2) **潛伏期**：5~15 天，平均 10 天。

(3) **發燒期**：

[a] 突起持續性高燒 3~5 天，會伴隨著驚厥。

[b] 全身症狀較輕：精神、食慾好。

[c] 徵象較輕：咽、扁桃體輕充血。

(4) **出疹期**：燒退疹出，斑疹或斑丘疹，散佈在於軀幹、頸部、上肢，1~2 天會消退，並無脫屑及色素沉著。

(5) **非典型者**：發燒並無皮疹或僅有皮疹。

(6) **併發症**：發燒性驚厥，偶而會見於腦炎 / 腦膜腦炎、血小板減少性紫癜。

風疹之治療

1. 一般性對症治療	(1) 風疹患者一般症狀相當輕微,並不需要做特殊的治療,主要為對症治療。 (2) 症狀較為顯著者,應臥床休息,採用流質或半流質飲食。 (3) 對發高燒、頭痛、咳嗽、結膜炎者,可予以對症處理。
2. 併發症治療	(1) 發高燒、嗜睡、昏迷、驚厥者,應依據流行性 B 型腦炎的原則來治療。 (2) 出血傾向嚴重者,可以使用腎上腺皮質激素治療,在必要時要輸入新鮮的全血。
3. 先天性風疹	(1) 無症狀感染者,無需做特別的處理,但是要訪視觀察,以期及時發現遲發性缺陷。 (2) 有嚴重症狀者,應相應地處理:[a] 有明顯出血者,可以考慮靜脈免疫蛋白,在必要時輸血。[b] 肺炎、呼吸窘迫、黃疸、心瓣畸形、視網膜病等處理原則,與其他的新生兒相同。[c] 充血性心臟衰竭和青光眼患者需要積極地處理,白內障治療最好延至 1 歲以後。[d] 早期和定期做腦幹聽覺誘發電位檢查,以早期診斷耳聾而及時地干預。

✚ **知識補充站**

鑑別診斷

1. 風疹患者的皮疹型態介於麻疹與猩紅熱之間,因此應著重於對此三種常見的發燒出疹性疾病做鑑別診斷。
2. 風疹尚需與幼兒急疹、藥物疹、傳染性單核細胞增多症、腸道病毒感染,例如柯薩奇病毒 A 組中的 2、4、9、16 型及 B 組中的 1、3、5 型,埃可病毒(ECHO virus)的 4、9、16 型感染相鑑別。
3. 先天性風疹症候群還需要與子宮內感染的黴形體病、巨細胞病毒感染、單純疱疹病毒感染相鑑別。此三種胎內感染與先天性風疹有相類似的症狀。

16-11結核性腦膜炎（Tuberculous Meningitis）

（一）概論

結核性腦膜炎，簡稱為結腦，是小兒結核病中最嚴重的類型，大多見於 3 歲以內嬰幼兒，大約占 60%。若診斷不及時和治療不當，病死率及後遺症的發生率較高。早期發現和干預是改善預後的關鍵。

（二）發病

1. 全身性粟粒性結核病的一部分，血行播散而來。2. 透過腦實質或腦膜病灶破潰，結核菌進入蛛網膜下腔及腦脊液中所導致。3. 脊椎、中耳或乳突的結核灶直接蔓延侵犯腦膜。

（三）病理：包括腦膜病變、腦實質損傷、腦血管病變、顱神經損傷、腦積水和腦室管膜炎、脊髓病變。

（四）臨床表現

1. 早期（前驅期），大約為 I~2 週

早期（前驅期）包括：(1) 主要的症狀為性格改變，例如少說話、懶動、易倦、煩躁、易怒等。(2) 會有發燒、納差、盜汗、消瘦、嘔吐、便祕（嬰兒可能為腹瀉）等。(3) 年長兒可以自訴頭痛。(4) 嬰兒表現為蹙眉皺額，或凝視、嗜睡，或發育遲滯等。

2. 中期（腦膜刺激期），大約為 I~2 週

會有高顱壓症狀，例如頭痛、噴射性嘔吐、嗜睡或煩躁，會有驚厥、腦膜刺激症，小嬰兒前囟膨隆、顱縫裂開。可能波及顱神經，使臉部神經癱瘓、動眼神經和外展神經癱瘓。可能波及腦實質，出現定位障礙、運動障礙或語言障礙。

3. 晚期（昏迷期），大約為 I~3 週

包括無反應、角弓反張、去大腦強直、視神經乳頭水腫、昏迷，水、鹽代謝紊亂，驚厥頻繁導致腦疝，再導致死亡。

（五）非典型的結核性腦膜炎

1. 嬰幼兒發病急，進展較快，有時僅以驚厥為主要的訴求。2. 早期出現腦實質損害者，表現為舞蹈症或精神障礙。3. 早期出現腦血管損害者，表現為肢體癱瘓。4. 合併腦結核瘤者可似顱內腫瘤表現。5. 顱外結核病變極端嚴重，掩蓋腦膜炎表現。

（六）護理評估：健康史

包括結核中毒症狀、結核接觸史、卡介苗接種史、病前傳染病史。

（七）護理診斷

1. **潛在併發症**：顱內高壓症。
2. **營養失調，低於身體的需求量**：與攝取不足、消耗增多有關。
3. **有皮膚完整性受損的危險**：與長期臥床、排泄物刺激有關。
4. **有感染的危險**：與免疫力下降、嘔吐物吸入等有關。
5. **焦慮**：與病情急重、預後較差有關。

結核性腦膜炎分類

分類的特點	漿液型	腦底腦膜炎型	腦膜腦炎型	脊髓型
病變部位	腦底	腦底	腦膜、腦實質	脊髓
腦膜刺激症	陰性反應 (-)	陽性反應 (+)	陽性反應 (+)	陽性反應 (+)
顱神經障礙	陰性反應 (-)	陽性反應 (+)	陽性反應 (+)	陰性反應 (-)
腦脊液	陰性反應 (-) 至陽性反應 (+)	中度陽性反應 (++)	陽性反應 (+)	中度陽性反應 (++)
療程	早期	中期	中期，療程較長	中期，療程較長
病情	較輕	較重	遷延不癒，惡化	恢復較慢
預後	較佳	較差	較差	較差，會有後遺症

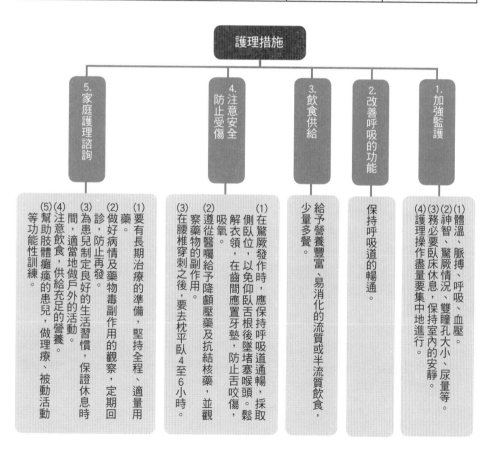

護理措施

5. 家庭護理諮詢
(5) 幫助肢體癱瘓的患兒，做理療、被動活動等功能性訓練。
(4) 注意飲食，供給充足的營養。
(3) 為患兒制定良好的生活習慣，保證休息時間，適當地做戶外的活動。
(2) 做好病情及藥物毒副作用的觀察，定期回診，防止再發。
(1) 要有長期治療的準備，堅持全程、適量用藥。

4. 注意安全防止受傷
(3) 在腰椎穿刺之後，要去枕平臥4至6小時。
(2) 遵從醫囑給予降顱壓藥及抗結核藥，並觀察藥物的副作用。
(1) 在驚厥發作時，應保持呼吸道通暢，採取側臥位，以免仰臥舌根後墜堵塞喉頭，鬆解衣領，在齒間應置牙墊，防止舌咬傷，並給予吸氧。

3. 飲食供給
少量多餐。
給予營養豐富、易消化的流質或半流質飲食，

2. 改善呼吸的功能
保持呼吸道的暢通。

1. 加強監護
(4) 護理操作盡量要集中地進行。
(3) 務必要臥床休息，保持室內的安靜。
(2) 神智、驚厥情況、雙瞳孔大小、尿量等。
(1) 體溫、脈搏、呼吸、血壓。

16-12小兒結核病（Tuberculosis）

（一）小兒結核病的特點
1. 會有濃厚感染的症狀。
2. 對結核病菌高度敏感。
3. 淋巴系統廣泛地被波及。
4. 全身的播散：小兒結核病全身的播散會導致肺外結核。
5. 預後並非性的反應：青春期復發率會高達 12.7%。
6. 小於 6 週的患兒對結核菌素實驗並無反應。
7. 小兒大多在室內外做活動時感染。

（二）臨床的重點
觀察下列的歷史：
1. 不明原因的體重下降或生長發育緩慢。
2. 不明原因的發燒，特別是超過 2 週。
3. 慢性咳嗽或不明原因的哮喘。
4. 有結核病的接觸史。

（三）結核菌素實驗
1. 結核菌素實驗：致敏淋巴細胞和巨噬細胞積聚在真皮的血管周圍，發生發炎症反應，血管通透性會增高，局部注射結核菌素形成硬結所導致。屬於遲發型變態反應。（一般注射 0.1 ml，每 0.1 ml 含有 5 個結核菌素單位。）
2. 實驗的方法：觀察的時間為 48~72 小時。
3. 結果的判定：在臨床上的意義很重要。

（四）結核菌素實驗結果的判定
1. 若小於 5mm 則為陰性反應。
2. 若為 5~9mm 則為陽性反應（＋）。
3. 若為 10~19mm 則為中度陽性反應（＋＋）。
4. 若大於或等於 20mm 為強度陽性反應（＋＋＋）。
5. 局部的結核菌素實驗除了硬結之外，還有水皰、破潰、淋巴管炎及雙圈反應等，為極為強度的陽性反應（＋＋＋＋）。

（五）預防
1. 控制傳染的來源。
2. 普及卡介苗接種：有些情況禁止接種，(1) 先天性胸腺發育不全或嚴重合併免疫缺陷病患者，(2) 急性傳染病恢復期，(3) 注射局部有濕疹或全身性皮膚病，(4) 結核菌素實驗陽性反應。

自然感染與卡介苗接種反應的鑑別

	接種卡介苗後	自然感染
硬結直徑	大多為 5~9mm	大多為 10~15mm
硬結顏色	淺紅	深紅
硬結質地	較軟、邊緣不清	較硬、邊緣清楚
陽性反應	較短	較長
持續時間	2~3 天即消失。	高達 7~10 天以上。
陽性反應	有明顯地逐年減弱的傾向。	在短時間之內並無減弱的傾向。
變化	在 3-5 年內會逐漸消失。	短時間之內並無減弱的傾向，會持續若干年，甚至終止。

細胞介導的免疫反應

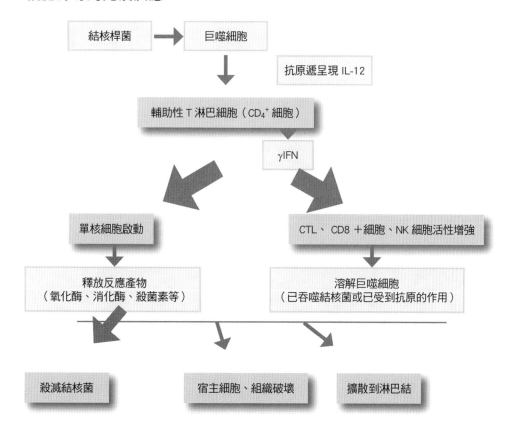

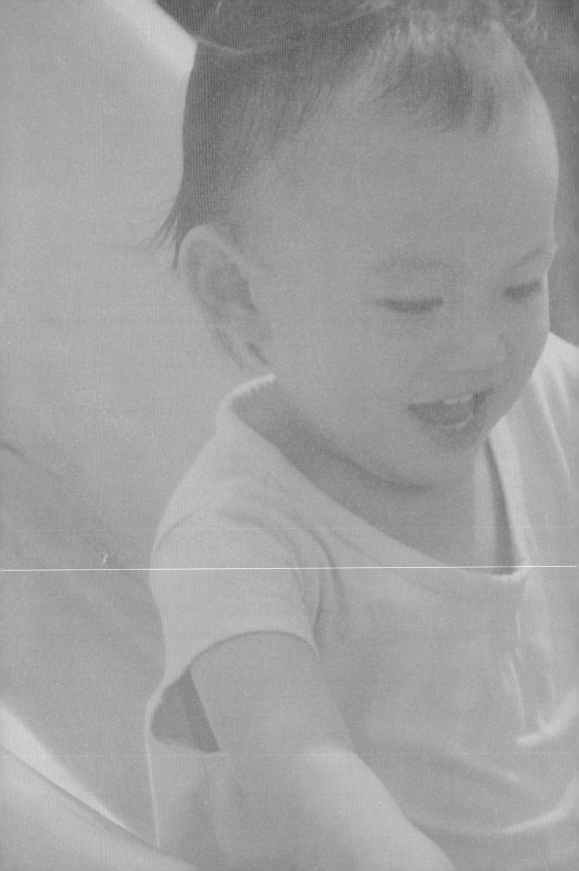

第十七章
常見急重症患兒的護理：
小兒驚厥

單元

學習目標

1. 瞭解小兒驚厥的常見病因。

2. 熟悉小兒驚厥的臨床表現；掌握護理措施。

3. 掌握驚厥持續狀態概念及高燒驚厥的特色。

4. 掌握驚厥患兒的護理。

17-1 小兒驚厥

（一）概論

1. 驚厥（convulsions）俗稱為抽風，是指四肢、軀幹與顏面骨骼肌群突然發生不自主收縮，常會伴隨著意識障礙。

2. 驚厥是兒科較常見的急症，兒童期發生率 4~6%，大約為成人的 5~10 倍，尤以嬰幼兒較為多見。年齡越小則發生率越高。

3. 其表現為突然的全身或局部肌群呈現強直性和陣攣性抽搐，常伴隨意識障礙。易有頻繁或嚴重發作。

4. 此種神經系統功能暫時的紊亂，主要是由於小兒大腦皮質功能發育未完全，各種較弱的刺激也會在大腦引起強烈興奮與擴散，導致神經細胞突然大量異常反覆的放電活動而產生驚厥。

5. 驚厥頻繁發作或持續地發作的狀態而危及生命，或會使患兒遺留嚴重的後遺症，而影響小兒的智力發育和健康。

（二）病因

1. 感染性疾病

(1) 顱內感染：細菌、病毒、原蟲、寄生蟲、真菌等所引起的腦膜炎和腦炎或隨之而引起的腦水腫等。

(2) 顱外感染：高燒驚厥，敗血症、肺炎、細菌性痢疾或其他傳染病引起的中毒性腦病和破傷風等，其中高燒是小兒驚厥最常見的原因。

2. 非感染性疾病

(1) 顱內疾病：[a] 各型癲癇。[b] 顱內占位病變，例如腫瘤、囊腫、血腫等。[c] 顱腦損傷，例如產傷、外傷等。[d] 先天發育異常，例如頭小畸形、腦積水、腦血管畸形、神經皮膚症候群等。[e] 腦退行性病。[f] 其他如接種後腦炎等。

(2) 顱外疾病：

　　[a] 中毒：[a-1] 藥物，例如中樞神經興奮藥、氨茶鹼、異煙肼、阿司匹靈、安乃近等。[a-2] 植物，例如白果、苦杏仁、毒蕈、蒼耳子等。[a-3] 農藥，例如有機磷類。[a-4] 殺鼠藥如磷化鋅、安妥等。[a-5] 其他例如一氧化碳、氰化物等。

　　[b] 水電解質紊亂：脫水熱、水中毒、高血鈉或低血鈉、低血鈣和低血鎂等。

　　[c] 腎因性：尿毒症、多種腎性高血壓。

　　[d] 缺氧缺血性腦病、窒息、溺水、心肺嚴重疾病等。[e] 代謝性疾病：低血糖症、半乳糖血症、果糖血症、苯丙酮尿症和糖尿病等。

驚厥病因的分類

分類	伴隨著發燒	不伴隨著發燒。
顱內病變	各種細菌、病毒、原蟲、寄生蟲、真菌、結核菌等所引起的腦膜炎和腦炎或隨之而引起的腦水腫等。	顱內出血、新生兒缺氧缺血腦病（HIE）、產傷、顱腦外傷、結節性硬化、腦血管病、大腦發育不全、類脂質沉著症、腦腫瘤、癲癇等。

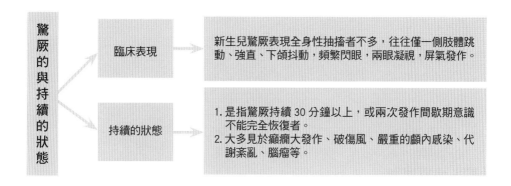

驚厥的與持續的狀態

臨床表現 → 新生兒驚厥表現全身性抽搐者不多，往往僅一側肢體跳動、強直、下頜抖動，頻繁閃眼，兩眼凝視，屏氣發作。

持續的狀態 →
1. 是指驚厥持續 30 分鐘以上，或兩次發作間歇期意識不能完全恢復者。
2. 大多見於癲癇大發作、破傷風、嚴重的顱內感染、代謝紊亂、腦瘤等。

高燒性驚厥的分類

特色	單純性高燒驚厥	複雜性高燒驚厥
驚厥的持續時間	較短，極少超過 10 分鐘。	較長，會超過 10 至 20 分鐘。
驚厥的次數	較少，一次性療程，大多為一次。	較多，反覆發作。
神經系統檢查	正常	不正常，療程較長，顱神經麻痺、偏癱。
腦電圖	在燒退 1~2 週之後即會恢復正常。	在退燒 1~2 週之後，仍會有異常的症狀。
預後	良好	較差，反覆發作、智力行為異常。

17-2小兒驚厥（二）

（三）高燒性驚厥（febrile seizures, FS）

1. 高燒性驚厥（febrile seizures, FS）的發作均與發燒性疾病中體溫升高有關。由於有明顯的誘因，國際抗癲癇聯盟新近不主張把 F S 診斷為癲癇。

2. 高燒性驚厥是小兒時期最常見的驚厥性疾患，兒童期患病率 3~4%，首次發作年齡於出生之後 6 個月至 3 歲之間，高燒性驚厥維持的時間平均為 18~22 個月。男孩多於女孩。絕大多數在 5 歲之後不再發病。

3. 患兒常有高燒性驚厥家族史，對若干大家系連鎖分析顯示常染色體顯性遺傳伴隨著不同外顯率的可能性。

4. 高燒性驚厥發生在熱性疾病初期，在體溫驟然升高時，則 70% 以上與上呼吸道感染有關。

5. 單純性高燒性驚厥多數呈現全身性強直及陣攣性發作，持續數秒至 10 分鐘，會伴隨著發作後短暫嗜睡。發作後，患兒除了原發疾病表現之外，一切如常。不留下任何神經系統徵象。

6. 一次發燒過程中，大多只有一次驚厥發作，個別發作兩次。

7. 若干因素使得高燒性驚厥患兒發生癲癇的危險性增加，稱為癲癇危險因素。
   (1) 直系親屬中有癲癇病史。
   (2) 首次發作即有神經系統發育延遲或異常的徵象。
   (3) 若是在 7 歲時發作，癲癇的發作率平均高達 9% 以上。

（四）治療原則

1. **控制驚厥發作**：驚厥持續時間過長，易於引起缺氧性腦損傷，故應盡快地控制發作。兒科門診、急診室和病房都應備有止驚的藥物，醫護人員要熟悉其劑量與用法。

2. **常用止驚藥**：
   (1) 地西泮：每次 0.3~0.5mg/kg，小嬰兒 1 次劑量不得超過 5mg，兒童不得超過 10mg，緩慢地靜脈注射，在必要時，在 15 分鐘之後可以重複。也可以運用灌腸的方式來做，同樣有效。
   (2)10% 水合氯醛：每次 0.5ml，小兒注射量每次最多不超過 10ml，加上等量的生理鹽水，使用灌腸的方式，其作用較快。在必要時，30~60 分鐘之後可以重複，也可以口服。
   (3) 苯巴比妥：每次 5~8mg/kg，在肌注之後 20 分鐘達到藥效的水準，常與其他的止驚藥物合併使用。

3. **針刺治療**：可以針刺人中穴、合谷穴。

4. **病因的治療**：盡快地找出病因，給以相關的治療。

發病季節

1. 有發燒驚厥	(1) 夏秋季：以 B 型腦炎及胃腸道傳染病，例如細菌性痢疾較為多見。 (2) 冬春季：以呼吸道傳染病，例如流行性腦炎較為多見。
2. 無發燒驚厥	(1) 夏季：以低血糖較為多見。 (2) 冬春季：以維生素 D 缺乏性手足抽搐症較為多見。
3. 食物中毒	與食物上市的季節有關。

一般性的處理方式

1. 採取側臥位	以防止窒息及誤吸。
2. 保持呼吸道的暢通	及時地清除口鼻的分泌物。
3. 若青紫或驚厥時間較長者	要及時地吸氧。
4. 若體溫升高應加以退燒	(1) 藥物口服或肌肉注射或靜脈推注。 (2) 物理降溫：以 30~50% 的酒精來擦裕。 (3) 冰袋置於頸部、腋下、腹股溝大血管處。

十 知識補充站

驚厥的預防再發

　　要在易發年齡（6 歲以前）完全避免再次發作，防止驚厥持續的狀態，減少癲癇的發生，避免智力發育障礙。目前常用間歇服藥法，即在初次發作之後，當發燒時要立即用藥。有人嘗試使用安定栓劑，而有相當程度的效果。

17-3小兒驚厥（三）

（五）常見的護理診斷

1. **有窒息的危險**：與驚厥發作、意識障礙、咳嗽反射和嘔吐反射減弱導致誤吸有關。
2. **有受傷的危險**：與抽搐有關。
3. **體溫過高**：與感染或癲癇持續狀態有關。
4. **恐懼**：與對疾病的預後擔憂有關。
5. **潛在的併發症**：顱內高壓症、生命徵象的改變（與反覆驚厥導致腦水腫有關）。

（六）護理措施

1. **防止窒息**：(1) 減少一切不必要的刺激。(2) 在發作時，要就地搶救，採取側臥位，立即鬆解患兒頸部的衣扣，清除口鼻咽的分泌物，保持呼吸道的暢通，防止分泌物吸入而導致窒息。(3) 在必要時，上下齒列之間要放置牙墊，以防止咬破舌頭，但是在牙關緊閉時，不要強力撬開，以免損傷牙齒。
2. 根據醫囑來迅速地使用止驚藥。
3. 準備氣管插管和吸痰等用具。
4. **防止外傷**：(1) 使用約束帶。(2) 使用病床，在床上不要有硬物，避免強拉，以免骨折，應有專人守護。

（七）病史

　　包括分娩史、生長發育史、餵養史、外傷史、家族史、預防接種史、當地傳染病流行史、以往有無驚厥的發作史、在發作時的抽搐型式、伴隨著症狀（頭痛、嘔吐、咳嗽、胸痛、腹瀉、大小便失禁、意識障礙）、以往的疾病史（佝僂病，心、肝、腎、中樞神經系統〔 CNS 〕疾病等。

（八）輔助性檢查

1. 根據病史、體檢及其他的線索，有步驟地篩選檢查的項目。
2. **感染性疾病**：血液常規檢查、血液培養，加上藥物過敏檢查。
3. **腎炎、尿毒症**：尿液常規檢查、血液血尿素氮檢查（BUN）、鉻檢查（Cr）。
4. **腸道感染**：血液常規檢查、大便培養，加上藥物過敏檢查。
5. **代謝性疾病**：血液生化檢查尿液常規檢查之中的葡萄糖（Glu）、鈣（Ca）、鎂（M）、鈉（Na）檢查。
6. **中樞神經系統（CNS）感染**：腦脊髓液（CSF）常規檢查、生化檢查、培養。
7. 腦電波圖（EEG）檢查。
8. 頭顱電腦斷層掃瞄（CT）、磁振造影（MRI）、頭顱 X 光檢查。

病因的處理

1. 密切地監測	驚厥發生的持續時間，意識的改變，生命徵象的變化和神經系統的徵象，動態地觀察血清電解質與血糖的變化。
2. 無燒驚厥的新生兒	同時給予，可以首先給予 50% 葡萄糖每次 1~2g/kg，維生素 B6 每次 25~200mg，10% 葡萄糖酸鈣每次 1~2ml/kg，25% 硫酸鎂（稀釋成 2.5%）每次 0.2~0.4ml/kg。
3. 持續的驚厥	伴隨著發高燒、昏迷，循環、呼吸功能障礙者，應考量中樞神經系統（CNS）病變和全身性病變，給予脫水降顱壓、抗感染、抗休克等處理，原發性 EP 者應長期給予，以抗 EP 治療。

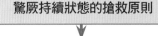

驚厥持續狀態的搶救原則

驚厥為急診症狀，必須立即做緊急的處理。

1. 及時地控制驚厥的發作	(1) 防止腦損害，減少後遺症。 (2) 選擇強有力的抗驚厥藥，及時控制發作，先使用安錠，在無效時使用苯妥英鈉，若仍然不停止則使用苯巴比妥，若仍然無效用則使用副醛，若均無效者，則在氣管插管之後將全身麻醉。 (3) 盡可能單一藥物要足量，先緩慢靜注，在一次負荷量之後維持下去，不宜過度稀釋。所選的藥物宜奏效較快，作用的時間較長，副作用較少，根據發作的類型來做適度的篩選。
2. 維持生命的功能	防止腦水腫，酸中毒，呼吸、循環衰竭，保持氣道的暢通，吸氧，輸液量為每天 1000~1200ml/m2。
3. 積極地尋找病因和控制原發疾病	針對病因來加以治療。
4. 防止再度復發	要有效地防止再度復發的可能性。

國家圖書館出版品預行編目資料

圖解兒科護理學／方宜珊，黃國石著. －－初
版. －－臺北市：五南，2015.05
　　面；　公分
ISBN 978-957-11-8087-8（平裝）

1.小兒科護理

419.84　　　　　　　　　104005324

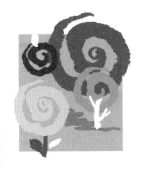

5KA8

圖解兒科護理學

作　　者 ― 方宜珊（4.5）、黃國石

發 行 人 ― 楊榮川

總 編 輯 ― 王翠華

主　　編 ― 王俐文

責任編輯 ― 金明芬、洪禎璐

封面設計 ― 劉好音

出 版 者 ― 五南圖書出版股份有限公司

地　　址：106台北市大安區和平東路二段339號4樓

電　　話：(02)2705-5066　　傳　　真：(02)2706-6100

網　　址：http://www.wunan.com.tw

電子郵件：wunan@wunan.com.tw

劃撥帳號：01068953

戶　　名：五南圖書出版股份有限公司

台中市駐區辦公室/台中市中區中山路6號

電　　話：(04)2223-0891　　傳　　真：(04)2223-3549

高雄市駐區辦公室/高雄市新興區中山一路290號

電　　話：(07)2358-702　　傳　　真：(07)2350-236

法律顧問　林勝安律師事務所　林勝安律師

出版日期　2015年5月初版一刷

定　　價　新臺幣380元